糖尿病个体化诊治策略

主编 徐 春
主审 肖新华

科学出版社
北京

内 容 简 介

本书共分6章，分别介绍了糖代谢的调节、糖尿病的基础知识、糖尿病的规范化治疗、特殊人群糖尿病的个体化治疗、糖尿病并发症的个体化治疗及糖尿病常用临床路径。本书针对不同类型的糖尿病，不同人群的糖尿病（儿童、孕妇及老年人），不同身体状态的糖尿病等陆续推出了个体化的诊治方案。

本书适合基层医师、全科医师和内分泌科医师等参考阅读。

图书在版编目（CIP）数据

糖尿病个体化诊治策略 / 徐春主编. —北京：科学出版社，2018.6
ISBN 978-7-03-057509-8

Ⅰ.糖… Ⅱ.徐… Ⅲ.糖尿病－诊疗 Ⅳ.R587.1

中国版本图书馆CIP数据核字（2018）第110154号

责任编辑：王海燕 / 责任校对：张怡君
责任印制：李 彤 / 封面设计：吴朝洪

科学出版社 出版
北京东黄城根北街16号
邮政编码：100717
http://www.sciencep.com

北京建宏印刷有限公司 印刷
科学出版社发行 各地新华书店经销

*

2018年6月第 一 版　开本：890×1240　1/32
2024年1月第七次印刷　印张：11 5/8
字数：369 000
定价：58.00元
（如有印装质量问题，我社负责调换）

《糖尿病个体化诊治策略》编写人员

主　　编　徐　春
主　　审　肖新华
副 主 编　窦京涛　徐焱成　王宏宇
主编秘书　程海梅
编　　者　（以姓氏笔画为序）
　　　　　　马永华　王　彤　王　意　王向党
　　　　　　朱泊羽　刘丽娜　刘晓军　安　军
　　　　　　孙小萌　杨艳兰　杨雪梅　何玉梅
　　　　　　何紫薇　余伟群　陈充抒　郑　莹
　　　　　　高　飞　焦惠媛子　裴玲军

序

在城市化、老龄化的社会进程中，我国的疾病谱、死亡谱也在悄然发生着巨大的变化，以糖尿病为首位的慢性非传染性疾病已经成为中国居民致死、致残的主要原因之一，不仅严重危害公众的健康，也带来了日益沉重的社会和家庭的负担。与此同时，我们面临的是严峻的中国糖尿病流行现状：中国数以亿计的糖尿病患者群体，正呈现数量快速上升和年轻化的趋势。当前我国糖尿病知晓率仅为36.5%，治疗率仅为32.2%，而在如此有限的知晓率、治疗率之下，血糖控制达标率也仅为39.7%。

一方面，糖尿病呈现"暴发式"流行，国际、国内新的治疗药物，诊治指南不断推陈出新；另一方面，公众的低诊断率、低知晓率、低达标率……如此巨大的反差，究其原因，首先是基层卫生工作者缺乏必要的相关培训，其次是"个体化诊治"的理念亟待从"指南推荐"走向基层临床实践。

正是针对于此，本书邀请来自糖尿病领域的资深专家，从儿童、青少年、老年、妊娠、围手术期、危重症、肝肾功能不全、合并心血管疾病、器官移植后等不同特征人群角度，以及个体化营养、个体化运动、个体化用药、个体化监测、个体化教育等不同治疗层面，对数十篇国际、国内的权威指南、专家共识进行拆分、细化，形成了共6章的《糖尿病个体化诊治策略》一书。希望能够帮助广大内分泌科医师、全科医师和社区基层医务工作者进一步梳理诊治思路，成为读者的案头参考书。

愿以我们的绵薄之力，与广大基层临床医生一道携手，为我国数以亿计的糖尿病患者及他们的家庭，带去切实的帮助和现实的希望，共同书写健康、美好生活的新篇章。

肖新华
北京协和医院糖尿病研究中心主任
中国研究型医院学会糖尿病学专业委员会主任委员
中华医学会糖尿病学分会常委兼营养学组组长
中国老年保健协会糖尿病专业委员会主任委员

前　言

随着经济高速发展，工业化和老龄化的加速，我国糖尿病的患病率迅速上升。2010 年的调查显示，我国成年人糖尿病患病率已达 11.6%，糖尿病前期的患病率高达 50%，糖尿病是继心血管疾病和肿瘤之后的第三大非传染性疾病，严重威胁着人类的健康。如何控制血糖、减少糖尿病并发症、提高生存时间和生活质量，是糖尿病学领域研究的重点。

越来越多的研究证实，糖尿病患者采用千篇一律的治疗方案存在巨大的风险，必须根据患者的具体情况（年龄、肝功能、肾功能、其他伴随疾病、疾病风险和经济能力等），制订个体化的血糖控制目标和降血糖方案。近年来国内外专家在大量临床研究的基础上，针对不同类型的糖尿病，不同人群的糖尿病（儿童、孕妇及老年人），不同身体状态的糖尿病等陆续推出了个体化的诊治指南和专家共识。然而，较多基层医师和非内分泌专业的医师在繁忙的工作中难以全面搜集和研读最新的指南和共识，使研究成果与糖尿病临床工作脱节。为此，中国研究型医院学会糖尿病学专业委员会组织内分泌专业的资深专家，以及高年资医师检索近年来在糖尿病诊治领域的权威指南、专家共识和临床研究，共选取 80 余篇，包括近 5 年的权威指南及专家共识 43 篇，经过归纳、总结、精简，编写出《糖尿病个体化诊治策略》一书。

感谢中国研究型医院学会糖尿病学专业委员会专家们的辛勤工作！希望本书可以帮助基层医师、全科医师和内分泌专科医师，全面、细致、方便地了解糖尿病的诊治思路，将个体化的治疗策略应用于临床工作中，进一步提高糖尿病的诊治水平。

由于编者的水平有限，难免存在文献搜集和解读上的疏漏，希望广大医学同道不吝指正，以期更加完善。

徐　春

中国研究型医院学会糖尿病学专业委员会副主任委员兼秘书长

目 录

第1章 糖代谢的调节 ……………………………………… 1
第一节 三大营养物质的代谢 ………………………… 1
一、物质代谢的特点 ……………………………… 1
二、糖类、脂肪和蛋白质的代谢 ………………… 3
三、肝在物质代谢中的作用 ……………………… 4
四、肝外组织物质代谢的特点 …………………… 6
五、血糖的调节 …………………………………… 8
第二节 胰岛素作用及分泌调节 ……………………… 10
一、胰岛细胞分类及胰岛素作用 ………………… 10
二、胰岛素的合成、分泌及代谢 ………………… 11
三、胰岛B细胞功能的评估 ……………………… 18

第2章 糖尿病的基础知识 ………………………………… 24
第一节 流行病学 ……………………………………… 24
第二节 临床表现 ……………………………………… 25
一、无症状期 ……………………………………… 26
二、代谢紊乱症状 ………………………………… 26
三、急性并发症 …………………………………… 27
四、慢性并发症 …………………………………… 28
第三节 实验室检查 …………………………………… 31
一、糖代谢异常严重程度或控制程度的检查 …… 31
二、胰岛B细胞功能检测 ………………………… 36
三、糖尿病病因学实验室检查 …………………… 37
四、糖尿病并发症检查 …………………………… 39
第四节 诊断与分型 …………………………………… 39
一、诊断 …………………………………………… 39

二、分型 ··· 41
三、1型糖尿病 ··· 43
四、特殊类型糖尿病 ··································· 47

第3章 糖尿病的规范化治疗 ···················· 52

第一节 糖尿病治疗目标 ···························· 52
一、2型糖尿病的血糖控制目标 ··················· 52
二、1型糖尿病的血糖控制目标 ··················· 53
三、住院患者的血糖控制目标 ····················· 54

第二节 糖尿病管理和教育 ························· 55
一、糖尿病管理和教育的重要性 ·················· 55
二、糖尿病教育的目标和形式 ····················· 56
三、糖尿病教育的内容 ······························ 58
四、糖尿病管理和教育的落实 ····················· 58

第三节 医学营养治疗 ······························ 59
一、医学营养治疗的目标 ··························· 59
二、医学营养治疗的相关概念及《中国糖尿病医学营养治疗指南（2013）》推荐意见 ··············· 60

第四节 运动治疗 ···································· 68
一、糖尿病运动治疗的理论基础 ·················· 68
二、糖尿病运动治疗的原则及指南推荐 ········· 69
三、有助于患者坚持运动的方法 ·················· 71
四、运动治疗的特殊问题 ··························· 71
五、预防运动中不良事件的发生 ·················· 72
六、运动时并发症的处理 ··························· 72

第五节 自我血糖监测 ······························ 72
一、血糖监测的意义 ································· 72
二、毛细血管血糖监测 ······························ 73
三、糖化血红蛋白 ···································· 78
四、GA ·· 79
五、1,5-脱水葡萄糖醇 ······························ 81
六、动态血糖监测 ···································· 81

第六节　非胰岛素降糖药物 ·················· 84
一、二甲双胍 ·································· 84
二、磺脲类药物 ······························ 91
三、噻唑烷二酮类 ························· 93
四、格列奈类 ·································· 94
五、α-糖苷酶抑制药 ······················ 96
六、胰升糖素样肽降血糖药 ············ 97
七、钠-葡萄糖协同转运蛋白2抑制药 ··· 101

第七节　胰岛素治疗 ···························· 102
一、胰岛素的基础知识 ················· 102
二、胰岛素强化治疗 ····················· 104
三、1型糖尿病的胰岛素治疗 ········· 106
四、2型糖尿病的胰岛素治疗 ········· 111
五、预混胰岛素的应用 ················· 115
六、胰岛素泵的应用 ····················· 118
七、胰岛素治疗的并发症及处理 ···· 127

第八节　干细胞移植治疗糖尿病 ········· 130
一、干细胞的来源和分类 ·············· 130
二、干细胞移植治疗糖尿病的国内外现状 ··· 133
三、干细胞移植治疗糖尿病潜在的安全性问题 ··· 134
四、关于干细胞移植治疗糖尿病的立场声明 ··· 134
五、小结 ·· 135

第4章　特殊人群糖尿病的个体化治疗 ········· 138

第一节　不同年龄段糖尿病的个体化治疗 ··· 138
一、新生儿糖尿病 ························· 138
二、儿童和青少年糖尿病 ·············· 141
三、老年糖尿病 ···························· 159

第二节　特殊时期糖尿病的个体化治疗 ··· 174
一、糖尿病高危人群的血糖管理 ···· 174
二、妊娠合并糖尿病的血糖管理 ···· 180
三、围术期的血糖管理 ················· 189

四、危重患者的血糖管理 197
第三节 糖尿病合并其他疾病的个体化治疗 201
　　一、糖尿病合并慢性肝病 201
　　二、糖尿病合并慢性肾病 208
　　三、糖尿病合并心血管疾病 216
　　四、2型糖尿病合并肥胖 218
　　五、糖尿病合并甲状腺功能亢进症 225
第四节 继发性糖尿病的个体化治疗 226
　　一、类固醇糖尿病 226
　　二、移植术后糖尿病 230
第五节 不同类型高血糖的管理 235
　　一、空腹高血糖 235
　　二、餐后高血糖 236
　　三、血糖波动大 242

第5章 糖尿病并发症的个体化治疗 247

第一节 高血糖危象 247
　　一、诱因 247
　　二、病理生理 248
　　三、临床表现和实验室检查 250
　　四、诊断和鉴别诊断 252
　　五、治疗 253
　　六、高血糖危象的治疗监测与疗效评估 256
　　七、高血糖危象并发症的治疗 257
　　八、高血糖危象特殊人群的诊断和治疗 258
第二节 低血糖 261
　　一、低血糖的危险因素 261
　　二、低血糖的症状和体征 262
　　三、低血糖的诊断和分级 263
　　四、低血糖的处理 263
　　五、低血糖的预防 264
第三节 糖尿病伴动脉粥样硬化性心血管疾病 267

一、心血管病危险因素及糖代谢异常的评估 268
　　二、糖代谢异常患者心血管病危险因素的管理 270
　　三、合并糖代谢异常患者的 ASCVD 治疗 273
　第四节　糖尿病视网膜病变 275
　　一、流行病学特征 276
　　二、定义、分期及糖尿病黄斑水肿的分型 276
　　三、危险因素及预防 278
　　四、筛查 279
　　五、评估 279
　　六、干预治疗 281
　第五节　糖尿病肾病 282
　　一、定义 283
　　二、诊断 283
　　三、预防与治疗 285
　第六节　糖尿病周围神经病变 292
　　一、临床症状和体征 292
　　二、辅助检查 293
　　三、诊断标准及诊断分层 295
　　四、鉴别诊断 297
　　五、治疗 297
　第七节　糖尿病足 299
　　一、定义 299
　　二、流行病学 300
　　三、糖尿病足与周围血管病变 300
　　四、治疗 301
　　五、糖尿病足感染的处理 304

第6章　糖尿病常用临床路径 308
　第一节　1型糖尿病临床路径 308
　　一、1型糖尿病临床路径标准住院流程 308
　　二、1型糖尿病临床路径表单 311
　第二节　2型糖尿病（伴高危因素）临床路径 312

一、2型糖尿病（伴高危因素）临床路径标准住院流程…… 312
　　二、2型糖尿病（伴高危因素）临床路径表单………… 315
第三节　2型糖尿病伴多并发症临床路径……………………… 317
　　一、2型糖尿病伴多并发症临床路径标准住院流程…… 317
　　二、2型糖尿病伴多并发症临床路径表单……………… 321
第四节　糖尿病周围神经病变临床路径………………………… 323
　　一、糖尿病周围神经病变临床路径标准住院流程……… 323
　　二、糖尿病周围神经病变临床路径表单………………… 325
第五节　糖尿病足临床路径……………………………………… 327
　　一、糖尿病足临床路径标准住院流程…………………… 327
　　二、糖尿病足临床路径表单……………………………… 329
第六节　妊娠糖尿病临床路径…………………………………… 331
　　一、妊娠糖尿病临床路径标准住院流程………………… 331
　　二、妊娠糖尿病临床路径表单…………………………… 335
第七节　2型糖尿病并发糖尿病肾病临床路径………………… 336
　　一、2型糖尿病并发糖尿病肾病临床路径标准住院流程… 336
　　二、2型糖尿病并发糖尿病肾病临床路径表单………… 339
第八节　2型糖尿病临床路径…………………………………… 341
　　一、2型糖尿病临床路径标准住院流程………………… 341
　　二、2型糖尿病临床路径表单…………………………… 344
第九节　糖尿病酮症酸中毒临床路径…………………………… 346
　　一、糖尿病酮症酸中毒临床路径标准住院流程………… 346
　　二、糖尿病酮症酸中毒临床路径表单…………………… 349
第十节　高渗性非酮症糖尿病昏迷临床路径…………………… 350
　　一、高渗性非酮症糖尿病昏迷临床路径标准住院流程… 350
　　二、高渗性非酮症糖尿病昏迷临床路径表单…………… 353
第十一节　低血糖症临床路径…………………………………… 354
　　一、低血糖症临床路径标准住院流程…………………… 354
　　二、低血糖症临床路径表单……………………………… 356

第1章 糖代谢的调节

第一节 三大营养物质的代谢

一、物质代谢的特点

（一）体内物质代谢的整体性

食物中的营养素包括糖类、脂肪、蛋白质大分子物质，以及维生素、无机盐、水等小分子物质。各种营养素之间的代谢并非孤立进行，彼此间相互协调并相互制约。食物中的营养物质从消化、吸收开始，经过中间代谢，到废物排泄，都是同时进行，且相互联系、相互依存的。如糖类、脂肪在体内氧化释出的能量可用于核酸、蛋白质等的生物合成，各种酶蛋白合成后又催化糖类、脂肪、蛋白质等物质代谢按机体的需要顺利进行。

（二）物质代谢的精细调节

物质代谢的有序进行离不开体内的精细调节。这些调节涉及分子、细胞、整体各个层面，正是有了这种精细调节，机体才能适应体内、外各种环境的变化。一旦调节失控，各种物质代谢之间失去平衡，不能适应机体内、外环境改变的需要，就会使细胞、机体的功能失常，导致人体疾病的发生。

（三）不同组织器官的代谢特点

除了一般的基本代谢外，不同的组织、器官因其各自特定的功能有其特殊的代谢需求，继而在这些组织、器官的细胞中形成特定的酶谱，并具有特点鲜明的代谢途径。如肝是人体代谢的中枢器官，在糖类、脂肪、蛋白质代谢中均具有重要的特殊作用。将能量以脂肪形式储存是脂肪组织的重要功能，所以脂肪组织含有脂蛋白酯酶及特有的激素敏感的三酰甘油脂肪酶，既能将血液循环中的脂水解，用于合成脂肪细胞内的脂肪而储存，也能在机体需要时进行脂肪动员，释放脂肪酸供其他组织利用。

（四）共同的代谢池

人体的营养物质，既可以从食物中摄取，也可以在体内自身合成，一旦进入体内，就不再区分自身合成的内源性营养物质和食物中摄取的外源性营养物质，而是形成共同的代谢池，根据机体的营养状态和需要，同样地进入各种代谢途径进行代谢。如血液中的葡萄糖，无论是从食物中消化吸收的、肝糖原分解产生的、氨基酸转变产生的或是由甘油转化生成的，都形成共同的血糖池，在机体需要能量时，均可在各组织进行有氧氧化或无氧酵解，释放出能量供机体利用。

（五）腺苷三磷酸——能量储存和消耗的共同形式

机体的各种生命活动如生长、发育、繁殖、修复、运动，包括各种生命物质的合成等均需要能量。人体能量的来源是营养物质，但糖类、脂肪、蛋白质中的化学能不能直接用于各种生命活动，机体需氧化分解营养物质，释放出化学能，并将其大部分储存在腺苷三磷酸（ATP）中。ATP作为机体可直接利用的能量载体，将产能的营养物质分解代谢与耗能的物质合成代谢联系在一起、将物质代谢与其他生命活动联系在一起。

（六）还原型烟酰胺腺嘌呤二核苷酸磷酸（NADPH）提供合成代谢所需的还原当量

体内许多生物合成反应是还原性合成，需要还原当量。而体内这种还原当量的主要提供者是NADPH，它主要来源于葡萄糖的磷酸戊糖途径。所以，NADPH能将物质的氧化分解与还原性合成联系起来，将不同的还原性合成联系起来。如葡萄糖经磷酸戊糖途径分解生成的NADPH，可为乙酰辅酶A合成脂肪酸和胆固醇提供还原当量。

二、糖类、脂肪和蛋白质的代谢

（一）三大营养物质代谢密切相关

糖类、脂肪及蛋白质是人体的主要能量物质，虽然这三大营养物质在体内氧化分解的代谢途径各不相同，但都有共同的中间代谢物乙酰辅酶A。柠檬酸循环和氧化磷酸化是糖类、脂肪、蛋白质最后分解的共同代谢途径，释出的能量均以ATP形式储存。

从能量供应角度看，三大营养物质既互相补充，又互相制约。一般情况下，供能以糖类及脂肪为主，并尽量减少蛋白质的消耗。动物及人摄取的食物中糖类最多，占总热量的50%～70%；脂肪摄入量虽不是最多（占总热量的10%～40%），但它是机体储能的主要形式，可达体重的20%或更多（肥胖者可达30%～40%）；蛋白质是机体最重要的组成成分，通常无多余储存。在因疾病不能进食或无食物供给时，为保证血糖恒定，肝糖异生增强，蛋白质分解加强。如饥饿持续（3～4周），长期糖异生增强使蛋白质大量分解，势必威胁生命，故机体通过调节作用转向以保存蛋白质为主，体内各组织以脂肪酸及酮体为主要能源，蛋白质的分解明显降低。

糖类、脂肪、蛋白质都通过柠檬酸循环和氧化磷酸化彻底氧化供能，任一供能物质的分解代谢占优势，常能抑制其他供能物质的氧化分解。

（二）三大营养物质的相互转化

体内糖类、脂肪、蛋白质和核酸等的代谢不是彼此孤立的，而是通过共同的中间代谢物、柠檬酸循环和生物氧化等彼此联系、相互转变。一种物质代谢障碍可引起其他物质代谢的紊乱，如糖尿病时糖代谢的障碍，可引起脂代谢、蛋白质代谢甚至水、盐代谢紊乱。

1. 葡萄糖可转变为脂肪酸 当摄入的葡萄糖超过机体需要时，除合成少量糖原储存在肝及肌肉外，还可转变成脂肪储存于脂肪组织。所以，摄取不含脂肪的高糖膳食过多，也能使人血浆三酰甘油升高，并导致肥胖。但是，脂肪分解产生的脂肪酸不能在体内转变为葡萄糖。尽管脂肪分解产生的甘油可以在肝、肾、肠等组织甘油激酶的作用下转变成磷酸甘油,进而转变成糖,但与脂肪中大量脂肪酸分解生成的乙酰辅酶 A 相比,其量极少。此外,脂肪酸分解代谢能否顺利进行及进行的强度,还依赖于糖代谢状况。当饥饿或糖类供给不足或糖类代谢障碍时,尽管脂肪可以大量动员,并在肝脏 β-氧化生成大量酮体,但由于糖类代谢不能满足相应的需要,草酰乙酸生成相对或绝对不足,大量酮体不能进入柠檬酸循环氧化,在血液中蓄积,造成高酮血症。

2. 葡萄糖与大部分氨基酸可以相互转变 组成人体蛋白质的 20 种氨基酸中,除生酮氨基酸外,都可通过脱氢作用,生成相应的 α-酮酸,这些 α-酮酸可循糖异生途径转变为葡萄糖。但糖代谢中间代谢物仅能在体内转变成 12 种非必需氨基酸。

3. 氨基酸可转变为多种脂质,但脂质几乎不能转变为氨基酸 体内的氨基酸分解生成的乙酰辅酶 A,经还原缩合反应可合成脂肪酸,进而合成脂肪,也可合成胆固醇。氨基酸还可作为合成磷脂的原料。但脂肪酸、胆固醇等脂质不能转变为氨基酸,仅脂肪中的甘油可异生成葡萄糖,转变为某些非必需氨基酸,但量很少。

三、肝在物质代谢中的作用

(一)肝是调节血糖浓度的主要器官

1. 肝通过糖原合成、分解和糖异生作用来维持血糖浓度的稳定 饭后血糖浓度升高时,肝合成糖原(肝糖原约占肝重的5%)。过多的糖可在肝转变为脂肪或加速磷酸戊糖循环等,从而降低血糖,维持血糖浓度的稳定。相反,血糖浓度降低时,肝糖原分解及糖异生作用加强,生成葡萄糖进入血液中,调节血糖浓度,使之不过低。

2. 肝在不同营养状态下的糖代谢

(1)饱食状态:肝糖原合成增多,过多糖转化为脂肪,以极低密度脂蛋白(VLDL)形式输出。

(2)空腹状态:肝糖原分解增加。

(3)饥饿状态:以糖异生为主;此时,脂肪动员增加,酮体合成增加,从而节省葡萄糖。

(4)糖调节的能力降低,进食或输注葡萄糖后,易出现一过性高血糖甚至糖尿。空腹或饥饿时，又容易出现低血糖。

（二）肝在脂质代谢中占据中心地位

1. **肝在脂质消化吸收中具有重要作用** 肝分泌胆汁，其中含有的胆汁酸盐可乳化脂类，促进脂类的消化；还可与脂肪酸结合，从而促进脂肪酸的吸收。肝胆疾病患者可导致脂质消化吸收不良，临床表现出厌油腻及脂肪泻等症状。

2. **肝是脂肪酸氧化分解和酮体生成的主要场所** 脂肪酸的β氧化，释放较多能量，供应肝自身需要。生成的酮体不能被肝利用，而是经血液运输到其他组织（心、肾、骨骼肌等）氧化利用。同时，肝也是胆固醇降解与排泄的主要器官。

3. **肝是合成胆固醇、磷脂、三酰甘油最旺盛的器官** 肝合成的胆固醇占全身合成胆固醇总量的80%以上，是血浆胆固醇的主要来源。

肝还合成并分泌磷脂，磷脂的合成与三酰甘油的合成及转运密切相关。卵磷脂合成过程中的中间产物二酰甘油有两条去路：合成磷脂和合成脂肪，当磷脂合成障碍时，二酰甘油合成三酰甘油明显增多。

此外，肝还是合成高密度脂蛋白的主要器官。

4. **肝在脂质运输中的作用** 肝内合成的三酰甘油、胆固醇以VLDL形式分泌入血，供其他组织、器官摄取利用。当体内脂肪来源太多时，肝就会利用磷脂等原料把多余的脂肪合成脂蛋白从肝中运出去。如肝功能不好或磷脂等合成减少时，脂肪合成受阻，脂肪就不能顺利地从肝中运出去，因而造成脂肪在肝中堆积，形成脂肪肝。

（三）肝蛋白质合成及分解代谢活跃

1. **肝合成大多数血浆蛋白质** 肝除能合成自身所需的蛋白质外，还能合成多种分泌蛋白。血浆蛋白质中，除γ-珠蛋白外，清蛋白、凝血酶原、纤维蛋白原及血浆脂蛋白所含的多种载脂蛋白等均在肝中合成。故肝功能严重损害时，清蛋白含量明显降低引起组织水肿及凝血因子缺乏引起凝血功能异常。

2. **肝内氨基酸代谢十分活跃** 肝中氨基酸的脱氨基、脱羧基、脱硫基、转甲基等反应均很活跃。肝中有关氨基酸代谢分解的酶含量丰富，体内的大部分氨基酸，除支链氨基酸在肌肉中分解外，其余氨基酸特别是芳香族氨基酸主要在肝分解。

3. **肝是机体解"氨毒"的主要器官** 氨是有毒的物质,血氨过高可引起肝性脑病,人体必须及时将氨转变成无毒或毒性小的物质。而体内的氨主要在肝中经鸟氨酸循环合成尿素而排泄。肝病变引起尿素代谢异常,可导致血氨升高。

四、肝外组织物质代谢的特点

(一)心肌细胞代谢的特点

1. **心肌可利用多种营养物质及其代谢中间物产能** 心脏是一个高耗能器官,全天可消耗 43kg ATP。心肌细胞富含多种硫激酶、酮体利用酶及乳酸脱氢酶,可以通过有氧氧化脂肪酸、酮体和乳酸获得能量。正常情况下,脂肪酸是心肌氧化磷酸化作用的主要供能物质,其他底物包括葡萄糖、丙酮酸和乳酸。

心肌从血液摄取营养物质有一定阈值限制,血液中营养物质水平超过阈值越高,摄取越多。因此,饱食状态下心肌不排斥利用葡萄糖,餐后数小时或饥饿时利用脂肪酸和酮体,运动中或运动后则利用乳酸。

2. **供能方式以有氧氧化为主** 心肌细胞富含肌红蛋白、细胞色素及线粒体,前者能储氧,后两者利用氧进行氧化,故心肌分解代谢以有氧氧化为主。即使氧消耗增加,如运动加剧,也极少发生"负氧债"。

3. **心肌细胞的能量转换** 心肌细胞的储能物质除了糖原外,还有磷酸肌酸。

葡萄糖、脂肪酸、乳酸等通过有氧或无氧代谢生成 ATP 供心肌运动所用;存储在心肌内的能源物质磷酸肌酸和糖原在心肌能量供给不足时会启动自身分解代谢,为心肌补充能量;同时当心肌内能量供给充分时,过剩的 ATP 也可能通过合成代谢重新生成磷酸肌酸和糖原。

(二)脑细胞代谢的特点

1. **葡萄糖和酮体是脑的主要能量物质** 大脑本身不能合成糖原,也没有作为能量储存的脂肪及蛋白质用于分解代谢。葡萄糖是其主要供能物质,每天消耗葡萄糖约 100g,主要由血糖供应。脑组织具有很高的己糖激酶活性,即使在血糖水平较低时也能有效利用葡萄糖。长期饥饿血糖供应不足时,脑主要利用酮体供能。饥饿 3～4d 时,脑每天耗用约 50g 酮体。饥饿 2 周后,脑每天消耗的酮体可达 100g。

但脑组织本身储存的葡萄糖仅能维持中枢神经系统正常活动 5～10min。如长时间的严重低血糖未得到及时纠正,会严重损害脑组织。

2. **脑耗氧量高** 脑重量虽只占体重的 2%,但耗氧量却占全身供氧量的 20%,是静息状态下单位重量组织耗氧量最大的器官。大脑对缺氧的耐受能力较差,脑缺血、缺氧可加重脑功能障碍患者的脑损害。

(三)骨骼肌细胞代谢的特点

1. **不同类型的骨骼肌产能方式不同** 不同类型骨骼肌具有的糖酵解、氧化磷酸化能力不同。红肌(如长骨肌)耗能多,富含肌红蛋白及细胞色素体系,具有较强的氧化磷酸化能力,适合通过氧化磷酸化获能。白肌(如胸肌)则相反,耗能少,主要靠糖酵解供能。

2. **骨骼肌适应不同耗能状态选择不同能源** 骨骼肌收缩所需能量的直接来源是 ATP,但其 ATP 含量有限,不足以维持持续、剧烈的收缩活动。短暂的骨骼肌收缩后,肌内的肌酸磷酸在肌酸激酶催化下开始分解,将能量与磷酸基转移给腺苷二磷酸(ADP),生成 ATP。

骨骼肌有一定的糖原储备,静息状态下肌组织获取能量通常以有氧氧化肌糖原、脂肪酸、酮体为主;剧烈运动时糖无氧酵解供能大大增加,产生大量乳酸。肌糖原分解不能直接补充血糖,乳酸循环是整合糖异生与肌糖酵解途径的重要机制。

(四)成熟红细胞代谢特点

成熟红细胞没有线粒体,不能进行有氧氧化,糖酵解是成熟红细胞的主要能量来源。

(五)脂肪组织是储存和释放能量的重要场所

1. **机体从膳食中摄取的能量主要储存于脂肪组织** 生理情况下,餐后吸收的脂肪和糖除部分氧化外,其余主要以脂肪形式储存于脂肪组织,供饥饿时利用。膳食中脂肪以乳糜微粒形式运输至脂肪组织,糖主要运输至肝转化成脂肪,以 VLDL 形式运输至脂肪组织,然后在脂蛋白脂肪酶(LPL)作用下被水解摄取,用于合成脂肪细胞内脂肪储存。

2. 饥饿时主要靠分解储存于脂肪组织的脂肪供能　饥饿时胰岛素水平降低，胰高血糖素等分泌增强，激活激素敏感性脂肪酶，将储存于脂肪组织的能量以脂肪酸和甘油的形式释放入血，经血液循环运输至机体其他组织，作为能源利用。肝还能将脂肪酸分解为酮体，经血液运输至肝外组织利用。所以，饥饿时血中游离脂肪酸、酮体水平会升高。

（六）肾能进行糖异生和生成酮体

肾是除肝外唯一可进行糖异生的器官。一般情况下，肾糖异生产生的葡萄糖较少，只有肝糖异生葡萄糖量的10%。但长期饥饿（5～6周）后，肾糖异生的葡萄糖大量增加，可达每天40g，与肝糖异生的量几乎相等。

肾也可以生成酮体。肾髓质无线粒体，主要靠糖酵解供能；肾皮质主要靠脂肪酸及酮体有氧氧化供能。

五、血糖的调节

（一）血糖来源和去路

血糖水平相对恒定，始终维持在 $3.89 \sim 6.11 \text{mmol/L}$，这是血糖的来源与去路保持动态平衡的结果。

1. *血糖的来源*

（1）饱食时，食物消化、吸收提供血糖。

（2）短期饥饿时，肝糖原分解补充血糖。

（3）长期饥饿时，非糖物质通过糖异生补充血糖。

2. *血糖的去路*

（1）有氧氧化分解供能。

（2）合成肝糖原和肌糖原储备。

（3）转变成其他糖。

（4）转变成脂肪或氨基酸。

饱食时，这4个去路均活跃；短期饥饿时，仅有氧氧化通路保持开放；长期饥饿时，所有去路都关闭以节约葡萄糖。

（二）血糖平衡的调节

血糖的来去平衡主要是激素调控的结果。调节血糖的激素主要有胰岛素、胰高血糖素、肾上腺素和糖皮质激素等。

1. 胰岛素——唯一降低血糖的激素　胰岛素的分泌受血糖控制，血糖升高使胰岛素分泌增强，血糖降低使之分泌减少。其降低血糖的机制主要包括：①促进外周组织摄取和利用葡萄糖；②促进糖原合成、抑制糖原分解；③抑制肝内糖异生；④通过抑制脂肪组织内的激素敏感性脂肪酶，减少脂肪动员而以葡萄糖分解来获取能量。

2. 升糖激素

（1）胰高血糖素：胰高血糖素由胰岛 A 细胞分泌，是体内升高血糖的主要激素。血糖降低或血中氨基酸升高可促进胰高血糖素分泌。其升高血糖的机制主要包括①加速肝糖原分解；②促进糖异生加速；③激活脂肪分解供能而节约血中的葡萄糖。

胰岛素和胰高血糖素相互拮抗，二者比例的动态平衡使血糖在正常范围内保持较小幅度的波动。例如，进食后血糖升高，使胰岛素分泌增多而胰高血糖素分泌减少，血糖水平趋于回落；但胰岛素分泌增加到一定程度又会促进胰高血糖素分泌，使后者快速发挥相反的升血糖作用，以保证血糖不会无限制地降低。反之亦然。

（2）糖皮质激素：糖皮质激素升高血糖的机制包括：①促进肌蛋白质分解而使糖异生的原料增多，同时使磷酸烯醇式丙酮酸羧激酶的合成加强，从而加速糖异生；②通过抑制丙酮酸的氧化脱羧，阻止体内葡萄糖的分解作用；③协同增强其他激素促进脂肪动员的效应，促进机体利用脂肪酸供能。

（3）肾上腺素：给动物注射肾上腺素后，血糖水平迅速升高且持续几小时，同时血中乳酸水平也升高。肾上腺素强力升高血糖的作用机制是引发肝和肌细胞内依赖 cAMP 的磷酸化级联反应，加速糖原分解。肾上腺素主要在应激状态下发挥调节作用，对经常性血糖波动（尤其是进食 - 饥饿循环）无生理意义。

（三）糖代谢障碍导致血糖水平异常

正常人体内存在一整套精细调节糖代谢的机制，当一次性食入大量葡萄糖后，血糖水平不会持续升高，也不会出现大的波动。人体对摄入的葡萄糖具有很大耐受能力的现象，称为葡萄糖耐量或耐糖现象。糖代谢障碍可引起低血糖或高血糖（具体内容见低血糖、糖尿病各个章节）。

（四）高糖引起的生物学效应

引起糖尿病并发症的生化机制仍不太清楚，目前认为血中持续的高糖刺激能够使细胞生成晚期糖化终产物（AGEs），同时发生氧化应激。

例如，红细胞通过葡萄糖转运蛋白摄取血中的葡萄糖，首先使血红蛋白的氨基发生非酶催化的糖基化反应，然后糖化血红蛋白可进一步反应生成AGEs，它们与体内多种蛋白发生广泛交联，对肾、视网膜、心血管等造成损伤。AGEs还能被其受体AGER识别，激活多条信号通路，产生活性氧而诱发氧化应激，使细胞内多种酶类、脂质等发生氧化，从而丧失正常的生理功能。氧化应激又可进一步促进AGEs的形成及交联，二者交互作用，共同参与糖尿病并发症的发生与发展。

第二节 胰岛素作用及分泌调节

一、胰岛细胞分类及胰岛素作用

（一）胰岛细胞分类

胰岛细胞主要有4种，分别为A细胞、B细胞、D细胞、PP细胞。其中B细胞最多，占胰岛细胞总量的60%～80%，D细胞占5%～10%，A细胞及PP细胞占10%～20%。散布于胰腺外分泌组织中的胰岛，既作为一个独立而完整的内分泌器官存在，又保持着和胰腺外分泌组织密不可分的联系。胰岛血流由中央至周边，这样就保证了上游的B细胞通过胰岛素调控下游的胰高血糖素和生长抑素的分泌。周边非B细胞可通过邻分泌作用，即A细胞、D细胞所分泌的激素经细胞间的连接间隙影响邻近的B细胞，保证胰岛内各细胞之间的活动同步协调。

(二) 胰岛素作用

1. 对物质代谢的作用

(1) 对糖代谢的影响：胰岛素是机体维持血糖稳定最重要的激素，主要通过促进葡萄糖的摄取和利用、糖原的合成及抑制糖异生、糖原分解，减少肝糖的输出，降低血糖。

(2) 对脂肪代谢的作用：促进脂肪合成、抑制脂肪动员和酮体产生、促进酮体清除。

(3) 对蛋白质代谢的作用：胰岛素调控蛋白质代谢的机制涉及氨基酸转运和氧化、蛋白质合成和分解。胰岛素促进氨基酸进入细胞，降低血浆中氨基酸水平，为细胞内的蛋白质合成提供底物，同时胰岛素本身也可抑制蛋白质的分解。

2. 对生长的作用　胰岛素对生长的影响主要表现在蛋白质和脂质合成代谢效应上，如抑制糖异生和酮体生成，使氨基酸用于蛋白质合成。

3. 对心血管的作用　胰岛素抵抗是高血压的独立危险因素，是肥胖、糖尿病、高血压和心血管疾病的共同特征。

4. 对肾的作用　胰岛素对肾的作用主要涉及血压的调控、电解质的代谢和糖代谢。

二、胰岛素的合成、分泌及代谢

(一) 胰岛素的化学结构和生物合成及调控

1. 胰岛素的化学结构　胰岛素是一种多肽蛋白质激素（图 1-1）。其前激素是胰岛素原，它包含了一个完整的胰岛素分子和一个连接肽，此肽两端在代谢过程中各脱去两个碱性氨基酸后，称为 C 肽。

人胰岛素是一条直链多肽，由 86 个氨基酸组成，其中包含胰岛素分子的 A 链（21 肽）、B 链（30 肽）和 C 肽。C 肽的氨基端和羧基端各以一对碱性氨基酸分别与 B 链的羧基端和 A 链的氨基端相连接。A、B 链之间和 A 链本身共有 3 个二硫键（S—S）相连。

C 肽在胰岛素原空间结构的形成过程中起重要作用。

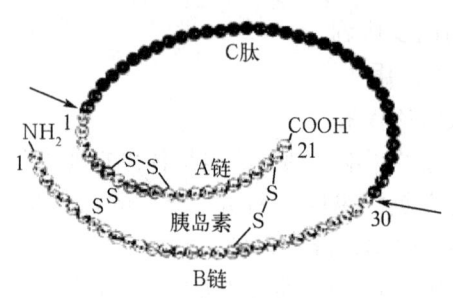

图 1-1 胰岛素的化学结构

2.胰岛素的生物合成（图 1-2） 与其他蛋白质的合成一样，胰岛素的生物合成是胰岛素基因在 B 细胞内选择性特异表达的过程，包括基因的转录、翻译及转录和翻译后的加工等步骤。

胰岛素基因转录的产物 mRNA 首先翻译为前胰岛素原，而非胰岛素。前者为在胰岛素原 B 链氨基端上加上一段 24 个氨基酸残基作为信号肽或前导序列，它有助于新生的前胰岛素原分子转入粗面内质网（RER）内池。前胰岛素原进入 RER 后，信号肽很快被信号肽酶切除而成为胰岛素原。胰岛素原再经过分子折叠及二硫键的形成，然后被包装成小泡经 RER 转运至高尔基体，于此处被包装为分泌颗粒。同时，在高尔基体胰岛素原进一步裂解为胰岛素及 C 肽，变为成熟的分泌颗粒。此分泌颗粒中，除等分子的胰岛素及 C 肽外，尚含有残余的胰岛素原及部分裂解的中间产物。

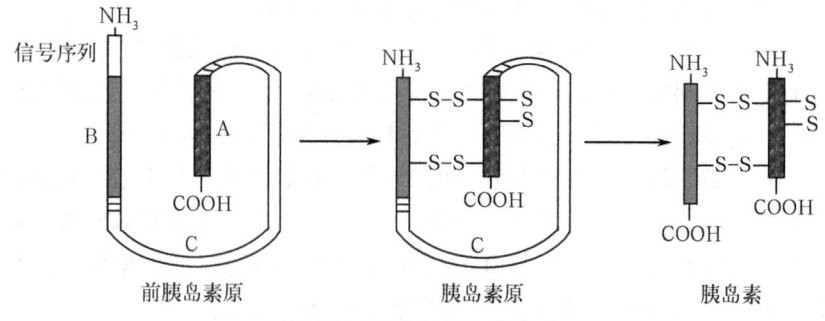

图 1-2 胰岛素的生物合成

3. 胰岛素生物合成的调控

（1）葡萄糖：葡萄糖是胰岛素生物合成最重要、最强有力的调控因子，从胰岛素基因表达、转录及翻译直至胰岛素的分泌全过程均有调控作用。

短期内葡萄糖刺激的胰岛素原合成 50% 系胰岛素基因转录上调所致，且此过程需通过胰岛素的介导，而葡萄糖对转录后或翻译后的刺激作用则是直接作用。

（2）其他营养素的调节作用

①氨基酸：大鼠游离胰岛实验证明 L-亮氨酸及其脱氨基产物可提高胰岛素 mRNA 水平。

②游离脂肪酸：短期作用刺激葡萄糖诱导的胰岛素分泌，而长期作用则对胰岛素分泌起抑制作用。

③钙离子：钙、钙调素及其激酶对胰岛素合成及分泌均十分重要。

④其他中间产物：谷氨酸、乙酰乙酸对葡萄糖刺激的胰岛素原的合成均有明显的刺激作用。糖类、脂肪代谢在线粒体中产生的 ATP 对胰岛素原的合成有一定的促进作用，但仅限于早期。

（3）激素：参与胰岛素生物合成调控的激素很多，其中胰高血糖素样肽 1（GLP-1）是胰岛素生物合成最强有力的刺激物。GLP-1 与 B 细胞的 G 蛋白偶联受体结合而刺激葡萄糖诱导的胰岛素合成与分泌。

瘦素的作用和 GLP-1 恰好相反，它降低 B 细胞 cAMP 的水平，抑制胰岛素基因表达，并在高血糖的情况下抑制胰岛素的分泌。这也可能是肥胖者容易发生非胰岛素依赖型（2 型）糖尿病的原因。

生长激素和催乳素，也可刺激胰岛素合成及释放增加，并刺激 B 细胞生长。

（4）胰岛素的自调节作用：胰岛素不仅对它的外周靶细胞、靶组织发挥生理效应，而且对它自身的分泌细胞，即胰岛 B 细胞的胰岛素生物合成及分泌也有调控作用。这样 B 细胞就扮演了双重角色，它既是胰岛素产生细胞，又成为胰岛素作用的靶细胞。这包括正反馈作用和负反馈作用。

（二）胰岛素分泌

1. 胰岛素的分泌机制（图 1-3） 成熟的胰岛素分泌颗粒是通过胞吐形式释放的，新合成的分泌颗粒离开高尔基体后需经细胞质输送至细胞膜下接近细胞表面，以备释放，单个 B 细胞含有 10 000 余个分泌颗粒。这些分泌颗粒按其成熟程度不同可分为两个群体：一小部分（占 1%～5%）为已激发的能即刻释放的颗粒，属于易于释放池。这些颗粒一有刺激时（如葡萄糖）无须任何进一步加工修饰，可立即释放，为胰岛素的第一时相分泌。其余绝大部分（95%以上）距细胞膜较远，尚未具备释放能力的颗粒属储备池。分泌颗粒释放过程包括以下环节：颗粒的运输（运动）、停泊、融合及最终颗粒内容物的排空，即胰岛素的释出。

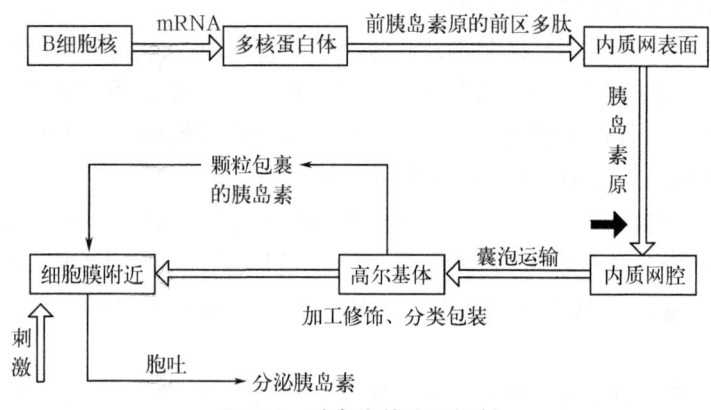

图 1-3 胰岛素的分泌机制

2. 胰岛素分泌的调节

胰岛素分泌的两种方式

①调节分泌：又称刺激分泌。主导途径，占胰岛素分泌量的 98% 以上，主要包括胰岛素和 C 肽及少量胰岛素原和中间产物。同时也是维持血糖平衡，使机体适应于内、外环境不断变化的重要机制。

②非调节分泌：又称固有的分泌途径或基础分泌途径，分泌量仅占 1%～2%，分泌内容主要为胰岛素生物合成过程中在高尔基体内未进入分泌颗粒的胰岛素原。

3. 调节胰岛素分泌的因子

(1) 代谢类

①葡萄糖：是迄今已知的刺激胰岛素分泌最强的生理调节因子。

②氨基酸：氨基酸为胰岛素促分泌物，且其作用不依赖葡萄糖，但葡萄糖可强化其刺激胰岛素分泌的作用。此外，一些氨基酸的代谢产物也对胰岛素分泌有强的刺激作用。

③脂肪：游离脂肪酸（FFA）对胰岛素分泌有双重作用。急性作用增加胰岛素分泌；慢性作用则抑制其分泌。

④磺脲类降血糖药：药物首先与 B 细胞膜上 K_{ATP} 通道的 SU 受体结合而关闭 K_{ATP} 通道，继后的机制与葡萄糖刺激的胰岛素分泌相似，但磺脲类药物与高亲和力 SUR1 结合对 K 通道的抑制是不完全的，最多能达 60%～80%。

(2) 激素类

①胰高血糖素刺激胰岛素分泌，而生长抑素则抑制胰岛素分泌。

②甲状腺功能亢进时血胰岛素原水平升高，B 细胞对葡萄糖的敏感性增加。

③甲状旁腺素对胰岛素分泌呈双向作用：低剂量刺激分泌，增大剂量则抑制其分泌。

④ GLP-1 是促进葡萄糖刺激的胰岛素分泌（GSIS）的重要激素，其作用机制是通过 GLP-1 受体信号所介导的。

⑤ B 细胞分泌的胰岛素通过自分泌正反馈环不仅可刺激胰岛素的生物合成，也可通过活化 PI3K 途径而致细胞内钙释放，促进胰岛素分泌。

(3) 神经调节：肾上腺素抑制胰岛素分泌，刺激交感神经纤维也有相同作用。肾上腺能神经 α 受体阻滞药酚妥拉明可解除此抑制，而增加基础胰岛素分泌和刺激后胰岛素分泌。糖尿病患者在应激状态时血糖控制恶化或急性心肌梗死时的血糖升高均可用交感神经介导的胰岛素分泌抑制解释。与此相反，副交感神经兴奋则刺激胰岛素分泌，阿托品可阻断此作用。

4. **正常的生理性胰岛素分泌** 人体胰岛素的生理分泌分为两部分，

即基础胰岛素分泌和刺激后胰岛素分泌,各占 50%。

(1) 基础胰岛素分泌:是指 24h 胰岛细胞持续脉冲式分泌的微量胰岛素(每小时 0.5～1U),不依赖于进食或指空腹状态下的胰岛素分泌。

①生理意义:通过抑制肝糖原分解及糖异生来减少葡萄糖的产生和维持周围组织、器官对葡萄糖的利用,使空腹状态下血糖水平保持正常。

②基础胰岛素分泌的两个高峰:第 1 个高峰,自凌晨 3:00 开始增高,5:00～6:00 达高峰,7:00 开始下降;第 2 个高峰,自下午 3:00 开始增高,下午 4:00～5:00 达高峰。

(2) 刺激后胰岛素分泌:是指外源性刺激后分泌的胰岛素,主要是针对进食的反应,即餐时胰岛素分泌(伴随进餐分泌的胰岛素)。

①生理意义:餐时胰岛素的早时相分泌控制餐后血糖升高的幅度和持续时间,主要是抑制肝内源性葡萄糖的生成。通过该机制,血糖在任何时刻都被控制在接近空腹状态的水平;餐后血糖的峰值在 7.0mmol/L 以下,并且血糖水平高于 5.5mmo/L 的时间不超过 30min。

正常人进餐后 8～10min 血浆胰岛素水平开始上升,30～45min 达高峰,此后随血糖水平下降而降低,至餐后 90～120min 恢复到基础水平。正常人餐后分泌 6～8U 胰岛素。

②胰岛素的双相分泌

第一时相(快速分泌相):静脉注射葡萄糖后,0.5～1.0min 出现胰岛素快速分泌峰,峰值很高可达 250～300mU/L,持续 5～10min 后减弱,称为第一时相。第一时相在血糖 > 5.6mmol/L 时即可诱发。其生理意义在于可以迅速抑制血糖的升高。反映 B 细胞储存颗粒(即刻释放池)中胰岛素的分泌,与糖耐量有一定的关系,是较好地评价胰岛 B 细胞功能的指标。

第二时相(延迟分泌相):快速分泌相后出现的缓慢但持久的分泌峰,其峰值位于刺激后 30min 左右。持续数小时,直到刺激消失或血浆葡萄糖回落至基线水平。第二时相释放的胰岛素约占 B 细胞胰岛素储备的 20%。第二时相分泌除了来自储存的分泌颗粒外,还包括不断新合成的胰岛素。

（三）胰岛素、C肽及胰岛素原的代谢

1. 胰岛素的代谢 胰岛素的首要代谢器官为肝，其次为肾。基础状态下它们分别廓清60%及30%的胰岛素，其余则由肌和肠等廓清。

（1）胰岛素在肝的代谢：正常情况下分泌的胰岛素约60%经门静脉被肝所摄取。目前一致认为胰岛素在肝的代谢是经肝胰岛素受体介导的，胰岛素与肝细胞膜上的胰岛素受体结合，继之胰岛素受体复合物内陷化，作为降解的底物。胰岛素受体结合力降低，则肝胰岛素廓清率降低而出现高胰岛素血症，此为肝胰岛素抵抗的重要机制。

（2）胰岛素在肾的代谢：肾降解胰岛素可能有两种机制，其一为肾小球过滤和近曲小管重吸收。被肾小球过滤的胰岛素大部分被重吸收，而从尿中排出的完整胰岛素仅小部分，尿胰岛素廓清 < 1ml/min。其二为球后血流中的胰岛素经肾小管周围摄取，约占肾过滤的50%。

（3）B细胞的降解：胰岛素分泌受抑制时，通过降解可减少B细胞内胰岛素储备。降解过程为分泌颗粒与溶酶体融合，然后为溶酶体的蛋白水解酶所降解，这一现象称为分泌自噬。

（4）其他组织：除肝、肾以外，骨骼肌也是胰岛素降解的重要部位；此外，脂肪细胞、红细胞、单核细胞及粒细胞、胎盘组织等均能降解胰岛素。

2. C肽的代谢 过去认为C肽无活性，无生理功能，主要作为反映胰岛素分泌的一个标志。近年的研究发现，C肽可能增加外周组织对葡萄糖的利用。在治疗1型（胰岛素依赖型）糖尿病时，如与胰岛素合用可能减少糖尿病的并发症。

生理条件下，肝对C肽几乎无摄取，而且口服或静脉注射葡萄糖刺激时肝对C肽的摄取也无增加，C肽的廓清与血浆浓度无关。因此，生理情况下，在血浆浓度很宽的范围内，其廓清率均恒定，即使在非稳态时，血浆C肽浓度也能准确反映其分泌率。

3. 胰岛素原的代谢 与胰岛素相比，胰岛素原的代谢率更慢，肝摄取率亦低于胰岛素，但其在肾的降解则较胰岛素为高。如在慢性肾衰竭时空腹血胰岛素原水平较正常人升高5～7倍，而胰岛素水平则

仅增加 2～4 倍。

三、胰岛 B 细胞功能的评估

胰岛素抵抗及胰岛 B 细胞分泌功能缺陷是糖尿病发生、发展的两个主要因素。恰当地评估胰岛素敏感性及 B 细胞分泌功能对了解糖尿病的发生、发展和预测预后，以及制订适当的治疗方案非常重要。

（一）胰岛 B 细胞功能的定义

1. 广义定义　指 B 细胞在葡萄糖及其他因素，如在精氨酸、胰高血糖素、化学药物等刺激下分泌胰岛素来维持血糖稳定的能力。用于评价与药物治疗有关的胰岛素分泌功能，如改善胰岛素敏感性，刺激胰岛素分泌，纠正高血糖的毒性是否引起 B 细胞功能变化及变化机制。

2. 狭义定义　指 B 细胞在葡萄糖刺激下分泌胰岛素以维持血糖稳定的能力。用于评价与药物无关的 B 细胞功能。

（二）胰岛 B 细胞功能评估的重要性

1. 了解糖尿病的发生、发展，预测糖尿病预后的重要指标。
2. 临床上制订适当治疗方案的重要依据。
3. 临床上对糖尿病分型的依据之一：1 型糖尿病的"低平曲线"；2 型糖尿病的"高峰后移"。

（三）B 细胞功能评估存在的困难

1. 胰岛素分泌量和分泌时相的变化　与静脉注射葡萄糖不同，葡萄糖耐量试验（OGTT）或平时进餐后血糖上升比较缓慢，血浆胰岛素高峰在正常人多出现于 30min（OGTT）或 45～60min（进餐），而不出现于 0～10min，故不称之为第一时相，而称为早期分泌，之后的曲线代表胰岛素后期分泌。

从糖耐量正常到糖耐量减低（IGT）、糖尿病的演变过程中，胰岛素的分泌量及时限均发生着变化。首先是第一时相分泌减少或消失，接着第二时相分泌量增加及分泌峰值的后移，然后第二时相无峰值出现，最后第二时相基础分泌也消失。因此，胰岛素分泌量不等同于 B 细胞功能，还受分泌达峰时间的影响。

2. 受糖负荷和胰岛素抵抗双重刺激调节　糖负荷量大、胰岛素抵抗均增加胰岛素的分泌量。如 IGT 患者胰岛素水平可为糖耐量正常（NGT）人群的数倍。同样，胰岛素分泌量低也不等同于 B 细胞功能差。

3. 机体对食物中营养成分和药物刺激的胰岛素分泌反应不同　如对葡萄糖刺激已不发生反应的个体在某些氨基酸或药物（如高血糖素）刺激下仍有胰岛素分泌增加。

4. 胰岛素测定的不确定性　目前胰岛素的测定方法变异较大，准确性和重复性较差；胰岛素原及中间分解产物也影响测定的准确性。

（四）B 细胞功能的评估方法

1. 血糖水平　血糖水平是 B 细胞功能最直接的反映，任何血糖升高都意味着胰岛素缺乏。但并非血糖水平相同的人 B 细胞功能都一样。血糖水平相似的 1 型糖尿病和 2 型糖尿病患者比较，1 型糖尿病患者 B 细胞功能更差。这是因为血糖水平受胰岛素分泌能力及机体胰岛素敏感性双重影响，血糖相似，有胰岛素抵抗者 B 细胞功能比胰岛素敏感者好。

2. 血清胰岛素或 C 肽水平

（1）空腹血清胰岛素或 C 肽水平

①在非糖尿病患者可用于判定胰岛素抵抗。

②结合血糖水平，粗略评估胰岛素缺乏：糖尿病患者，如果血糖高而胰岛素水平正常，提示已有胰岛素分泌相对不足；如果胰岛素水平低于正常则表示严重胰岛素缺乏。

③C 肽水平：不受外源性胰岛素影响。正常空腹 C 肽水平为 $0.3 \sim 1.3$ pmol/L，此值可用于评估糖尿病患者残存的 B 细胞功能。如基础空腹 C 肽值 <0.2 pmol/L，胰高血糖素刺激后 90min <0.52 pmol/L 可判定为 1 型糖尿病。

（2）第一时相胰岛素分泌（AIR）：测定静脉注射 25g 葡萄糖负荷后 10min 内胰岛素分泌的总量，称为急性胰岛素释放量，被认为是非进食情况下机体胰岛素分泌对最大强度脉冲刺激的反应，是公认的较好的 B 细胞功能指数。方法是静脉注射 25g 葡萄糖，测定 0min、3min、4min、5min、8min、10min 的血浆胰岛素，正常人高峰值可达 $250 \sim 300$ mU/L，IGT 约为 200mU/L，而糖尿病患者常低于 50mU/L。

这种方法测定的 B 细胞功能受胰岛素抵抗的干扰，调整胰岛素敏感性后，可恰当评估机体 B 细胞功能。

(3) 胰岛素峰值与基础值的比值：正常人在糖负荷后胰岛素水平可比基础值升高 6 倍（甚至 8 倍），低于 5 倍者可能已有功能损害。

对不同糖耐量水平的人群，糖负荷后胰岛素峰值出现的时间相差甚远，常呈"高值不高"，故单纯以绝对升高倍数判断要谨慎。另外，以胰岛素水平评估糖耐量减低人群的 B 细胞功能也比糖耐量正常人群"亢进"。

(4) 糖负荷后胰岛素曲线下面积（AUCIns）：AUCIns 只反映机体糖负荷后胰岛素分泌的总量，而不能反映其达峰时间，因而不能区分曲线下面积相同但其达峰时间不同的正常人和 2 型糖尿病患者的 B 细胞功能的差异。此方法只能粗略判定 B 细胞胰岛素分泌功能。胰岛素曲线的形态有时比面积大小更重要，曲线峰值越后移，曲线越趋于平坦，B 细胞功能越差，曲线低平者更差。

3. 精氨酸刺激试验（arginine stimulation test，AST）

(1) 在糖代谢异常的早期阶段，细胞膜葡萄糖转运系统产生下调效应，出现 B 细胞对糖刺激反应性降低，即选择性"葡萄糖盲"。但非糖物质（如精氨酸）因作用于 B 细胞的不同位点，仍可保留对它的反应性。

(2) 方法：30~60s 静脉注射最大刺激量的精氨酸（5g），测定 0min、2min、4min、6min（也有 0min、2min、3min、4min、5min）时血浆胰岛素和（或）C 肽；主要用于了解第一时相胰岛素分泌情况。

(3) 结果判定：2~6min 胰岛素（C 肽）均值与 0min 胰岛素（C 肽）的差值大小来反映 B 细胞功能；精氨酸刺激有反应，表明机体尚存一定数量的 B 细胞能继续分泌胰岛素。但是，对该刺激有反应，不一定对葡萄糖也有反应。

4. 胰高血糖素刺激试验（glucagon stimulation test，GST） 精氨酸刺激试验难以反映糖尿病晚期的 B 细胞功能，而胰高血糖素刺激试验主要反映糖尿病中、晚期的胰岛细胞功能变化。

(1) 方法：静脉注射 1mg 胰高血糖素，测定 0min、6min 血糖、C

肽或胰岛素水平。

(2) 结果判定：大部分 1 型糖尿病患者胰岛素分泌绝对缺乏，对各种刺激（包括胰高血糖素）都缺乏反应，与正常人及 2 型糖尿病患者有显著差别。故该法可协助糖尿病分型，预测 1 型糖尿病的发生或估计残存的胰岛功能。

以上两种方法可判定 2 型糖尿病患者是否仍有存活的 B 细胞，但对此两种物质有反应并不表明对葡萄糖刺激有反应或刺激胰岛素分泌的药物有反应。

5. 尿 C 肽和尿 C 肽/肌酐比　生理情况下，C 肽主要由肾排泄，每日由尿液排出的 C 肽总量相当于 5% 的胰岛分泌量。尿 C 肽可反映一段时间内机体血清 C 肽的平均值，且留标本简便、无创、稳定性也优于血清 C 肽。已有研究表明，24h 尿 C 肽水平与血清胰岛素及 C 肽水平相关性好。有学者提出晨起两次单次尿液中的 C 肽/肌酐值对评价 B 细胞功能具有可行性。

6. 科研工作中 B 细胞功能评估

(1) 高糖钳夹技术：反映的是 B 细胞对葡萄糖刺激的胰岛素分泌能力。

方法：空腹 12h，抽取基础血样后，静脉注射葡萄糖，使血浆葡萄糖水平迅速升高到超过基础水平 6.94mmol/L，随后每 5 分钟测一次血浆葡萄糖值，并调整外源性葡萄糖输注率，使血糖水平维持在高糖状态 2～3h。输注葡萄糖的前 10min 血清胰岛素水平为第一时相胰岛素分泌量，而稳态后的血清胰岛素水平均值为最大胰岛素分泌量。

高糖钳夹技术可直接测定第一时相和第二时相胰岛素分泌，使 B 细胞对高糖刺激的反应量化，并可直接比较不同个体在相同葡萄糖水平介导下的胰岛素分泌反应，被认为是评价 B 细胞功能的标准方法，仅用于科研。

① 微小模型计算法。

② $\Delta I30/\Delta G30$：糖负荷后 30min 净增胰岛素与净增葡萄糖的比值，与第一时相胰岛素分泌有良好的相关性，可用于评价早期胰岛素分泌功能。该指标容易受胰岛素抵抗的干扰，同时也不能区别胰岛素分泌

曲线平坦的人群的胰岛功能。

(2) 空腹状态下胰岛素原 (PI) / 总胰岛素值：胰岛 B 细胞功能减退除表现为对刺激物的反应降低，还表现为胰岛素原绝对或相对分泌增多，即胰岛素原与总胰岛素的比值升高。在糖耐量正常人群中胰岛素原仅占空腹总胰岛素的 7%～10%，而在糖尿病人群中可占 28%，甚至更多。任何可致胰岛 B 细胞应激或衰竭的情况均可使胰岛素的半成品释放入血而发生不成比例的高胰岛素原血症。血浆胰岛素原不成比例的增加是胰岛素分泌功能缺陷的一个标志。胰岛素原和空腹状态下胰岛素原 / 总胰岛素值可较好地反映 B 细胞功能。甚至有学者认为高胰岛素原水平还可以预测非胰岛素依赖型糖尿病的发生。

(3) 稳态模型——HOMA-B 功能指数：HOMA-B=20×FINS/(FPG－3.5)（FINS：空腹胰岛素；FPG：空腹血糖），反映的是基础胰岛素分泌功能。HOMA-B 功能公式会高估 B 细胞功能，原因是①易将胰岛素抵抗误判为 B 细胞分泌"亢进"；② B 细胞功能衰竭只有在糖负荷时才能充分显露，而空腹状态下只能部分反映 B 细胞功能。

(五) 合理选择评估方法

一般建议：在正常糖调节阶段可通过高糖钳夹试验来了解高危人群 B 细胞存在的潜在缺陷；在胰岛 B 细胞功能逐渐减低过程中，选用静脉葡萄糖耐量试验、OGTT 早期评估胰岛素分泌；在临床糖尿病阶段，可通过 AST 及 OGTT 两个时相胰岛素分泌反应的变化来判断病情轻重；在 B 细胞功能衰竭阶段，多选择 GST 来判断其衰竭程度。

为更合理地应用 B 细胞功能评估方法，还应注意以下几点。①注意现在合适的研究对象：如要了解第一时相胰岛素分泌，需避开急性期胰岛素分泌已消失的人群；②血糖水平受胰岛素抵抗及 B 细胞功能的双重影响，故对胰岛素敏感性不同的人群应进行多因素分析以排除干扰；③ C 肽的检测不受外源性胰岛素及胰岛素抗体的影响，故对于使用胰岛素治疗者测定 C 肽能更准确地反映 B 细胞功能；④比较正常人群和糖尿病人群胰岛素分泌功能时最好测定真胰岛素以避免胰岛素原的干扰，而在 2 型糖尿病人群中检测真胰岛素和普通胰岛素均可。⑤没有任何一个指标能单独反映 B 细胞功能全貌，多个反映不同时相胰岛素分泌指标的联合应用更为合理。

（六）B 细胞功能评估的时机问题

排除感染、酮症酸中毒等应激状态；注意"高糖毒性"的影响，一般要求空腹血糖＜7.0mmol/L 再做评估，否则，评估的结果不能真实反映 B 细胞功能。

（七）高血糖对 B 细胞功能的影响

高血糖对 B 细胞的作用表现为双向性：短期高血糖可以刺激胰岛素分泌和葡萄糖利用，而持续高血糖则会直接损伤 B 细胞，使胰岛素抵抗加重，同时抑制胰岛素分泌，加重 B 细胞功能衰竭，由此血糖会进一步升高形成恶性循环，此现象称为"葡萄糖毒性"。高血糖除了抑制 B 细胞的胰岛素分泌外，还可引起 A 细胞胰高血糖素分泌增加，导致 B 细胞糖敏感性明显降低。解除高糖毒性后，胰高血糖素分泌异常明显改善，B 细胞糖敏感性也逐渐恢复。

主要参考文献

[1] 陈家伦. 临床内分泌学. 上海：上海科学技术出版社，2011.
[2] 赵昱，刘素宾. 胰岛素第一时相分泌的研究进展. 中国糖尿病杂志，2008，16（5）：317-318.
[3] 陈晨，徐向进，陈频. 胰岛 β 细胞功能评估. 医学综述，2014，20（9）：1561-1564.
[4] 贾伟平，项坤三. 胰岛 2 细胞功能评估——从基础到临床. 中华内分泌代谢杂志，2005，21（3）：199-201.
[5] 李光伟. 对胰岛 2 细胞功能评估的再认识. 国外医学内分泌学分册，2005，25（3）：164-167.

第 2 章 糖尿病的基础知识

第一节 流行病学

根据国际糖尿病联盟（IDF）最新数据显示，截至2015年，全球范围内，每11位成年人中就有1人患有糖尿病（总计4.15亿）；有3.18亿糖尿病前期患者，糖尿病患病率高达8.8%，糖尿病前期的患病率有6.7%；如果不加干预，到2040年，每10位成年人中就有1人患糖尿病（6.42亿），糖尿病前期人群将达到4.81亿；此外，在4.15亿糖尿病患者中有近一半（46.5%）人群未被诊断。糖尿病消耗全球医疗费用的12%（6730亿美元），到2040年，糖尿病相关医疗费用将突破8020亿美元。

近30年来，我国糖尿病患者的增速令人震惊，尤其是2000年后呈现加速增长趋势（图2-1）。1980～2007年进行了5次全国性糖尿病流行病学调查，患病率从1980年的0.67%上升至2007年的9.7%。而根据国际最新临床诊断标准（加入糖化血红蛋白≥6.5%标准）调查显示，2010年我国成年人糖尿病患病率达到11.6%，有1.139亿糖尿病患者；糖尿病前期患病率50.1%，有4.934亿糖尿病前期人群，也就是说，我国50%的成年人已成为"准糖人"。研究表明，其中1/3的糖尿病前期患者将进展为糖尿病。

中国成年人群糖尿病总体患病率约为11.6%，我国城市人口糖尿病患病率为14.3%，农村为10.3%，城市患病率高于农村，经济水平对糖尿病发病起到助推作用；而糖尿病前期的患病率为50.1%，农村患病率稍高于城市。以上数据显示，随着经济水平提高，城市化进程

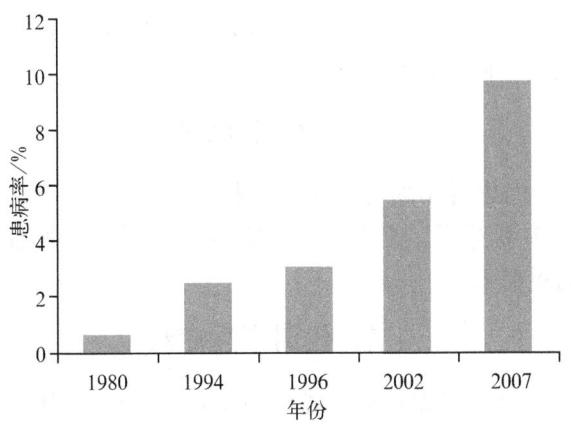

图 2-1 我国糖尿病患病率高速增长

的加剧及饮食和生活方式的改变，糖尿病在中国已达到了流行病的程度，农村的糖尿病患者增长速度更快，且糖尿病前期的患病率已经超过城市，广大农村已逐渐成为糖尿病的"温床"。同时，研究还表明，无论是糖尿病还是糖尿病前期，患病率都随年龄的增长而增加，故随着我国老龄化的加速，我国的糖尿病问题会给社会发展带来巨大的负担，同时也孕育着巨大的市场需求。

调查显示，我国糖尿病患者病情知晓率不到 1/3，且仅有 1/4 的患者接受过治疗，而接受过治疗的中国糖尿病患者，仅有略高于 1/3 的人血糖达标（HbA1c < 7.0%）。知晓率为自述既往曾被医师诊断为糖尿病的患者占全体糖尿病患者的比率，治疗率为使用降血糖药物的患者占全体糖尿病患者的比率，控制率为 HbA1c < 7% 的糖尿病患者占全体使用降血糖药患者的比率。由此可见，公众对于疾病的知晓率及对控制疾病的重视程度仍较低，而控制不佳的慢性高血糖在后期将引起众多相关并发症带来持久的危害；而从另一个角度来说，也是糖尿病监测治疗及日常综合管理持续增量需求。

第二节 临床表现

糖尿病为慢性进行性疾病，临床可分为无症状期和症状期两个阶段。糖尿病的症状可分两大类：一类是与代谢紊乱有关的表现；另一类是各种急性、慢性并发症的表现。

一、无症状期

2型糖尿病患者早期可无任何症状，常在体格检查或因其他疾病就诊时发现血糖升高，空腹血糖正常或高于正常，餐后2h血糖高于正常，糖耐量减低。

二、代谢紊乱症状

1. 多尿　由于血糖过高，超过肾糖阈（8.89～10.0mmol/L），经肾小球滤出的葡萄糖不能完全被肾小管重吸收，形成渗透性利尿。血糖越高，尿糖排泄越多，尿量越多，24h尿量可达5000～10 000ml。但老年人和有肾病者，肾糖阈增高，尿糖排泄障碍，在血糖轻、中度增高时，多尿可不明显。

2. 多饮　高血糖使血浆渗透压明显增高，加之多尿，水分丢失过多，发生细胞内脱水，加重高血糖，使血浆渗透压进一步明显升高，刺激口渴中枢，导致口渴而多饮，多饮进一步加重多尿。

3. 多食　由于胰岛素缺乏或抵抗，组织摄取利用葡萄糖能力下降，虽然血糖处于高水平，但动、静脉血中葡萄糖的浓度差很小，组织细胞实际上处于"饥饿状态"，从而刺激摄食中枢引起饥饿、多食；另外，机体不能充分利用葡萄糖，大量葡萄糖从尿中排泄，因此，机体实际上处于半饥饿状态，能量缺乏亦引起食欲亢进。

4. 体重下降　胰岛素缺乏或抵抗使得机体不能充分利用葡萄糖产生能量，致脂肪和蛋白质分解加强，消耗过多，呈负氮平衡，体重逐渐下降，乃至出现消瘦。一旦糖尿病经合理的治疗，获得良好控制后，体重下降可控制，甚至有所回升。如糖尿病患者在治疗过程中体重持续下降或明显消瘦，提示可能代谢控制不佳或合并其他慢性消耗性疾病。

5. 乏力　人体不能充分利用葡萄糖和有效地释放出能量，同时组织失水、电解质失衡及负氮平衡等，因而感到全身乏力，精神萎靡。

6. 视力下降　不少糖尿病患者在早期就诊时，主诉视力下降或视物模糊，这可能与高血糖导致晶状体渗透压改变，引起晶状体屈光度变化所致。早期一般多属功能性改变，一旦血糖获得良好控制，视力可较快恢复正常。

7. 其他　皮肤瘙痒，尤其多见于女性外阴，由于尿糖刺激局部而引起；或可并发真菌感染，此时瘙痒更严重。另外，四肢麻木、腰痛腹泻、月经失调、性功能障碍也常见。

三、急性并发症

（一）糖尿病酮症酸中毒

常见于1型糖尿病和2型糖尿病伴应激时。具体见第5章第一节。

1. 常见诱因　感染、停用或减用胰岛素、应激状态、精神因素、体内代谢负荷剧增。

2. 临床表现　代谢紊乱继续加重，出现恶心、呕吐、头晕、头胀、头痛、嗜睡等症状。

3. 体格检查　可见皮肤、黏膜干燥，皮肤弹性较差，精神萎靡，反应迟钝，脉搏快而无力，血压偏低，呼吸深大，呈Kussmall呼吸，有烂苹果味，尿量逐渐减少，尿酮体呈强阳性。少数患者表现为腹痛，似急腹症。

（二）高渗性高血糖状态

任何年龄均可发病，多见于60岁以上老年2型糖尿病患者，大多数患者发病前不知自己患糖尿病。具体见第5章第一节。

1. 常见诱因　应激状态、不适当中断降血糖药物治疗、过量使用拮抗胰岛素作用或干扰糖代谢的药物、外源性葡萄糖负荷增加、原发性脱水病变、摄水减少。

2. 临床表现　口渴、多饮、多尿、乏力等症状加重，但"多食"不明显或反而食欲缺乏，同时伴有恶心、呕吐、食欲缺乏、反应迟钝、表情淡漠等症状。

3. 体格检查　严重脱水可引起皮肤、黏膜干燥，弹性减退，眼球凹陷，唇、舌干燥，脉细速，卧位时颈静脉充盈不全，直立性低血压等周围循环衰竭表现；中枢神经系统可引起精神症状，如淡漠、嗜睡、定向力障碍、幻觉、上肢拍击样粗震颤、癫痫样抽搐、失语、偏盲、肢体瘫痪、昏迷及锥体束征阳性等。

（三）乳酸性酸中毒

1. 常见诱因　组织缺氧、双胍类药物及其他药物（水杨酸、乙酰氨基酚、乙醇等）的使用。

2. 临床表现　本综合征可发生于糖尿病或非糖尿病患者，多见于有严重疾病或有某些诱因的基础上。除了相应原发病的症状、体征外，主要为代谢性酸中毒表现。与糖尿病酮症酸中毒表现有些类似，主要有厌食、恶心、呕吐、腹痛、脱水、循环衰竭、头晕、精神萎靡，严重者意识障碍。常有深大呼吸（不伴酮臭味），不同程度的皮肤干燥、弹性差、口唇黏膜干枯、脱皮、眼眶凹陷、少尿。病死率高。

（四）低血糖

具体见第5章第二节。

（五）感染

1. 细菌感染　疖、痈等皮肤化脓性感染等可反复发生；尿路感染中以肾盂肾炎和膀胱炎最常见。

2. 真菌感染　如足癣、体癣等。真菌性阴道炎、前庭大腺炎是女性常见并发症，多为白念珠菌感染。

3. 结核感染　糖尿病合并肺结核，病灶多呈渗出干酪性，易扩展播散，形成空洞。

四、慢性并发症

（一）糖尿病大血管病变

糖尿病大血管病变主要是指中等或较大的动脉发生粥样硬化，主要累及主动脉、冠状动脉、脑动脉、肾动脉、周围血管等大血管，临床常见疾病是冠状动脉粥样硬化性心脏病（冠心病）、脑卒中和下肢动脉硬化、坏疽等。糖尿病患者心血管疾病发生的危险性增加2~4倍，而且更严重、更广泛、预后更差、发病年龄更早。

1. 冠状动脉粥样硬化性心脏病　表现为胸闷、胸痛、头晕、心慌、呼吸困难等。糖尿病患者更多表现为无症状性心肌缺血、不典型心绞痛、无痛性心肌梗死。

2. 脑血管病　缺血性脑血管病多于出血性脑血管病，多发性腔隙性脑梗死突出。表现为头痛、恶心、昏迷、四肢活动障碍。

3. 周围血管病变　表现为下肢疼痛、感觉异常、间歇性跛行。

4. 糖尿病足　具体见第5章第七节。

（二）糖尿病微血管病变

微血管病变是糖尿病特异性并发症，其典型改变是微循环障碍和微血管基底膜增厚。

1. 糖尿病视网膜病变（具体第5章第四节）　糖尿病视网膜病变初期，一般无眼部自觉症状。病变发展，可引起不同程度的视力障碍。若黄斑受累，可有视野中心暗影，视力下降、视物变形甚至失明。

2. 糖尿病肾病（具体见第5章第五节）

（1）肾小球滤过率增高：最早出现的功能性改变。

（2）蛋白尿：糖尿病肾病最主要的表现。初期表现为微量白蛋白尿，尿白蛋白排出量在 20～200μg/min（30～300mg/24h），为早期糖尿病肾病的主要特点。当尿白蛋白量超过 200μg/min 时，尿总蛋白排出量约为 0.5g/24h，这时成为临床糖尿病肾病。一旦出现蛋白尿（尿蛋白＞0.5g/24h），肾小球功能呈进行性不可逆地下降。

（3）肾病综合征：尿蛋白＞0.5g/24h，血浆白蛋白降低、水肿、高胆固醇血症。

（4）高血压：明显高血压是糖尿病肾病晚期的表现。

（5）肾功能不全：临床糖尿病肾病常出现在糖尿病病程15年之后，一旦出现明显尿蛋白，肾小球滤过率就逐步而恒定地下降。

3. 糖尿病性心肌病变　充血性心力衰竭是其主要临床表现。心脏扩大，一般无心肌梗死病史。需经病理检查方能确诊，合并高血压时需与高血压心脏病鉴别。

（三）糖尿病神经病变

糖尿病神经病变见第5章第六节。

1. 糖尿病周围神经病变　最常见，通常为对称性，下肢较上肢严重，病情进展缓慢。

(1) 感觉神经病变:从足趾前端开始,并逐步向近端发展,当发展到膝关节附近,双手开始出现症状。临床呈对称性疼痛和感觉异常,感觉异常有麻木、蚁走、虫爬、发热、触电样感觉,严重病例可出现下肢关节病及溃疡。痛呈刺痛、灼痛、钻凿痛,似乎在骨髓深部作痛,有时剧痛如截肢痛呈昼轻夜重。

(2) 运动神经病变:多同时合并有感觉神经障碍,表现为大腿前部灼痛或持续性疼痛,疼痛也可出现在其他部位,如腰背部、会阴部、下肢远端。肌肉受累后加重,出现股四头肌无力、萎缩,抬腿、起立困难。胫前肌、肋肌也会出现相应症状。

(3) 糖尿病局灶性神经病变:脑神经病变可表现为视力障碍、复视、痉挛性散瞳、对光反射消失、阿·罗瞳孔、上睑下垂、眼球外斜等症状。神经根或神经丛病变主要累及 $T_3 \sim T_{12}$ 节段神经根,表现为急性或渐进性单侧胸痛、腹部疼痛,常在夜间加重。

2. 糖尿病自主神经病变 自主神经损害较常见,可较早出现,影响胃肠、心血管、泌尿生殖系统功能。糖尿病自主神经病变受损部位与相应的临床表现见表2-1。

表 2-1 糖尿病自主神经病变受损部位与相应的临床表现

受损部位	临床表现
心血管	静息性心动过速、运动不耐受、直立性低血压、无痛性心肌梗死、猝死
胃肠道	食管运动功能障碍,糖尿病胃轻瘫、便秘、腹泻、大便失禁
代谢	无症状性低血糖、低血糖相关性自主神经功能缺失
生殖、泌尿系统	神经性膀胱、勃起功能障碍、逆行射精、女性性功能障碍
汗腺	无汗症、热不耐受、味觉性出汗、皮肤干燥
瞳孔	瞳孔运动功能障碍(如暗适应后瞳孔直径缩小),阿·罗瞳孔

第三节　实验室检查

一、糖代谢异常严重程度或控制程度的检查

（一）血糖测定

血糖升高是诊断糖尿病的主要依据，又是判断糖尿病病情和控制情况的主要指标。血糖值反映的是瞬间血糖状态。

1. *血糖测定方法*　血糖测定常用葡萄糖氧化酶法。抽取静脉血或取毛细血管血，可用血浆、血清或全血。

（1）静脉血糖：又分全血血糖和血浆血糖，因全血中葡萄糖被红细胞利用，全血血糖比血浆血糖低15%，血清血糖与血浆血糖相当。诊断糖尿病时测定的是静脉血浆血糖。

（2）指血血糖：测定的是毛细血管全血，常采用便携式血糖仪，常用于血糖监测。血液由动脉经毛细血管进入静脉的过程中，要消耗糖作为各器官的能量来源，因此，指血血糖原则上要高于静脉血糖。但指血血糖和静脉血糖的差别程度还与血糖检测时间有关，往往空腹血糖两者的区别较小，而餐后2h血糖两者的区别偏大。但两者的差异有多大，与不同厂家生产的血糖仪、患者个体差异等因素有关。

（3）指血血糖影响因素：消毒剂、采血量、采血部位、是否挤压手指、温度、湿度、血糖试纸等可影响血糖检测的数值。导致数值偏高的因素：使用碘酊或碘伏消毒；情绪紧张。导致数值偏低的因素：使用75%乙醇消毒，消毒液未擦干净；采手指血时挤压组织。另外，储藏试纸时不要温度过高或放在冰箱里，应保持试纸干燥；将检测试纸插入仪器后，一定要在2min内完成操作，试纸开瓶后要在3个月内用完，否则对监测结果有影响；在应用血糖仪时，还应注意该仪器的保养和做好质控工作。

2. *不同时间段血糖监测的意义*

（1）空腹血糖：指基础状态下（8～10h无任何热量摄入）的血糖水平，是诊断糖尿病的标准之一，反映胰岛B细胞的基础功能。

(2) 餐前血糖：有低血糖风险者（老年人、血糖控制较好者）应测定餐前血糖。

(3) 餐后血糖：餐后2h血糖（由第一口进食开始计时）最有价值，可以反映胰岛B细胞的储备功能。监测时治疗方案不变，观察进食及降血糖药是否合适。餐后2h血糖监测适用于空腹血糖已获良好控制，但仍不能达到治疗目标者。

(4) 夜间血糖：用以监测和鉴别夜间低血糖。适用于胰岛素治疗已接近治疗目标而空腹血糖仍高者。

(5) 睡前血糖监测：适用于注射胰岛素的患者，特别是晚餐前注射胰岛素的患者。

(6) 随机血糖：一天内任何时间所测血糖，尤其在加餐、运动、低血糖等情况下，可更好地反映血糖的波动性。

(7) 动态血糖监测（CGMS）：适用于围术期、妊娠糖尿病、血糖波动大或怀疑有低血糖的患者。

（二）尿糖测定

尿糖阳性是诊断糖尿病的重要线索，但不能作为诊断依据，尿糖阴性也不能排除糖尿病的可能。大多数情况下24h尿糖总量与糖代谢紊乱程度一致，可作为判定血糖控制的参考指标。

1. 肾糖阈　正常人尿中仅有微量葡萄糖，每100毫升约20mg，此时尿糖检查为阴性。当血糖超过一定浓度时，血液内的葡萄糖就会从尿中排出，当尿糖呈阳性时所对应的血糖值，就是肾糖阈，一般为8.9～10.0mmol/L。肾糖阈正常时，尿糖随血糖升高而增多，两者之间有一定的比例关系。

肾糖阈正常时，尿糖与血糖有如下对应关系：血糖10.0～12.8mmol/L时，尿糖"+"；血糖12.8～15.5mmol/L时，尿糖"++"；血糖15.5～17.8mmol/L时，尿糖"+++"；血糖＞17.8mmol/L时，尿糖"++++"。

但是，肾糖阈有较大的个体差异，所以尿糖水平不一定能反映血糖水平，监测病情控制水平仍以血糖为主。

2.血糖升高、尿糖呈阴性的情况

（1）血糖值未超过肾阈值。

（2）肾糖阈增高：肾病患者或老年人因肾小球滤过率低，肾糖阈可增高。因此，老年人尿糖呈阴性不能排除糖尿病，需进一步检查血糖。

3.血糖正常、尿糖呈阳性的情况

（1）肾性糖尿：指空腹血糖、餐后2h血糖及糖耐量试验均正常，而尿糖呈阳性。发病机制主要是由于各种原因导致近曲小管受损，致使肾小管重吸收葡萄糖的功能减退，而肾小球滤过率正常。尿糖定量、定性多少与血糖高低无关，尿糖不受饮食和胰岛素的影响。

（2）其他几种情况

①妊娠期妇女：妊娠期内性激素增加及孕妇对体内胰岛素不敏感所致，一般产后即可消失。

②家族性肾性糖尿。

③慢性肾病：慢性肾盂肾炎等。

④其他一些少见的遗传性肾小管疾病或获得性肾小管疾病，如范可尼综合征。

4.其他影响尿糖的因素

（1）食后糖尿：见于摄食大量食物后或因吸收太快，血糖浓度升高暂时超过肾糖阈而使尿糖呈阳性，但空腹血糖及糖耐量试验正常。

（2）饥饿性糖尿：是指饥饿数日后忽然进食大量糖类食物，胰岛素分泌一时不能适应，可产生尿糖，但空腹血糖正常或偏低，必要时行糖耐量试验加以鉴别。

（3）神经性糖尿：发生于脑出血、脑瘤、颅骨骨折、麻醉等情况下，血糖可呈暂时性升高伴尿糖，可在病情随访中加以鉴别。

（4）服用某些药物，如解热药、抗结核药、维生素C等，也会导致尿糖呈假阳性。正在服用这些药物的患者，如果尿糖检查呈阳性，应停药1～3d后检查，方能区别尿糖之真假。

（三）糖耐量试验

当血糖高于正常范围而又未达到诊断糖尿病的标准时，须进行糖耐量试验。

1. OGTT 的方法　OGTT 应在无摄入任何热量 8h 后、清晨空腹进行，成年人口服 75g 无水葡萄糖，溶于 250～300ml 水中，5～10min 饮完，空腹及开始饮葡萄糖水后 2h 测静脉血浆葡萄糖。儿童服糖量按 1.75g/kg 计算，总量不超过 75g。

2. OGTT 的意义　OGTT 可作为糖尿病诊断的金标准，且新的糖尿病诊断标准已将 OGTT 简化为只根据口服 75g 脱水葡萄糖后 2hPG ≥ 11.1mmol/L 来判断，但 OGTT 不作为诊断糖尿病的常规项目。只有怀疑糖尿病，且缺乏糖尿病症状，空腹血糖、任意血糖检查不能做出诊断时，或对糖尿病诊断存有疑问或需要排除时做此检查。在 OGTT 中餐后 2h 血浆葡萄糖（2hPPG）≥ 7.8mmol/L，而 < 11.1mmol/L 称为葡萄糖耐量异常（IGT），与空腹血糖调节受损均表示为糖尿病前期的血糖异常。

1979 年美国国家糖尿病数据组（NDDG）规定的 OGTT 标准化操作规定：①测试前至少有 3d 每日摄取的碳水化合物 ≥ 150g；②尽可能中断使用对糖耐量结果有影响的药物（如噻嗪类、水杨酸类、可的松、烟酸、口服避孕药，甚至口服降血糖药物和胰岛素）；③没有潜在的或明显的感染（感染影响糖耐量）或待感染治愈后进行试验；④体力活动的评估（长期不活动和卧床不起降低糖耐量，这是老年人糖耐量异常多见的重要因素）；⑤选择恰当的测试时间（午后血糖对糖负荷的反应性增高，以早上试验为基本标准）；⑥注意合并的其他疾病的影响。

（四）糖化血红蛋白

1. 糖化血红蛋白（HbA1c）测定的意义　HbA1c 是血红蛋白与血糖结合的产物，反映患者在测定前 2～3 个月血糖控制水平。研究结果显示，HbA1c 与血糖平均值之间存在线性关系，HbA1c 每变化 1% 相当于血糖变化 2mmol/L，并且其可作为糖尿病晚期并发症发生发展的独立危险标志物。

糖化血红蛋白与平均血糖关系对照见表 2-2。

表 2-2　糖化血红蛋白与平均血糖关系对照

糖化血红蛋白（%）	平均血糖	
	mmol/L	(mg/dl)
6	7.0	(126)
7	8.6	(154)
8	10.2	(183)
9	11.8	(212)
10	13.4	(240)
11	14.9	(269)
12	16.5	(298)

2. HbA1c 的影响因素

（1）血红蛋白的更新速度：任何可引起红细胞平均寿命增加的因素都会增加 HbA1c 的浓度且不依赖于血糖水平，如脾大、脾切除会减慢红细胞的清除，再生障碍性贫血时网织红细胞生成受损。任何可能缩短红细胞寿命的因素可降低 HbA1c，如溶血性贫血，因为未成熟红细胞中的血红蛋白和周围葡萄糖结合少。活动性出血会使网织红细胞的生成增加，从而减少红细胞的平均寿命，接受透析治疗的尿毒症患者的红细胞寿命缩短。

（2）药物因素：如维生素 C、维生素 E、大剂量的水杨酸盐、促红细胞生成素及氨苯砜可使 HbA1c 测定结果降低。

（3）HbA1c 存在种族差异，并且独立于血糖水平。

（4）标本储存时间及温度：HbA1c 测定结果可随样本储存时间的延长而逐渐升高。离子交换色谱法在任何温度下稳定性相对较好。大多数检测方法的样本可在 -70℃保存 1 年，全血样本可在 4℃保存 1 周，室温条件下仅能保存数天。在 37℃条件下，未经处理的全血样本稳定性差，有效保存时间均＜ 24h。

（5）某些疾病状态：高三酰甘油血症和高胆红素血症可升高 HbA1c 水平，而慢性肝病可降低 HbA1c 水平。

(6) 妊娠：妊娠中期女性 HbA1c 水平略降低，而妊娠晚期略升高。

（五）糖化血清蛋白

糖化血清蛋白（GSP）是血液中葡萄糖与多种蛋白质进行非酶糖化而形成的高分子酮胺化合物，其结构类似果糖胺（FMN），故将 GSP 测定又称为果糖胺测定。其形成的量也与血糖浓度和持续时间相关，正常值为 1.7～2.8mmol/L。GSP 可反映糖尿病患者近 2～3 周血糖的水平，为糖尿病患者近期病情监测的指标。

二、胰岛 B 细胞功能检测

（一）胰岛素和 C 肽释放试验

正常人空腹血清胰岛素浓度为 35～145pmol/L（5～20mU/L），口服 75g 无水葡萄糖（或 100g 标准面粉制作的馒头）后，血浆胰岛素在 30～60min 上升致高峰，峰值为基础值的 5～10 倍，3～4h 后恢复到基础水平。本试验反映基础和葡萄糖介导的胰岛素释放功能。1 型糖尿病患者胰岛素分泌低下，甚至测不到，糖负荷后或饭后无释放高峰；2 型糖尿病患者空腹胰岛素水平可以降低、正常或升高，负荷试验后，其释放峰值延迟，重者也可无释放峰值。

C 肽释放试验方法同胰岛素释放试验。正常人空腹基础值≥400pmol/L，高峰时间同上，峰值为基础值的 5～6 倍。也反映基础和葡萄糖介导的胰岛素释放功能。

因为 C 肽与胰岛素无交叉反应，且药用胰岛素不含 C 肽，所以 C 肽的检测不受外源性胰岛素和胰岛素抗体的影响，可用于评估糖尿病甚至是应用胰岛素治疗者的内源性胰岛素的生成量，间接评估胰岛 B 细胞的分泌功能。血中的 C 肽因为蛋白酶的作用，浓度会迅速地下降，这就需要标本采集后快速地分离并冷藏，以免影响数值的准确性。

（二）其他检测 B 细胞功能的方法

其他检测 B 细胞功能的方法见第 1 章第二节。

三、糖尿病病因学实验室检查

（一）免疫学检测

1. **糖尿病自身抗体** 胰岛自身抗体是一组针对胰岛细胞内抗原成分为靶抗原的血清自身抗体的总称，主要有酪氨酸磷酸酶抗体（IA-2A）、谷氨酸脱羧酶抗体（GADA）、胰岛素抗体（IAA）、胰岛细胞抗体（ICA）等。

（1）IAA：可能由胰岛 B 细胞破坏所产生，是自身免疫性 B 细胞损伤的标志，与 1 型糖尿病发生显著相关，可在 1 型糖尿病发病前数月至数年出现，在新诊断 1 型糖尿病中阳性率为 30%～40%，成年人隐匿性自身免疫性糖尿病患者中也可以检出。可用于早期发现 1 型糖尿病。

另外，在少数接受外源性胰岛素治疗患者中也可检测到 IAA，说明存在胰岛素抵抗。临床上，如果胰岛素用量已经很大但血糖控制仍不理想，应检测 IAA。

（2）ICA：B 细胞破坏的免疫学标志，在 1 型糖尿病中阳性率很高，尤其是儿童 1 型糖尿病更高，可达 90% 以上，而在 2 型糖尿病中阳性率很低。所以，ICA 在预测和诊断 1 型糖尿病方面具有高度的敏感性和特异性。ICA 早在 1 型糖尿病前期即可出现，60% 以上的 ICA 阳性者将在 5 年内发展成为 1 型糖尿病，因此，ICA 可作为 1 型糖尿病的早期筛查及诊断指标，亦可用于成年人隐匿性自身免疫性糖尿病的诊断。

在新诊断的 1 型糖尿病中，ICA 阳性率可达 90% 以上，随着病程的延长，抗体水平逐渐下降，3～5 年后阳性率可降至 20%。

（3）GADA：胰岛 B 细胞的特异性抗体，在 1 型糖尿病发病前期和发病时多为阳性，而在正常人群及 2 型糖尿病患者中多为阴性，故常用于 1 型糖尿病（包括成年人隐匿性免疫性糖尿病）和 2 型糖尿病的鉴别诊断和预测。

与其他自身抗体比较，GADA 出现最早，持续时间最长（数年甚至 10 余年）且不易消失，敏感性和特异性最高，在糖尿病分型、病情发展预测、指导临床治疗方面具有重要价值。

(4) 酪氨酸磷酸酶抗体：主要用于预测 1 型糖尿病的发病及确定高危者和糖尿病的分型。1 型糖尿病中阳性率高，2 型糖尿病阳性率低（约 2%），可作为 1 型糖尿病的鉴别诊断依据。但在成年人隐匿性免疫性糖尿病中阳性率（约 6%）显著低于 GADA，所以诊断成年人隐匿性免疫性糖尿病不如 GADA 敏感。

由于上述糖尿病自身抗体都有各自的优点和不足，因此，在应用糖尿病自身抗体检查时一定要注意取长补短，联合检测，以提高阳性率，使其发挥最大的作用。

2. 糖尿病自身抗体的意义

(1) 指导糖尿病的临床分型：主要用于确定 1 型糖尿病。1 型糖尿病在出现症状时有 50% ~ 60% 至少其中一种抗体呈阳性。国内对已经明确类型的儿童糖尿病进行检测，发现 90% 的 1 型糖尿病患者自身抗体呈阳性，而 2 型糖尿病 < 10%。免疫学检测在症状不典型的成年人隐匿性免疫性糖尿病的诊断中有重大价值。

(2) 在高危人群中筛查 1 型糖尿病：对 1 型糖尿病高危人群（主要指患者的一级亲属）做糖尿病自身抗体的筛查，可早期筛查 1 型糖尿病，提高干预。

(3) 预测 B 细胞功能衰竭：一般来说，糖尿病初诊时，如果检查多种抗体呈阳性且滴度较高，则预示该患者胰岛功能衰竭速度较快。ICA 呈阳性说明患者体内尚存一定数量的 B 细胞，ICA 呈阴性提示 B 细胞已被破坏殆尽。

(4) 预测临床疗效：患者胰岛移植时，若血清抗体由阴性转为阳性或滴度上升，提示胰岛移植引起自身抗原再次暴露给免疫系统，诱发自身免疫反应，此类患者移植成功率低；反之，则移植成功率较高。另外，在对 1 型糖尿病患者应用免疫抑制药实施免疫治疗时，自身抗体水平下降，说明免疫治疗有效，可在一定程度上阻断自身免疫对胰岛 B 细胞的破坏。

(二) 遗传学检测

1. HLA 基因的检测：HLA 基因的检测有助于 1 型糖尿病的诊断，HLADQ-B * 0201/0302 及其表型 DR3/DR4 是 1 型糖尿病的好发标志，

HLA-Ⅱ类抗原β链第57位氨基酸不是天冬氨酸，α链第52位氨基酸也是1型糖尿病的独立发病标志。

2. 单基因突变糖尿病——基因检测是明确分型诊断的唯一手段。如线粒体亮氨酸tRNA3243位A到G的突变、青少年发病的成年型糖尿病1～13型、新生儿糖尿病的点突变，具体见第4章。

四、糖尿病并发症检查

1. 糖尿病心血管疾病相关检查　平板运动负荷试验、动态心电图、CT、超声心动图。

2. 糖尿病脑血管疾病相关检查　颈部血管彩色超声、头颅CT、头颅CT血管造影。

3. 糖尿病合并高血压相关检查　卧位血压、立位血压、动态血压监测。

4. 糖尿病肾病相关检查　尿微量清蛋白、尿微量蛋白转铁蛋白、α_1-微球蛋白、24h尿蛋白定量、肾病理检查。

5. 糖尿病视网膜病变相关检查　荧光血管造影、眼底OCT检查。

6. 糖尿病神经病变　神经电生理、末梢感觉定量检查、神经活检、表皮内神经末梢检查、放射性核素显像。

7. 糖尿病足　压力测定、周围血管超声或造影、经皮氧分压、细菌培养、X线检查。

第四节　诊断与分型

一、诊　　断

糖尿病的临床诊断应依据静脉血浆血糖，而不是毛细血管血的血糖检测结果。目前常用的诊断标准和分类有世界卫生组织（WHO，1999年）标准和美国糖尿病协会（2003年）标准。2017年《中国2型糖尿病防治指南》对糖尿病的诊断、分类和分型仍采用WHO（1999年）标准，见表2-3、表2-4。

表 2-3 糖尿病的诊断标准

诊断标准	静脉血浆葡萄糖水平（mmol/L）
（1）典型糖尿病症状（多饮、多尿、多食、体重下降）加上随机血糖检测	≥ 11.1
或 加上	
（2）空腹血糖检测	≥ 7.0
或 加上	
（3）葡萄糖负荷后 2h 血糖检测无糖尿病症状者，需改日复查	≥ 11.1

仅查空腹血糖，糖尿病的漏诊率较高，建议已达到糖调节受损的人群，应行 OGTT 检查。

2011 年 WHO 建议在条件具备的国家和地区采用 HbA1c 诊断糖尿病，诊断切点为 ≥ 6.5%。我国指南推荐对于采用标准化检测方法并有严格质量控制的医院，可以开展 HbA1c 作为糖尿病诊断标准的探索研究。在中国成人中 HbA1c 诊断糖尿病的最佳切点为 6.2% ~ 6.4%，以 6.3% 的依据为多。

表 2-4 糖代谢状态分类（WHO，1999）

糖代谢分类	静脉血浆葡萄糖（mmol/L）	
	空腹血糖（FPG）	糖负荷后 2h 血糖（2hPPG）
正常血糖	< 6.1	< 7.8
空腹血糖受损（IFG）	≥ 6.1，< 7.0	< 7.8
糖耐量减低（IGT）	< 7.0	≥ 7.8，< 11.1
糖尿病	≥ 7.0	≥ 11.1

IFG 和 IGT 统称为糖调节受损（IGR），也称为糖尿病前期

此外，急性感染、创伤或其他应激情况下可出现暂时性血糖增高，若无明确的糖尿病病史，就临床诊断而言不能以此时的血糖值诊断糖尿病，须在应激消除后复查，再确定糖代谢状态。

二、分　　型

(一) 糖尿病的分型

糖尿病的病因学分类见表 2-5。

表 2-5　糖尿病病因学分类 (WHO, 1999)

1.1 型糖尿病
(1) 免疫介导性 (1A 型)
(2) 特发性 (1B 型)
2.2 型糖尿病
3. 其他特殊类型糖尿病
(1) 胰岛 B 细胞功能遗传性缺陷
①第 12 号染色体, 肝细胞核因子 -1α (HNF-1α) 基因突变 (MODY3)
②第 7 号染色体, 葡萄糖激酶 (GCK) 基因突变 (MODY2)
③第 20 号染色体, 肝细胞核因子 -4α (HNF-4α) 基因突变 (MODY1)
④线粒体 DNA 突变
⑤其他
(2) 胰岛素作用遗传性缺陷
① A 型胰岛素抵抗
②矮妖精貌综合征 (Leprechaunism 综合征)
③ Rabson-Mendenhall 综合征
④脂肪萎缩性糖尿病
⑤其他
(3) 胰腺外分泌疾病：胰腺炎、创伤或胰腺切除术后、胰腺肿瘤、胰腺囊性纤维化、血色病、纤维钙化性胰腺病及其他
(4) 内分泌疾病：肢端肥大症、库欣综合征、胰高血糖素瘤、嗜铬细胞瘤、甲状腺功能亢进症、生长抑素瘤、醛固酮瘤及其他
(5) 药物或化学品所致的糖尿病：Vacor (N-3 吡啶甲基 N-P 硝基苯尿素)、喷他脒、烟酸、糖皮质激素、甲状腺激素、二氮嗪、β-肾上腺素能激动药、噻嗪类利尿药、苯妥英钠、α-干扰素及其他
(6) 感染：先天性风疹、巨细胞病毒感染及其他
(7) 不常见的免疫介导性糖尿病：僵人 (Stiff-man) 综合征、胰岛素自身免疫综合征、胰岛素受体抗体及其他
(8) 其他与糖尿病相关的遗传综合征：唐氏综合征、Klinefelter 综合征、Turner 综合征、Wolfram 综合征、Friedreich 共济失调、Huntington 舞蹈病、Laurence-Moon-Beidel 综合征、强直性肌营养不良、卟啉病、Prader-Willi 综合征及其他
4. 妊娠糖尿病 (见特殊人群糖尿病的个体化治疗部分)

(二) 1型糖尿病和2型糖尿病的区别

两者的鉴别主要依赖于临床特征和胰岛自身抗体。

1. 1型糖尿病的临床特点　①发病年龄通常＜30岁，多见于青少年；②起病迅速；③中至重度的临床症状，"三多一少"症状明显；④体型消瘦；⑤常有酮尿或酮症酸中毒；⑥空腹或餐后的血清C肽浓度明显降低或缺如；⑦出现自身免疫标记，如GADA、ICA、IA-2A等。

2. 2型糖尿病的临床特点　①90%糖尿病的患者为2型糖尿病，可见于任何年龄，以成年人多见；②起病缓慢；③体型多肥胖（代谢综合征）；④"三多一少"症状不明显，部分患者因慢性并发症、餐后低血糖（3～5h）或健康查体时发现；⑤早期无须胰岛素治疗。

随着对糖尿病病理生理研究的逐渐深入，1型糖尿病和2型糖尿病的鉴别诊断越来越难。以往用于鉴别的一些指标在两种类型糖尿病中的界限也逐渐变得模糊，如起病年龄，成年人起病的糖尿病患者中有5%～15%属于1型糖尿病，而青少年起病的2型糖尿病逐渐增加，多伴有肥胖。在起病过程方面，2型糖尿病可以糖尿病酮症酸中毒起病，1型糖尿病有部分患者隐匿起病，尤其在胰岛自身抗体阳性的成年人。病理生理方面，部分2型糖尿病患者在病程中可出现继发性的自身免疫过程；而1型糖尿病患者可存在肥胖和胰岛素抵抗。

而且，上述分型对于非典型的1型糖尿病、2型糖尿病和特殊类型糖尿病之间的判断标准也不够明确，因此，有学者提出"淡化"糖尿病分型的概念。

(三) 双重糖尿病

双重糖尿病（double diabetes，DD）以显著肥胖（伴胰岛素抵抗）和胰岛自身免疫标志物（伴胰岛素缺乏）并存为基本特征。目前国际上还没有关于双重糖尿病公认的诊断标准。双重糖尿病界定的范围包括年龄较小的青少年儿童糖尿病和成年人隐匿性糖尿病的个体。

双重糖尿病的诊断思路：①存在2型糖尿病的临床特征，如肥胖、高血压、脂代谢紊乱、心血管病风险、2型糖尿病阳性家族史等；②存在1型糖尿病的临床特征，如多饮、多尿、体重减轻、酮症倾向、起病即对胰岛素依赖等；③存在胰岛B细胞自身抗体，但相对于1型糖尿病,其数量及滴度下降,其 MHC 易感性可能较 1 型糖尿病的降低。

三、1 型糖尿病

(一) 经典 1 型糖尿病 (1A 型)

特点:起病较急,"三多一少"症状较明显;发病年龄较小(以青少年为主);血浆基础胰岛素水平低于正常,葡萄糖刺激后胰岛素分泌曲线低平;容易发生酮症或酮症酸中毒;需要胰岛素维持治疗;胰岛 B 细胞自身抗体阳性。

经典 1 型糖尿病虽仅占 3%～5%,但其病情重,疗效差,胰岛自身免疫在其发病过程中起决定性作用。张弛、周智广等采用 ABC 法对急性起病的 1 型糖尿病进行亚型分组(图 2-2)。首先根据胰岛自身抗体(GAD-Ab、IA-A2)进行分组,A^+ 组(任一抗体抗性)和 A^- 组(抗体皆阴性),两组临床特征完全不同。空腹 C 肽(FCP)在 A^+ 和 A^- 两组

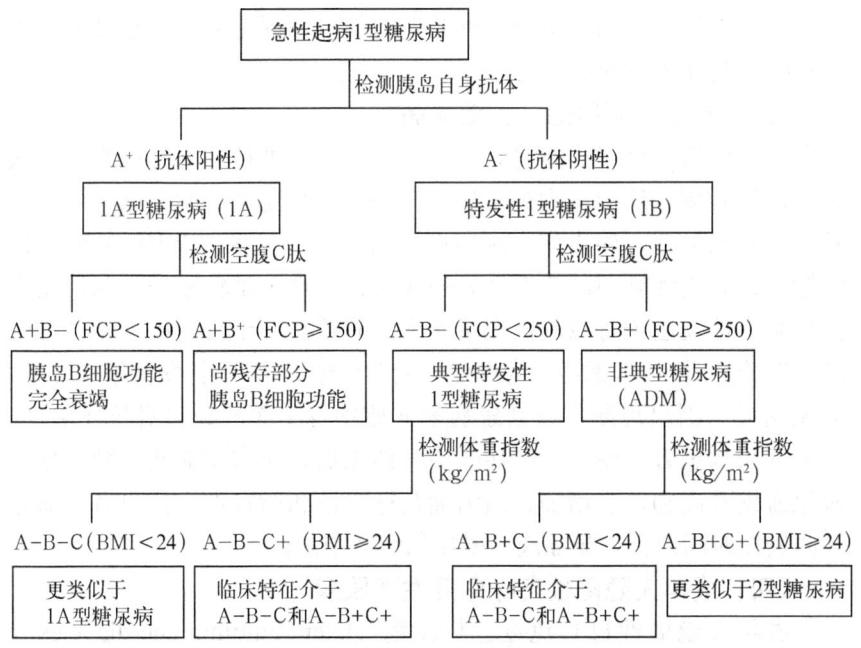

图 2-2 急性起病 1 型糖尿病患者 ABC 法分型诊断流程

患者中可进一步分型，A^+ 患者的最佳诊断截点为 150pmol/L，而 A^- 患者为 250pmol/L。BMI 在 A^- 患者中进一步分型诊断，最佳截点为 24kg/m^2，而在 A^+ 患者中无此作用。

（二）特发性 1 型糖尿病（1B 型）

张弛、周智广等提出了特发性 1 型糖尿病的诊断程序和诊断要点。对急性酮症起病的糖尿病患者进行胰岛自身抗体检测，对抗体阴性者排除：酮症有诱因，已出现糖尿病性视网膜病变、糖尿病神经病变、糖尿病肾病等慢性并发症，其他继发性糖尿病，可诊断为特发性 1 型糖尿病。与 2 型糖尿病的鉴别：特发性 1 型糖尿病病程较短，一般无糖尿病慢性并发症。

对于诊断为特发性 1 型糖尿病的患者，建议进一步行亚型分析。检测 HLA-DQ 基因型，对携带 HLA-DQ 易感基因单体型的患者诊断为有自身免疫倾向的特发性 1 型糖尿病，对不携带 HLA-DQ 易感基因单体型中肥胖者诊断为非典型特发性 1 型糖尿病；非肥胖者诊断为典型特发性 1 型糖尿病。由于 3 种亚型的临床表现存在一定程度的交叉与重叠，其分型系统仍需完善。

（三）有酮症倾向的 2 型糖尿病

一般认为，有酮症倾向的 2 型糖尿病是一种特殊的临床类型，通常以糖尿病酮症酸中毒为首发症状，缺乏自身免疫性的证据，可不需长期胰岛素治疗，约占酮症倾向糖尿病的 50%。根据 WHO 的分型诊断标准，有酮症倾向的 2 型糖尿病属于特发性 1 型糖尿病。葡萄糖毒性和脂毒性及遗传背景的改变可能为其病因。对于符合以下条件且胰岛功能较好时，可考虑诊断为酮症倾向 2 型糖尿病：①新发糖尿病患者；②无明显诱因出现酮症或糖尿病酮症酸中毒；③胰岛自身抗体阴性。该类糖尿病患者在糖尿病酮症酸中毒纠正后，应密切监测血糖，尽量避免血糖升高和体重增加，因为葡萄糖毒性和脂毒性会使患者在血糖升高较短时间内再发酮症或糖尿病酮症酸中毒。

（四）成年人隐匿性自身免疫性糖尿病

成年人隐匿性自身免疫性糖尿病（latent autoimmune diabetes in adults，LADA）约占临床初诊 2 型糖尿病患者的 10%，其早期临床表现貌似2型糖尿病（起病缓慢、发病年龄较大、早期"三多一少"症状不明显），但存在胰岛B细胞自身免疫损害的证据。早期诊断和干预LADA对于保留残存胰岛B细胞功能、延缓慢性并发症具有现实意义。

诊断标准：①发病年龄在18岁以上；②起病6个月内无酮症或糖尿病酮症酸中毒；③胰岛自身抗体检查呈阳性。该类患者很少肥胖，但肥胖不能排除本病的诊断。

目前已达成共识的是LADA患者在确诊后应尽早使用胰岛素治疗以保留残存的胰岛B细胞。

（五）暴发性1型糖尿病

2000年日本学者Imagawa首次报道了暴发性1型糖尿病（fulminant type 1 diabetes mellitus，FT1DM）。FT1DM以急进性血糖升高，早期胰岛素分泌能力丧失、酮症酸中毒进展迅速而糖化血红蛋白水平接近正常，可伴有血清胰酶水平升高等为主要特征，因其缺乏糖尿病相关抗体，目前被认为是特发性1型糖尿病的一个新亚型。

1. *流行病学特征*　据文献报道，FT1DM多发生在东亚黄种人，日本人患病率最高，中国人、韩国人等均有报道，欧美国家少有报道。在日本和韩国以急性酮症或糖尿病酮症酸中毒起病的1型糖尿病患者中，FT1DM分别占19.4%、7.1%。国内有文献对2001～2008年在中南大学湘雅二院住院的8801例糖尿病患者进行回顾性分析，发现FT1DM占该院连续住院糖尿病患者的0.1%。

目前认为，FT1DM发病无性别差异，任何年龄均可发病，但以成年人多见。妊娠和分娩与FT1DM发病亦存在相关性，多发生于妊娠的最后3个月。Imagawa等证实，几乎所有妊娠起病的1型糖尿病都属于FT1DM，而妊娠期间发生经典1型糖尿病的概率极低。

2. *病因及发病机制*

（1）遗传易感性：Imagawa等研究发现，*HLA-DR4-DQ4*基因可能与FT1DM的遗传易感性有关，但与经典1A型糖尿病有着不同的易感位点。

（2）自身免疫：最初的研究发现，大多数患者起病时胰岛自身抗呈阴性，胰腺内分泌组织的病理活检无 T 细胞浸润，故普遍认为 FT1DM 与自身免疫无关。但随着研究的进一步深入，越来越多的证据表明自身免疫反应至少参与了部分 FT1DM 的发病。有报道 FT1DM 患者谷氨酸脱羧酶（GAD）抗体滴度存在波动现象或合并其他自身免疫性疾病。也有研究发现，FT1DM 患者外周血 GAD 反应性 T 淋巴细胞增多，提示体内存在细胞免疫异常。可能是由于抗体形成需要一段时间，而患者起病后胰岛细胞被迅速破坏，以至于未能及时形成抗体或未达到被检出浓度。

（3）病毒感染：目前的证据表明，病毒感染可能参与了 FT1DM 的发生发展。目前发现相关的病毒有柯萨奇病毒、埃可病毒、轮状病毒和疱疹病毒等。

（4）妊娠：Imagawa 等发现，几乎所有妊娠起病的 1 型糖尿病都属于 FT1DM。

3. 临床表现

（1）发病前 2 周内常有流感样症状（如发热、头痛、咳嗽等）和（或）胃肠道症状（如恶心、呕吐、腹痛等）。

（2）高血糖症状：1 周内出现酮症或酮症酸中毒，而糖化血红蛋白值可接近正常；高血糖、DKA 及电解质紊乱等较经典 1 型糖尿病更严重。初诊首次血糖＞16mmol/L 和糖化血红蛋白＜8.5%。

（3）可伴有血清胰酶、转氨酶升高，合并肝、肾、横纹肌等多组织、器官功能损害。

（4）起病时胰岛功能几乎完全丧失且不可逆。

（5）胰岛自身抗体呈阴性。

（6）妊娠相关 FT1DM 患者临床症状更为严重，死胎率更高。

4. 诊断标准　2007 年日本 FT1DM 研究组制定的诊断标准如下：①高血糖症状出现 1 周内发生酮症或酮症酸中毒；②血清空腹 C 肽＜0.1nmol/L，而餐后 2h（胰高糖素释放试验）C 肽＜0.17nmol/L；③初诊时空腹血糖＜16mmol/L 且糖化血红蛋白＜8.5%。符合以上 3 条即可诊断为 FT1DM。如果患者②③点符合但病程超过 1 周，也高度怀疑为 FT1DM。

四、特殊类型糖尿病

（一）青年人的成年发病型糖尿病

青年人的成年发病型糖尿病（MODY）是一组特殊类型的糖尿病，具有高度遗传和临床表现型异质性的单基因疾病。与普通糖尿病不同，临床表现多样，治疗方案也存在差异。

传统认为 MODY 分为 1~6 型，其中葡萄糖激酶（GCK）、肝细胞核因子（HNF）1α 和 HNF4α 3 种基因突变最常见。目前认为，MODY 可分为 13 种基因突变类型。1~6 型在欧洲人群中患病率较高，但 2000 年 Furuta 等进行的流行病学调查发现 80% 的 MODY 不属于前 6 型，因此，亚洲人群中需要更加关注 MODY 的其他分型。

1. 诊断标准　①家族中至少 1~2 例患者在 25 岁以前发病；②至少连续 3 代常染色体显性遗传；③诊断后一般 5 年内无须胰岛素治疗；④ B 细胞功能障碍。其病理生理基础为 B 细胞功能缺陷，胰岛素分泌不足，而胰岛素抵抗、胰岛素相关抗体常为阴性。近年来，逐渐发现更多的 MODY 不符合以上诊断，临床表现趋于多样化，明确诊断更加依赖于基因筛查。

2. MODY1~13 型

（1）MODY 1 型：由 $HNF4α$ 基因突变所致。患者一般于 25 岁以前起病，除血糖升高外，常伴有脂代谢紊乱、三酰甘油水平降低，对小剂量磺脲类药物治疗敏感。

（2）MODY 2 型：较常见，患病率仅次于 MODY 3，由 GCK 基因突变所致。该型临床症状较轻，仅空腹血糖轻度升高，一般通过饮食调整即可控制，很少发展成晚期糖尿病并发症及酮症。

（3）MODY 3 型：由 HNF1α 突变所致，在欧洲最常见，约占 50%，但在中国 MODY 2 型和 MODY 3 型的患病率远低于白种人。患者"三多"症状明显，可伴有肾范可尼综合征，表现为严重的糖、磷和氨基酸丢失。绝大多数 MODY 3 型患者的血清高敏 C 反应蛋白（hs-CRP）和载脂蛋白 M 水平降低，将 hs-CRP 作为辅助临床诊断的标志物，敏感度达 90%，特异度达 80%。MODY 3 型患者可给予小剂量磺脲类药物治疗。

（4）MODY 4 型：由胰岛素启动因子（IPF）1 突变所致。该型 MODY 的发病与环境因素中的肥胖和高胰岛素血症等密切相关。患者于 35 岁左右起病，血糖升高时可伴有发热、腹痛和腹泻，常合并胰腺外分泌功能障碍。

（5）MODY 5 型：在欧洲患病率较高。由 HNF1β 突变所出现。患者常伴肾功能不全，出现肾性糖尿、高尿酸血症和进行性非糖尿病肾病。该型 MODY 的特征性病变为肾发育畸形（如肾囊肿）和女性泌尿生殖道畸形，也可合并肝功能异常、消化道发育不良、胰腺萎缩。该型症状较重，一般早期即需要胰岛素治疗。

（6）MODY 6 型：由神经元分化因子 1（NEUROD1）突变所致。患者于 20 岁左右起病，血清胰岛素水平低，C 肽测不出，少数患者可出现超重或肥胖，可有不同程度的糖尿病并发症，部分患者需要胰岛素治疗。

（7）MODY 7 型：由 KLF11 突变所致。主要特点是胰岛素分泌不足，血清胰岛素和血糖水平随时间波动大，胎儿可出现功能发育迟缓。*KLF11* 参与编码 ATP 敏感的 K^+ATP 通道上的磺脲类药物受体，对磺脲类药物敏感。

（8）MODY 8 型：由羧基酯脂肪酶(CEL)基因突变所致。该型罕见，成年人起病（平均 36 岁），合并胰腺外分泌功能受损（成熟腺泡细胞功能障碍），患者一般常伴有轻微腹痛和稀便。患者存在胰岛功能受损，一般采用胰岛素治疗，目前没有酮症发生的报道。

（9）MODY 9 型：PAX4 突变所致，有 4 种突变类型，根据不同突变类型临床表现差异较大。

（10）MODY 10 型：由胰岛素基因突变所致。新生儿、儿童和成年人都可以发病，胰岛素基因是持续性新生儿糖尿病的致病基因之一。MODY 10 型发病年龄较早，临床表现较轻，饮食调整即可较好地控制血糖，少数患者需要应用胰岛素治疗。

（11）MODY 11 型：B 淋巴细胞激酶（BLK）突变所致。超重或肥胖较其他型突出，可同时合并系统性红斑狼疮。

(12) MODY 12 型：由 *ABCC8* 基因突变所致。该基因突变所致的先天性高胰岛素血症和低血糖症可发展为 MODY。MODY12 型家系患者一般伴有肥胖，但无明显的高脂血症及高胆固醇血症，对磺脲类药物敏感。此外，该家系中可存在新生儿糖尿病患者。

(13) MODY 13 型：由内向整流型钾离子通道 J 家族 11 因子（KCNJ11）基因突变所致。与 MODY 12 型发病机制相近，临床表现不易区分。*ABCC8* 基因和 *KCNJ11* 基因突变与先天性胰岛功能亢进或新生儿及成年人发病的糖尿病均有关，两者基因表达增加可导致新生儿短暂性或永久性糖尿病，表达减少或失活产生先天性高胰岛素血症和低血糖症，并可发展成为 MODY。该型临床特征多变，但对口服磺脲类药物治疗敏感，其效果甚至优于胰岛素。

（二）线粒体基因突变糖尿病

线粒体基因突变糖尿病是人类单基因突变糖尿病中最常见的类型。

1. 临床特点

(1) 母系遗传：女性患者的子女患病，而男性患者的子女均不患病，但子代的基因变异率有高于母代的趋势，故发病年龄可明显早于母代。最常见的线粒体基因点突变为线粒体 tRNA 亮氨酸基因 3243 位点突变（A → G）。

(2) 常伴有神经性耳聋：是本病的特征之一，常累及高频域，后期可累及低频域。

(3) 发病较早（大多数患者发病年龄≤45 岁），体型消瘦或正常。

(4) B 细胞功能逐渐减退，胰岛素抵抗不明显，自身抗体呈阴性。

(5) 其他与线粒体相关的合并症。

①神经肌肉病变：患者可有 MEALS 综合征的表现，如癫痫、脑卒中样发作、小脑共济失调、肌无力、肌萎缩、血乳酸增高等。

②心肌：表现为心肌病、传导阻滞等。

③视网膜：不典型色素性视网膜病变，视网膜呈颗粒状"胡椒与盐"样外观，某些区域有色素上皮萎缩，视力多不受影响。

2. 中国人群中筛查及诊治线粒体糖尿病的初步建议

(1) 筛查：对具有以下 1 种以上表现的线粒体糖尿病疑诊患者，

应考虑线粒体糖尿病而进行基因筛查。①有母系遗传家族史的糖尿病患者；②起病早（≤40岁），临床表现类似2型糖尿病，但病程中出现胰岛B细胞分泌功能进行性减退，较快出现口服药物失效而需用胰岛素治疗者；③伴神经性耳聋的糖尿病患者，或糖尿病患者家族中存在1个或以上非创伤性及老年性耳聋者；④体型非肥胖的2型糖尿病患者；⑤糖尿病患者本身或家族成员伴中枢神经系统、骨骼肌病表现及心肌病、视网膜色素变性、视神经萎缩、眼外肌麻痹及乳酸性酸中毒等。

（2）治疗

①饮食限制可适度放宽：体型偏瘦伴能量合成不足者，不宜严格限制饮食，以免造成营养不良及加重病情。

②对A3243G突变糖尿病患者胰岛B细胞功能减损进展较快，确诊后应尽早应用胰岛素治疗。

③因葡萄糖有氧氧化减少而无氧酵解相对增强，乳酸形成增多，故不宜应用双胍类药物和进行剧烈运动，以免发生乳酸酸中毒。是否适用于磺脲类药物尚无定论。

④癸利酮可应用于本病的治疗：癸利酮是呼吸链的载体，还原后又成为抗氧化剂，可能防止自由基对线粒体膜蛋白及DNA的氧化损害。

⑤避免应用影响线粒体功能的药物，如四环素、氯霉素、苯妥英钠、苯巴比妥、丙戊酸、核苷同类物反转录酶抑制药等，以及致听力损害的药物如氨基糖苷类抗生素。

⑥试验性治疗：包括应用肉毒碱、肌酸、维生素B_1、核酸肽等。

主要参考文献

[1] 中华医学会糖尿病学分会.中国2型糖尿病防治指南(2017).中华糖尿病杂志，2018，10（1）：4-67.

[2] 侯璨，周智广.糖尿病分型的新挑战.实用医院临床杂志，2010，7（4）：4-5.

[3] 周姣姣，李鸿.MODY研究新进展.国际内分泌代谢杂志，2013，33（4）：250-254.

[4] 周智广，郑超.暴发性1型糖尿病：一种不容忽视的糖尿病急危重症.内科危

重症杂志，2008，14（4）：169-170.
- [5] 李敏，赖亚新.暴发性1型糖尿病的研究进展.山东医药，2016，56（20）：103-165.
- [6] 张弛,周智广,林健,等.ABC分型法对急性起病1型糖尿病亚型诊断的研究.中华医学杂志，2008，88（12）：797-801.
- [7] 中华医学会糖尿病学分会.线粒体基因突变糖尿病的现状及筛查与诊治的建议.中华医学杂志，2005，85（28）：1951-1956.
- [8] 宁光，陈家伦，王卫庆.毛细血管全血糖、静脉血浆糖和全血糖之间关系的探讨.上海医学，1995，18（11）：639-641.
- [9] 陈家伦.临床内分泌学.上海：上海科学技术出版社，2011.

第 3 章 糖尿病的规范化治疗

第一节 糖尿病治疗目标

一、2 型糖尿病的血糖控制目标

血糖控制的近期目标：通过控制高血糖和相关代谢紊乱，消除糖尿病症状和防止出现急性代谢并发症。远期目标：通过良好的代谢控制达到预防慢性并发症、提高患者生活质量和延长寿命的目的。血糖控制应根据 SMBG 的结果及 HbA1c 水平综合判断。

（一）血糖

2017 版《中国 2 型糖尿病防治指南》推荐 2 型糖尿病患者空腹血糖控制在 4.4～7.0mmol/L，非空腹血糖＜10.0mmol/L，以上均指毛细血管血糖。

（二）糖化血红蛋白

HbA1c 是评价长期血糖控制的金指标。ADA 糖尿病诊疗标准和 2017 版《中国 2 型糖尿病防治指南》均推荐血糖采取目标分层管理（表 3-1）。

应该避免因过度放宽控制标准而出现急性高血糖症状或与其相关的并发症。在治疗调整中，可将 HbA1c ≥ 7% 作为 2 型糖尿病启动临床治疗或需要调整治疗方案的重要判断标准。

表 3-1　血糖控制目标分层管理

目标分层	HbA1c（%）	适用人群
一般控制	< 7	大多数非妊娠成年 2 型糖尿病患者
严格控制（甚或尽可能接近正常）	< 6.5	病程较短、预期寿命较长、无并发症、未合并心血管疾病的 2 型糖尿病患者，前提是无低血糖或其他不良反应
宽松控制	< 8.0	有严重低血糖史、预期寿命较短、有显著的微血管或大血管并发症，或有严重合并症、糖尿病病程较长和尽管进行了糖尿病自我管理教育、适当的血糖监测、接受有效剂量的多种降血糖药物包括胰岛素治疗仍很难达到常规治疗目标的患者

二、1 型糖尿病的血糖控制目标

ADA 推荐所有儿童糖尿病患者 HbA1c 目标 < 7.5%。《2012 中国 1 型糖尿病诊治指南》推荐理想的控制目标为儿童和青少年 1 型糖尿病 HbA1c < 7.5%，成人 HbA1c < 7.0%（表 3-2）。

表 3-2　1 型糖尿病患者的血糖控制目标

	儿童或青春期				成年人
	正常	理想	一般	高风险	理想
治疗方案		维持	建议或需要调整	必须调整	维持
HbA1c（%）	< 6.1	< 7.5	7.5 ~ 9.0	> 9.0	< 7.0
血糖（mmol/L）					
空腹或餐前	3.9 ~ 5.6	5.0 ~ 8.0	> 8.0	> 9.0	3.9 ~ 7.2
餐后	4.5 ~ 7.0	5.0 ~ 10.0	10.0 ~ 14.0	> 14.0	5.0 ~ 10.0
睡前	4.0 ~ 5.6	6.7 ~ 10.0	10.0 ~ 11.0	< 6.7	> 11 或 < 4.4	6.7 ~ 10.0
凌晨	3.9 ~ 5.6	4.5 ~ 9.0	> 9.0	< 4.2	> 11 或 < 4.0

血糖目标应该个体化，较低的血糖目标应评估效益—风险比；出现频繁低血糖或无症状低血糖时，应调整控制目标；餐前血糖与HbA1c不相符时，应测定餐后血糖。

三、住院患者的血糖控制目标

糖尿病患者住院期间血糖不一定要达标；一般情况下不必快速降低血糖和快速达标；降血糖治疗应尽量避免低血糖，尽量避免超重及肥胖患者体重增加；不能因采用宽松血糖管理而增加感染和高血糖危象的风险。

（一）血糖控制目标分层

血糖控制目标分层见表3-3。

表3-3 血糖控制目标分层

目标分层	空腹血糖或餐前血糖	餐后2h血糖或不能进食时任意点血糖
一般控制	6～8mmol/L	8～10mmol/L
宽松控制	8～10mmol/L	8～12mmol/L，特殊情况可放宽至13.9mmol/L
严格控制	4.4～6.0mmol/L	6～8mmol/L

（二）不同病情患者血糖控制目标

1. 非手术住院患者及重症监护病房患者血糖控制目标（表3-4）。
2. 孕妇、病情危重、围术期患者的控制标准参见特殊人群的血糖管理章节。

表3-4 非手术住院患者及重症监护病房患者血糖控制目标

病情分类	血糖控制目标		
	宽松	一般	严格
新诊断、非老年、无并发症及伴发疾病，降血糖治疗无低血糖和体重增加（超重及肥胖患者）等不良反应			✓
低血糖高危人群	✓		
心脑血管疾病患者及心脑血管疾病高危人群	✓	或✓	

续表

病情分类		血糖控制目标		
		宽松	一般	严格
特殊群体	肝功能、肾功能不全患者	✓		
	糖皮质激素治疗患者		✓	
	高龄老年人		✓	
	预期寿命＜5年（如癌症等）的患者		✓	
	精神或智力障碍者		✓	
	独居　老年人		✓	
	非老年人			✓
重症监护病房（ICU）	胃肠内营养或肠外营养		✓	
	外科ICU		✓	
	内科ICU		✓	

第二节　糖尿病管理和教育

糖尿病是一种复杂的慢性疾病，其治疗是一项长期乃至终身的管理过程，随病程的进展还需不断调整。糖尿病并发症的减少不但依赖于高血糖的控制，还依赖于其他心血管疾病危险因素的控制和不良生活方式的改善。因此，糖尿病的控制不是传统意义上的治疗而是系统的管理，而患者的行为和自我管理能力也是糖尿病控制是否成功的关键。

一、糖尿病管理和教育的重要性

糖尿病教育是糖尿病防治成败的关键，是糖尿病最基本、最重要的防治措施。糖尿病治疗的"五驾马车"中，教育是核心。通过糖尿病教育可以提高民众对糖尿病的认识和预防糖尿病的能力；可以调动患者的主观能动作用，提高依从性，利于防病治病；也可以督促医务人员不断学习相关的新知识、新技术，利于提高医护人员的业务水平；可以增强医患沟通、交流，利于构建和谐的医患关系。

近年来，糖尿病管理与教育受到越来越多的重视，为了达到糖尿病治疗的近期目标和远期目标，应建立较完善的糖尿病教育和管理体系。

二、糖尿病教育的目标和形式

每位糖尿病患者一旦确诊即应接受糖尿病教育，教育的目标是使患者充分认识糖尿病并掌握糖尿病的自我管理能力。

1. **教育方法** 糖尿病教育可以是大课堂式、小组式或个体化，内容包括饮食、运动、血糖监测和自我管理能力的指导。

（1）个体教育：与患者进行一对一的沟通和指导，适合一些需要重复练习的技巧学习。每次教育的时间需30min左右。例如，自我注射胰岛素、血糖自我检测。

（2）小组教育：是针对多个患者的共同问题，同时与他们沟通并给予指导。每次教育的时间为1h左右，患者人数在10～15人，最多不超过20人。

（3）大课堂教育：是指以课堂授课的形式为患者讲解糖尿病相关知识，每次课时1.5h左右，患者人数在50～200人。这种教育方法主要是针对那些对糖尿病缺乏认识的患者及糖尿病高危人群，属于知识普及性质的教育。

2. **教育形式** 包括演讲、讨论、示教与反示教、场景模拟、角色扮演、电话咨询、联谊活动、媒体宣传等。可以通过应用视听设备、投影、幻灯、食物模型等教育工具来开展不同形式的教育活动。

3. **教育工作流程** 无论是何种教育方法都应是有计划、有程序地进行，才能确保糖尿病教育的效果。应根据现有的条件，书面制定符合管理标准的糖尿病管理流程和常规，并努力按照计划和工作流程实施。

（1）个体教育和小组教育流程：见图3-1。

（2）大课堂教育流程：见图3-2。

第 3 章 糖尿病的规范化治疗

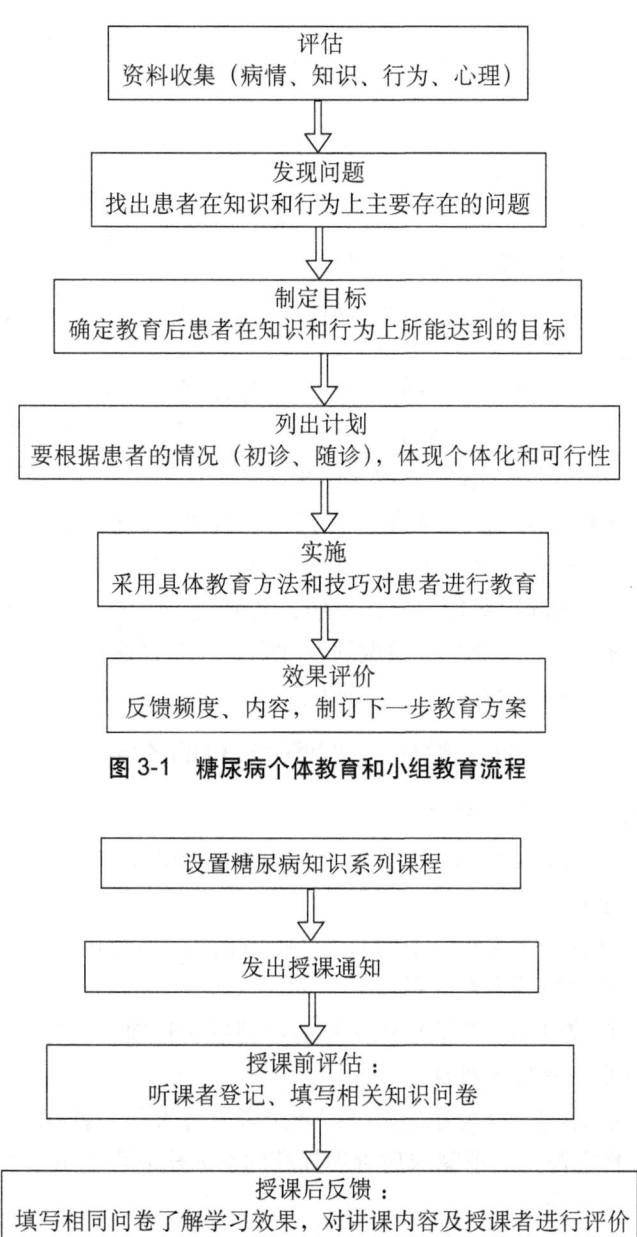

图 3-1 糖尿病个体教育和小组教育流程

图 3-2 糖尿病大课堂教育流程

三、糖尿病教育的内容

1. 糖尿病的自然进程。
2. 糖尿病的临床表现。
3. 糖尿病的危害及如何防治急、慢性并发症。
4. 个体化的治疗目标。
5. 个体化的生活方式干预措施和饮食计划。
6. 规律运动和运动处方。
7. 饮食、运动、口服药、胰岛素治疗及规范的胰岛素注射技术。
8. 自我血糖监测（SMBG）和尿糖监测（当血糖监测无法实施时），血糖测定结果的意义和应采取的干预措施。
9. SMBG、尿糖监测和胰岛素注射等具体操作技巧。
10. 口腔护理、足部护理、皮肤护理的具体技巧。
11. 特殊情况应对措施（如疾病、低血糖、应激和手术）。
12. 糖尿病妇女受孕必须做到有计划，并全程监护。
13. 糖尿病患者的社会心理适应。

四、糖尿病管理和教育的落实

1. 糖尿病团队管理

（1）团队主要成员：糖尿病医师、糖尿病教育护士、营养师、心理医师、足疗师。

（2）其他相关人员：妇产科、眼科、肾内科、神经科、心血管、骨科、康复科、皮肤科等专业人员。

（3）在政府和非政府组织工作的与糖尿病管理相关的人员。

2. 糖尿病管理的措施

（1）有计划、有程序的对糖尿病患者进行管理和教育。

（2）制定符合当前糖尿病管理标准的糖尿病管理的流程和常规（管理手册）。

（3）为糖尿病患者提供相关信息。

（4）电子和书面的记载患者病程、检查结果和治疗过程的详细记录。

(5) 严格定期随访制度。

(6) 提供与糖尿病相关化验和检查的实验室。

(7) 对糖尿病管理的质量进行监督和评估。

(8) 对参加糖尿病管理人员进行再教育。

3. 糖尿病管理中提供的服务

(1) 及时调整糖尿病的管理方案。

(2) 每年1次的常规并发症检查。

(3) 糖尿病教育。

(4) 急诊热线。

(5) 心脏科、肾科、血管外科、产科等会诊。

第三节　医学营养治疗

营养治疗是糖尿病治疗的基础，是糖尿病自然病程中任何阶段预防和控制必不可少的措施。自1971年ADA率先提出医学营养治疗（MNT）的概念，并首次提出"基于循证的糖尿病营养供给量标准"，此后每2年更新1次。2010年我国制定了首个糖尿病MNT指南，并于2013年在循证基础上启动了《中国糖尿病医学营养治疗指南》的修订工作。

医学营养治疗是临床条件下对糖尿病的营养问题采取的特殊干预措施，包括对患者进行个体化营养评估、营养诊断、制订相应的营养干预计划并在一定时期内实施及监测，是糖尿病及其并发症的预防、治疗、自我管理及教育的重要组成部分。医学营养治疗通过调整营养素结构，控制能量摄入，有利于血糖控制及改善肠促胰岛素分泌，有助于维持理想体重并预防营养不良的发生。

一、医学营养治疗的目标

1. 维持合理体重：超重或肥胖患者减重的目标是3～6个月减轻体重的5%～10%。消瘦者应通过合理的营养计划恢复并长期维持理想体重。

2. 提供均衡营养的膳食。

3. 达到并维持理想的血糖水平，降低糖化血红蛋白水平。

4. 减少心血管疾病的危险因素，包括控制血脂异常和高血压。

5. 减轻胰岛素抵抗，降低胰岛 B 细胞负荷。

二、医学营养治疗的相关概念及《中国糖尿病医学营养治疗指南》（2013）推荐意见

（一）个体化能量计划

1. 个体化能量平衡目标

（1）成年人目标：达到或维持理想体重同时不出现营养不良。

（2）儿童、青少年目标：提供充足的能量与营养，保证正常生长发育又不出现超重。

（3）妊娠期糖尿病：既要确保胎儿正常生长发育，还应使母体代谢状态得到良好控制。

2. 指南推荐意见

（1）糖尿病前期或糖尿病患者应接受个体化能量平衡计划。

（2）对于所有患糖尿病或有糖尿病风险，或有严重胰岛素抵抗的肥胖或超重患者，应建议减重。

（3）对于减重效果而言，限制能量摄入较单纯调节营养素比例更关键。

（4）不推荐 2 型糖尿病患者长期接受极低热量（< 800kcal/d）的营养治疗。

（二）膳食结构

1. 糖尿病患者膳食结构的选择　低碳水化合物（糖类）饮食、低脂饮食、地中海饮食、美国预防和控制高血压的饮食方案（DASH 饮食）及素食等膳食结构均可应用于糖尿病的管理，但没有一个能符合所有糖尿病患者的"理想"膳食结构。推荐一种膳食结构时，需考虑患者的代谢目标和个人喜好。

2. 指南推荐意见

(1) 遵循平衡膳食原则，膳食总能量摄入应符合体重管理目标，其中 45%～60% 来自碳水化合物，25%～35% 来自脂肪，15%～20% 来自蛋白质。

(2) 在保证宏量营养素供能比适当的前提下，可结合患者的代谢目标和个人喜好制订个体化的膳食结构。

(3) 低碳水化合物、限制能量的低脂饮食或地中海饮食在短期内（2年内）可有效减轻体重。若采取低碳水化合物饮食，应定期监测血脂、肾功能和蛋白质摄入量。

(4) 限制能量的地中海饮食能降低糖尿病患者心血管疾病的风险。

(5) 地中海饮食有助于降低糖尿病的发生风险。

(三) 血糖生成指数和血糖负荷

1. 血糖生成指数

(1) 食物的升糖指数：血糖生成指数（GI）指 50g 碳水化合物的某种食物与相当量的葡萄糖在一定时间（一般为 2h）体内血糖反应水平的百分比值，反映食物与葡萄糖相比升高血糖的速度和能力。通常葡萄糖的 GI 值被定为 100。低 GI 食物在胃肠道停留时间长，吸收率低，葡萄糖进入血液后峰值低，下降速度慢，有利于餐后血糖的降低，对 2 型糖尿病及其相关并发症的预防、血糖调控都有重要作用。

①高 GI 食物（GI 值＞70）：蜂蜜、大米饭、面条（小麦粉）、南瓜、马铃薯（烧烤，无油脂）等。

②中 GI 食物（GI 值 55～70）：蔗糖、荞麦面条、燕麦麸、面包（黑面粉）、馒头等。

③低 GI 食物（GI 值＜55）：巧克力、牛奶、山药、花生、绿色蔬菜等。

(2) 食物 GI 值受以下因素影响

①食物中碳水化合物类型：单糖 GI 值高于多糖，支链淀粉 GI 值高于直链淀粉。

②食物中其他成分含量：脂肪和蛋白质含量能延缓食物的吸收速率，从而降低 GI。膳食纤维除可降低 GI 外，还可调节肠道菌群。但脂肪比例增高可增加热量摄入，蛋白质比例增加可加重肾的负担。

③食物的加工、烹调方式和食物添加剂的影响。

因此,在评价 GI 对糖尿病患者血糖的影响或推荐食物时,应首先计算混合食物的 GI。

2. **血糖负荷（GL）** GL = GI× 碳水化合物的含量（g）/100。GL > 20 的为高 GL 食物,GL 11～20 的为中 GL 食物,GL < 10 的为低 GL 食物,提示食用相当重量的食物对血糖的影响。餐后血糖除了与 GI 有关,还与食物中碳水化合物的总量有关。

因此,糖尿病患者在选择食物和搭配膳食结构时,需要将 GI 和 GL 相结合,既要考虑到食物含碳水化合物的性质;又要考虑食物含碳水化合物的总量。将 GI 和 GL 的概念纳入糖尿病饮食的健康教育中,同食物交换份法联系应用,帮助患者科学地选择低 GI 和 GL 的食物,有助于减轻胰岛细胞负荷,有效控制血糖,减少心脑血管并发症,提高生活质量有重要意义。

3. **指南推荐意见**

（1）进行富含糖类选择指导时,参考 GI 和血糖负荷可能更有助于血糖控制。

（2）低 GI 或 GL 饮食有助于降低 2 型糖尿病前期人群的血糖和 HbA1c。

（3）低 GI 饮食有助于妊娠糖尿病患者的血糖和体重控制。

（4）评价某种食物升血糖能力时,应同时考虑其 GI 及 GL。

（5）评价饮食对餐后血糖的影响应采用混合膳食 GI。

（四）食物交换份

食物交换份就是将食物按照来源、性质分类,同类食物在一定重量内所含的蛋白质、脂肪、碳水化合物和能量相近,不同类食物间所提供的能量也是相同的。食物交换份的使用应在同类食物间进行,以可提供能量为 334.4～376.2kJ（80～90kcal）作为一个交换单位。

食物交换份有利于糖尿病患者血糖控制,基于 GL 概念的食物交换份较传统的食物交换份更容易控制血糖（表 3-5～表 3-12）。

表 3-5 食物交换份表

组别	食品类别	每份重量 (g)	能量 (kcal)	蛋白质 (g)	脂肪 (g)	碳水化合物 (g)	主要营养素
谷薯组	谷薯类	25	90	2.0	—	20.0	碳水化合物膳食纤维
菜果组	蔬菜类	500	90	5.0	—	17.0	矿物质、维生素
	水果类	200	90	1.0	—	21.0	膳食纤维
肉蛋组	大豆类	25	90	9.0	4.0	4.0	蛋白质
	奶类	160	90	5.0	5.0	6.0	蛋白质
	肉蛋类	50	90	9.0	6.0	—	蛋白质
油脂组	硬果类	15	90	4.0	7.0	2.0	脂肪
	油脂类	10	90	—	10.0	—	脂肪

表 3-6 谷、薯类食品的能量等值交换份表

食品名称	重量（g）	食品名称	重量（g）
大米、小米、糯米、薏米	25	干粉条、干莲子	25
高粱米、玉米碴	25	油条、油饼、苏打饼干	25
面粉、米粉、玉米面	25	烧饼、烙饼、馒头	35
混合面	25	咸面包、窝窝头	35
燕麦片、莜麦面	25	生面条、魔芋生面条	35
荞麦面、苦荞面	25	马铃薯	100
各种挂面、龙须面	25	湿粉皮	150
通心粉	25	鲜玉米（1 中个带棒心）	200
绿豆、红豆、芸豆、干豌豆	25		

注：每份谷、薯类食品提供蛋白质 2g，碳水化合物 20g，能量 90kcal（376kJ）。根茎类食品一律以净食部计算

表 3-7 蔬菜类食品的能量等值交换份表

食品名称	重量（g）	食品名称	重量（g）
大白菜、圆白菜、菠菜、油菜	500	西葫芦、番茄、冬瓜、苦瓜	500
韭菜、茴香、茼蒿	500	黄瓜、茄子、丝瓜	500
芹菜、苤蓝、莴笋、油菜苔	500	芥蓝菜、瓢菜	500

续表

食品名称	重量（g）	食品名称	重量(g)
蕹菜、苋菜、龙须菜	500	胡萝卜	200
绿豆芽、鲜蘑、水浸海带	500	山药、荸荠、藕、凉薯	150
白萝卜、青椒、茭白、冬笋	400	慈姑、百合、芋头	100
倭瓜、南瓜、菜花	350	毛豆、鲜豌豆	70
鲜豇豆、扁豆、洋葱、蒜苗	250		

注：每份蔬菜类食品提供蛋白质 5g，碳水化合物 17g，能量 90kcal（376kJ）。每份蔬菜一律以净食部计算

表3-8 肉、蛋类食品能量等值交换份表

食品名称	重量（g）	食品名称	重量(g)
热火腿、香肠	20	鸡蛋(1大个，带壳)	60
肥瘦猪肉	25	鸭蛋、松花蛋(1个，带壳)	60
熟叉烧肉(无糖)、午餐肉	35	鹌鹑蛋(6个带壳)	60
熟酱牛肉、熟酱鸭、大肉肠	35	鸡蛋清	150
猪瘦肉、牛瘦肉、羊瘦肉	50	带鱼	80
带骨排骨	50	草鱼、鲤鱼、甲鱼、比目鱼	80
鸭肉	50	大黄鱼、黑鲢、鲫鱼	80
鹅肉	50	对虾、青虾、鲜贝	80
兔肉	100	蟹肉、水发鱿鱼	100
鸡蛋粉	15	水发海参	350

注：每份肉蛋类食品提供蛋白质 9g，脂肪 6g，能量 90kcal（376kJ）

除蛋类为市品重量，其余一律以净食部计算。

表3-9 大豆类食品能量等值交换份表

食品名称	重量（g）	食品名称	重量(g)
腐竹	20	北豆腐	100
大豆	25	南豆腐(嫩豆腐)	150
大豆粉	25	豆浆	400
豆腐丝、豆腐干、油豆腐	50		

注：每份大豆及其制品提供蛋白质 9g，脂肪 4g，碳水化合物 4g，能量 90kcal（376kJ）

表 3-10　奶类食品能量等值交换表

食品名称	重量（g）	食品名称	重量(g)
奶粉	20	牛奶	160
脱脂奶粉	25	羊奶	160
乳酪	25	无糖酸奶	130

注：每份奶类食品提供蛋白质 5g，脂肪 5g，碳水化合物 6g，能量 90kcal (376kJ)

表 3-11　水果类食品能量等值交换份表

食品名称	重量（g）	食品名称	重量(g)
柿子、香蕉、鲜荔枝	150	李子、杏	200
梨、桃、苹果	200	葡萄	200
橘子、橙子、柚子	200	草莓	300
猕猴桃	200	西瓜	500

注：每份水果提供蛋白质 1g，碳水化合物 21g，能量 90kcal (376kJ)。每份水果重量一律以市品部计算

表 3-12　油脂类食品能量等值交换份表

食品名称	重量（g）	食品名称	重量(g)
花生油、香油 (1 汤匙)	10	猪油	10
玉米油、菜籽油 (1 汤匙)	10	牛油	10
豆油 (1 汤匙)	10	羊油	10
红花油 (1 汤匙)	10	黄油	10

注：每份油脂类食品提供脂肪 10g，能量 90kcal (376kJ)

（五）碳水化合物计数法

1.碳水化合物计数法　通过计算一日正餐和点心等食物中碳水化合物克数与餐后血糖水平相对准确地联系起来，通过平均分配一天各餐中含有碳水化合物的食物，并保持每餐或每顿点心摄入相似的碳水化合物数量，从而使糖尿病患者较容易地达到血糖控制目的，同时又可增加食物的选择性。此方法能够有效地辅助控制血糖，在 1 型糖尿病使用更加有益。

2.指南推荐意见　碳水化合物计数法短期和长期应用都有助于改

善1型糖尿病患者的长期血糖控制，减少短效或速效胰岛素（类似物）用量。长期应用还有助于改善1型糖尿病患者的生活质量。

（六）糖尿病患者三大宏量元素的指南推荐

1. 碳水化合物

（1）每日碳水化合物供能比为45%～60%；如碳水化合物的来源为低GI食物，其供能比可达60%。

（2）低碳水化合物饮食有利于血糖控制，但对于血脂仅观察到改善高密度脂蛋白胆固醇。

（3）膳食纤维摄入推荐为25～30g/d或10～14g/1000kcal。

（4）不推荐常规摄入蔗糖或在糖尿病饮食中添加大量果糖作为甜味剂。

2. 脂肪

（1）膳食中每日脂肪供能比以25%～30%为宜；对超重或肥胖患者，应控制在30%以内。

（2）应增加植物脂肪占总脂肪摄入的比例。

（3）限制饱和脂肪酸和反式脂肪酸的摄入量，饱和脂肪酸摄入量不应超过供能比的10%。

（4）单不饱和脂肪酸摄入宜大于总能量摄入的12%，多不饱和脂肪酸摄入不宜超过10%。

（5）膳食中宜增加富含ω-3多不饱和脂肪酸的脂肪油。推荐每周吃鱼2～4次。每天摄入3.5g的ω-3脂肪酸可显著降低三酰甘油水平；ω-3多不饱和脂肪酸与ω-6多不饱和脂肪酸比例宜为1∶4～1∶10。

（6）每日胆固醇摄入量＜300mg/d。

3. 蛋白质

（1）肾功能正常的糖尿病个体，蛋白质的摄入量占供能比的15%～20%。

（2）植物蛋白质，尤其是大豆蛋白，相比动物蛋白更有助于降低血脂水平。

（3）高蛋白膳食在短期内（3个月）有助于减轻体重。

（4）不建议超重或肥胖人群长期应用高蛋白膳食。

(5) 乳清蛋白有助于促进胰岛素分泌，改善糖代谢，并在短期内减轻体重。

（七）维生素、无机盐及微量元素摄入量指南推荐意见

1. 不推荐无维生素缺乏的糖尿病患者常规大剂量补充维生素。不建议常规大量补充抗氧化维生素，如维生素 E、维生素 C 和胡萝卜素。

2. 烟酸不能减少糖尿病发生，但对已确诊糖尿病的患者补充烟酸具有调节血脂、降低血磷等作用。

3. 补充 B 族维生素，可改善糖尿病神经病变。

4. 补充 300～600mg 的 α 硫辛酸，可改善神经传导速度及周围神经症状。

5. 联合补充维生素 C 和维生素 E 及镁、锌，可能有助于糖尿病患者的血糖控制，并改善肾小球功能，降低血压；但联合补充维生素 C、维生素 E 并不能降低 1 型糖尿病孕妇发生先兆子痫的风险。

6. 基于现有证据，适量补充微量营养素可提高 2 型糖尿病患者的免疫功能，减少 50% 感染发生。

7. 在心血管病的初级预防研究中，补硒可能使 2 型糖尿病风险增加；对于已经有足够硒摄入者若再额外补充，可能会增加 2 型糖尿病的患病风险。

8. 铁摄入过量可能引发或加剧糖尿病及其并发症的发生，但从孕 16 周开始到分娩补充铁剂并不增加妊娠糖尿病的患病风险。

9. 膳食摄入足够的锌，可降低空腹血糖水平。

10. 膳食摄入足够的镁，可有助于预防胰岛素抵抗及 2 型糖尿病。

（八）甜味剂摄入量指南推荐意见

糖尿病患者适量摄入木糖醇或非营养性甜味剂是安全的，但并无肯定的代谢益处。

（九）二甲双胍与营养素指南推荐意见

1. 推荐长期应用二甲双胍者常规补充维生素 B_{12}，定期监测维生素 B_{12} 浓度，以预防和治疗维生素 B_{12} 缺乏。

2. 维生素 B_{12} 的推荐摄入量（2.4mg/d）和常规用量（6mg/d）可能不足以纠正二甲双胍相关维生素 B_{12} 缺乏，建议增加其摄入量。

(十) 饮酒指南推荐意见

1. 不推荐糖尿病患者饮酒。若饮酒，应计算乙醇中所含的总能量。
2. 女性每天饮酒的乙醇量不超过 15g，男性不超过 25g（15g 乙醇相当于 450ml 啤酒、150ml 葡萄酒或 50ml 低度白酒），每周不超过 2 次。
3. 乙醇可能诱发低血糖，避免空腹饮酒。

第四节 运动治疗

一、糖尿病运动治疗的理论基础

1. 糖尿病与运动密切相关——RCT 研究

（1）超过 80% 的 2 型糖尿病与肥胖及身体惰性有关，缺少运动本身就是糖尿病的发病因素之一。

（2）每天进行规律的体育运动，糖尿病发病的相对危险性下降 15%～60%。

2. 运动治疗糖尿病的机制

（1）运动改善 2 型糖尿病个体胰岛素敏感性。

（2）改善患者的骨骼肌功能。

（3）改善脂肪和蛋白质代谢。

3. 运动对糖尿病患者的双面作用

（1）正面作用：①规律的有氧运动有利于控制血糖，改善血脂异常，减轻体重，减少心血管病危险因素。②对糖尿病高危人群的一级预防效果显著。③系统、长期中等强度的有氧运动对防治糖尿病心肌病变、脑血管病变、肾病变、眼底病变等多种并发症有非常重要的意义。④坚持运动也能明显改善糖尿病患者的心理状态。

（2）负面作用：①治疗不充分的患者，不适当的运动可使患者血循环中胰岛素水平不足、胰岛素对抗激素水平升高，可使血糖进一步升高，产生酮体过多，诱发酮症酸中毒。②运动有诱发低血糖的风险。③对原来已有一定程度的慢性并发症患者，不适当的运动可使并发症恶化。④退行性骨关节病加重，骨折。

所以，治疗小组应对每一位特定的患者分析其运动的益处和风险，应参考患者的具体情况、病情、用药情况，制订合理可行的运动方案。

二、糖尿病运动治疗的原则及指南推荐

1. 安全性原则

（1）运动治疗适应证：糖耐量减低、超重的 2 型糖尿病、无显著高血糖和并发症的 2 型糖尿病及稳定的 1 型糖尿病和稳定的妊娠糖尿病患者。

（2）运动治疗禁忌证：①空腹血糖＞16.7mmol/L；②反复低血糖或血糖波动较大；③有糖尿病酮症酸中毒等急性代谢并发症；④合并急性感染；⑤糖尿病增殖性视网膜病；⑥严重肾病（肌肝＞1.768mmol/L）；⑦严重心脑血管疾病（不稳定型心绞痛、严重心律失常、一过性脑缺血发作、新近发生的脑血栓）。患者病情控制或稳定后方可逐步恢复运动。

2. 科学性和有效性

（1）运动强度和频率：中、低等强度（运动时心率达到最大心率的 50%～70%，运动时有点用力，心率和呼吸加快但不急促）；每周至少 150min，一般以 1 周 3～7d 为宜，间隔不要超过 3d，每天坚持运动 1 次最为理想。

（2）运动形式：有氧运动为主，抗阻运动为辅。如无禁忌证，每周最好进行 2 次抗阻运动，以锻炼肌肉力量和耐力。训练时阻力为轻或中度。联合进行抗阻运动和有氧运动可获得更大程度的代谢改善。如快走、慢跑、骑自行车、游泳、爬楼梯及中等强度的有氧体操（如医疗体操、健身操、木兰拳、太极拳）等。还可适当选择娱乐性球类活动，如乒乓球、保龄球、羽毛球等。

（3）运动时间：饭后 1～1.5h，早餐后运动效果最好，晨练不宜过早、不宜空腹。

（4）运动步骤

①运动前准备活动——热身 5～10min；强度小的有氧运动和伸展性体操，逐步增加运动强度，以使心血管适应，并提高关节、肌肉

的活动效应。

②运动基本部分——个体化运动10～30min。

③运动后整理活动——放松5min。散步、放松体操、自我按摩等；避免出现因突然停止运动而引起的心血管系统、呼吸系统、自主神经系统的症状。

3. 个体化原则　运动项目要与患者的年龄、病情及身体承受能力相适应，并定期评估，适时调整运动计划。如血糖过高或过低，血压过高、各种严重并发症等情况就不适合运动。

4. 专业人员的指导　运动治疗应在医师指导下进行，制订计划前进行医学评估，以排除潜在疾病或损伤，了解慢性并发症情况，排除危险因素，确保运动的安全性。

（1）糖尿病的检查

①代谢有无异常：血糖、血脂、尿酮体。

②并发症：眼底病变、尿素氮、肌酐、尿蛋白。

（2）循环系统检查

①安静时血压、心率、心电图、足背动脉触摸、下肢血管彩色超声检查。

②运动负荷试验。

（3）肝功能、肺功能检查。

（4）运动器官、骨关节、足的检查：在专业队伍的指导下完成运动处方资料管理，主要分为个人状况调查，健康体能评估、运动体能干预、干预效果评估、体能教育及治疗五部分。

5. 全方位管理　记录运动日记，提升运动依从性；养成健康的生活习惯，培养活跃的生活方式，如增加日常身体活动，减少静坐时间，将有益的体育运动融入到日常生活中。运动时应携带糖尿病救助卡、糖果、点心等，以防发生低血糖。

6. 运动治疗的监测和调整　运动前后要加强血糖监测，运动量大或激烈运动时应建议患者临时调整饮食及药物治疗方案，以免发生低血糖。

（1）若血糖＜5.5mmol/L，在运动前至少吃1份碳水化合物（15g

碳水化合物)。

(2) 若血糖＞13.9mmol/L，运动前休息片刻，因运动可使血糖变得更高。

(3) 若血糖＞16.7mmol/L，不要运动。

(4) 在运动多的当晚睡前最好测试血糖，因为有可能会出现延迟的血糖改变。

运动应遵循循序渐进、由少到多，由轻到重，由稀至繁，周期性原则、恢复性原则。

三、有助于患者坚持运动的方法

1. 选择自己喜爱的运动方式和较为方便的时间。
2. 结伴运动，相互照顾、鼓励和督促。
3. 制订切实可行的运动计划。
4. 在运动前和运动过程中定期记录体重，体重减轻也可以成为一个激励因素。

四、运动治疗的特殊问题

1. **糖尿病视网膜病变**　避免接触性运动、屏气和升高血压的运动（如举重、拳击），防止眼底出血和视网膜脱离。

2. **糖尿病合并外周血管病变**　关节退行性病变、足部溃疡者应避免容易引起足部外伤的运动，如跑步等。

3. **糖尿病合并妊娠和妊娠糖尿病患者**　进行适当运动，可选择散步、做广播操、孕妇体操、游泳等运动形式；运动时间不要超过15min，妊娠后期避免仰卧位运动。

4. **糖尿病合并冠状动脉粥样硬化性心脏病**　较低运动强度，每次20～45min，最长不超过1h，每周3～4次；运动前2h不饱餐或饮用兴奋性饮料；应进行准备活动，结束时不要骤然停止；出现身体不适时应立即停止运动，必要时就医。

5. **糖尿病合并高血压**　血压＞180/120mmHg时不能运动；血压＜160/100mmHg时建议在专业人员的监督下进行放松训练和有氧训练；

血压＜130/80mmHg 时运动强度可由低至中等，避免憋气动作或高强度的运动，防止血压过度增高。

6.糖尿病合并肾病　适当运动对于降低糖尿病肾病患者尿微量清蛋白有积极作用；低强度、低运动量至中强度运动；避免憋气或高强度运动，防止血压过度增高，注意监测血压、尿液检查、肾功能、电解质和酸碱平衡。

五、预防运动中不良事件的发生

1. 避免空腹运动，随身携带糖果和饮料，预防低血糖。
2. 运动时间不宜过长，及时补充食物。
3. 胰岛素注射时间与运动时间相隔 1h 以上。
4. 随身携带疾病介绍卡。
5. 不舒服时，及时与医师取得联系。

六、运动时并发症的处理

1. 并发症加重　停止运动，并根据病情做出相应处理。
2. 低血糖处理　立即进食。
3. 运动创伤的处理　冷冻包扎，就近送医。

第五节　自我血糖监测

一、血糖监测的意义

血糖监测是糖尿病管理中的重要组成部分，其结果有助于评估糖尿病患者糖代谢紊乱的程度，制订合理的降血糖方案，同时反映降糖疗效并指导治疗方案的调整。

目前，临床上的血糖监测方法包括利用血糖仪进行的毛细血管血糖监测、动态血糖监测（CGM）、糖化清蛋白（GA）和糖化血红蛋白（HbA1c）的检测等。近年反映 1～2 周血糖情况的 1,5-脱水葡萄糖醇（1,5-AG）也逐渐应用于临床。

二、毛细血管血糖监测

毛细血管血糖监测包括患者自我血糖监测（SMBG）及在医院内进行的床边快速血糖检测（POCT），是血糖监测的基本形式，它能反映实时血糖水平，评估餐前和（或）餐后高血糖、生活事件（饮食、运动、情绪及应激等），以及药物对血糖的影响，及时发现低血糖，有助于为患者制订个体化的生活方式干预和优化药物干预方案，提高治疗的有效性和安全性，是糖尿病患者日常管理重要和基础的手段。

1. SMBG 和 POCT　SMBG 指糖尿病患者在家中开展的血糖检测，可帮助患者更好地了解自己的疾病状态，并提供一种积极参与糖尿病管理、按需调整行为及药物干预、及时向医务人员咨询的手段，从而提高治疗的依从性。IDF、ADA、NICE 等机构发布的指南均强调，SMBG 是糖尿病综合管理和教育的组成部分，建议所有的糖尿病患者均需进行 SMBG。在接受胰岛素治疗的患者中应用 SMBG 能改善代谢控制，有可能减少糖尿病相关终点事件，但对于非胰岛素治疗的 2 型糖尿病患者，SMBG 在糖尿病综合管理中的地位尚未达成共识，需进一步研究。

POCT 方法只能用于对糖尿病患者血糖的监测，不能用于诊断。

2. 血糖监测的原则

（1）采用生活方式干预控制血糖的糖尿病患者，可通过血糖监测了解饮食控制和运动对血糖的影响来调整饮食和运动。

（2）使用口服降血糖药者可每周监测 2～4 次空腹血糖或餐后 2h 血糖，或在就诊前 1 周内连续监测 3d，每天监测 7 点血糖（早、中、晚餐前后和睡前）。

（3）胰岛素治疗者可根据胰岛素治疗方案进行相应的血糖监测：①基础胰岛素治疗者监测空腹血糖，根据空腹血糖调整睡前胰岛素的剂量。②预混胰岛素治疗者，监测空腹和晚餐前血糖，分别就空腹血糖、晚餐前血糖水平调整晚餐前、早餐前的胰岛素剂量，如果空腹血糖达标后，注意监测餐后血糖以优化治疗方案。③使用餐时胰岛素者应监测餐后血糖或餐前血糖，并根据餐后血糖和下一餐餐前血糖调整上一餐前的胰岛素剂量。④特殊人群（围术期患者、低血糖高危人群、危重症患者、老年患者、1型糖尿病患者、妊娠糖尿病患者等）的监测，应遵循以上血糖监测的基本原则，实行个体化的监测方案。一般人群及特殊群体的血糖控制目标见相关章节。

3. 血糖监测的频率和时间点

（1）餐前血糖监测：①注射基础胰岛素、餐时胰岛素或预混胰岛素的患者。②血糖水平很高时。③低血糖风险时，如用胰岛素促泌剂治疗且血糖控制良好者。

（2）餐后血糖监测：①注射餐时胰岛素的患者。②采用饮食控制和运动控制血糖者。③空腹血糖和餐前血糖已获良好控制但 HbA1c 仍不能达标者，可通过检测餐后血糖来指导针对餐后高血糖的治疗。

（3）睡前血糖监测：适用于注射胰岛素的患者，特别是晚餐前注射胰岛素的患者。

（4）夜间血糖监测：用于了解有无夜间低血糖，特别在出现了不可解释的空腹高血糖时应监测夜间血糖。

（5）出现低血糖症状或怀疑低血糖时应及时监测血糖。

（6）剧烈运动前后宜监测血糖。

4. 血糖监测的影响因素

（1）血糖仪的准确性。

（2）干扰性因素

①测定方法的不同：葡萄糖氧化酶法容易受氧气的影响，而葡萄糖脱氢酶法容易受木糖、麦芽糖、半乳糖等影响。

②血细胞比容：血糖仪采用血样大多为全血，血细胞比容影响较大，相同血浆葡萄糖水平时，随着血细胞比容的增加，全血葡萄糖检测值会逐步降低。有血细胞比容校正的血糖仪可使这一差异值减到最小。

③常见干扰药物：乙酰氨基酚、维生素 C、水杨酸、尿酸、胆红素、三酯甘油等物质，当血液中存在大量干扰物时，血糖值会有一定偏差。

④血糖试纸的影响因素：pH、温度、湿度和海拔都是血糖仪和试纸最佳工作状态的必要条件。

（3）毛细血管血糖与静脉血糖差异的因素：通常血糖仪采用毛细

血管全血,而实验室检测的是静脉血清或血浆葡萄糖,采用血浆校准的血糖仪检测数值空腹时与实验室数值较接近,餐后或服糖后毛细血管葡萄糖会略高于静脉血糖,若用全血校准的血糖仪检测数值空腹时较实验室数值低12%左右,餐后或服糖后毛细血管葡萄糖与静脉血浆血糖较接近。

(4) 操作者技术因素:操作不当、血量不足、局部挤压、更换试纸批号校正码未换或试纸保存不当等都会影响血糖监测的准确性。

5. 具体血糖监测举例

(1) 胰岛素治疗患者的血糖监测方案(表3-13～表3-18)

① 胰岛素强化治疗患者:在治疗开始阶段应每天监测5～7次,建议涵盖空腹血糖、三餐前后血糖、睡前血糖。如有低血糖表现需随时测血糖。如出现不可解释的空腹高血糖或夜间低血糖,应监测夜间血糖。达到治疗目标后每日监测2～4次。

表3-13 多次胰岛素注射治疗的血糖监测方案举例

血糖监测	空腹血糖	早餐后血糖	午餐前血糖	午餐后血糖	晚餐前血糖	晚餐后血糖	睡前血糖
未达标	×	×	✓	×	✓	×	×
已达标	×				×		×

注:"×"需测血糖的时间;"✓"可以省去测血糖的时间

② 基础胰岛素治疗患者:在血糖达标前每周监测3d空腹血糖,每2周复诊1次,建议复诊前1d加测5个时间点血糖谱;在血糖达标后每周监测3次血糖,即空腹血糖、早餐后血糖和晚餐后血糖,每月复诊1次,建议复诊前1d加测5个时间点血糖谱。

表3-14 基础胰岛素治疗的血糖监测方案举例

血糖监测		空腹血糖	早餐后血糖	午餐前血糖	午餐后血糖	晚餐前血糖	晚餐后血糖	睡前血糖
未达标	每周3d	×						
	复诊前1d	×	×		×		×	×

续表

血糖监测		空腹血糖	早餐后血糖	午餐前血糖	午餐后血糖	晚餐前血糖	晚餐后血糖	睡前血糖
已达标	每周3次	×	×				×	
	复诊前1d	×	×		×		×	×

注:"×"需测血糖的时间

③每日2次预混胰岛素治疗患者:血糖达标前每周监测3d空腹血糖和3次晚餐前血糖,每2周复诊1次,建议复诊前1d加测5个时间点血糖谱;在血糖达标后每周监测3次血糖,即空腹血糖、晚餐前血糖和晚餐后血糖,每月复诊1次。

表3-15 每日2次预混胰岛素注射患者的血糖监测方案举例

血糖监测		空腹血糖	早餐后血糖	午餐前血糖	午餐后血糖	晚餐前血糖	晚餐后血糖	睡前血糖
未达标	每周3d	×				×		
	复诊前1d	×	×		×		×	×
已达标	每周3次	×				×	×	
	复诊前1d	×	×		×		×	×

注:"×"需测血糖的时间

(2)非胰岛素治疗患者的血糖监测方案

①短期强化血糖监测方案:适用于有频发低血糖症状、感染等应激状态、调整治疗方案等情况。监测方案为每周3d,每天监测5~7个时间点血糖。

表3-16 非胰岛素治疗患者的短期强化血糖监测方案

时间	空腹血糖	早餐后血糖	午餐前血糖	午餐后血糖	晚餐前血糖	晚餐后血糖	睡前血糖
周一							
周二							
周三	×	×	✓	×	×	×	✓

续表

时间	空腹血糖	早餐后血糖	午餐前血糖	午餐后血糖	晚餐前血糖	晚餐后血糖	睡前血糖
周四	×	×	✓	×	×	×	✓
周五	×	×	✓	×	×	×	✓
周六							
周日							

注:"×"需测血糖的时间;"✓"可以省去测血糖的时间

在获得充分的血糖数据并采取相应的治疗措施后,可以减少到交替自我血糖监测方案。

表3-17 非胰岛素治疗患者的交替自我血糖监测方案

时间	空腹血糖	早餐后血糖	午餐前血糖	午餐后血糖	晚餐前血糖	晚餐后血糖	睡前血糖
周一	×	×					
周二			×	×			
周三					×	×	
周四	×	×					
周五			×	×			
周六					×	×	
周日	×	×					

注:"×"需测血糖的时间

②餐时配对方案:建议每周3d,分别配对监测早餐、午餐和晚餐前后的血糖水平,帮助患者了解饮食和相关治疗措施对血糖水平的影响。

表3-18 非胰岛素治疗患者的交替自我血糖监测方案

时间	空腹血糖	早餐后血糖	午餐前血糖	午餐后血糖	晚餐前血糖	晚餐后血糖	睡前血糖
周一	×	×					
周二							

续表

时间	空腹血糖	早餐后血糖	午餐前血糖	午餐后血糖	晚餐前血糖	晚餐后血糖	睡前血糖
周三			×	×			
周四							
周五							
周六					×	×	
周日							

注:"×"需测血糖的时间

6. 毛细血管血糖的局限性

（1）采血部位局部循环差：如休克、重度低血压、糖尿病酮症酸中毒、糖尿病高渗性昏迷、重度脱水及水肿等情况下，不建议使用毛细血管血糖检测。

（2）针刺采血可能引起患者不适感。

（3）操作不规范可能影响血糖测定结果的准确性。

（4）监测频率不足时，对平均血糖、血糖波动或低血糖发生率的判断应谨慎，过于频繁的监测可能导致一些患者的焦虑情绪。

三、糖化血红蛋白

对于患有贫血和血红蛋白异常疾病的患者，HbA1c的检测结果不可靠，可用血糖、糖化血清蛋白（GSP）或糖化清蛋白（GA）来评价血糖的控制。

1. HbA1c 的临床应用

（1）评估糖尿病患者的血糖控制状况：HbA1c是反映既往2～3个月平均血糖水平的指标，是评价长期血糖控制的金指标。标准检测方法下的HbA1c正常值为4%～6%，根据《中国2型糖尿病防治指南》（2017年版）的建议，在治疗之初至少每3个月检测1次，一旦达到治疗目标可每6个月检测1次。

（2）诊断糖尿病：HbA1c标准化检测的不断完善，促进了全球对 HbA1c 作为糖尿病筛查和诊断方法的重新评估。2010 年，ADA 将 HbA1c ≥ 6.5% 纳入糖尿病的诊断标准。2011 年，WHO 推荐在有条件的地方将 HbA1c 检测作为糖尿病的辅助诊断手段，6.5% 为诊断糖尿病的临界值。同时，HbA1c < 6.5% 并不能排除经血糖检测诊断的糖尿病。国内研究提示，在中国成年人中，HbA1c 诊断糖尿病的最佳切点为 6.2% ～ 6.4%，低于 ADA 和 WHO 发布的 HbA1c ≥ 6.5% 的糖尿病诊断标准。然而在我国，鉴于目前 HbA1c 检测的标准化程度不够，暂不推荐将其作为糖尿病的诊断切点。

2. HbA1c 检测的优势

（1）无须患者空腹，可以任意时间采血，不受进餐影响。

（2）较静脉血糖更能反映长期的血糖情况，且不受短期饮食、运动等生活方式变化的影响。

（3）HbA1c 实验室检测方法正在开始标准化。

（4）一些非血糖因素影响 HbA1c 而引起的误差少见，如血红蛋白病。

3. 影响 HbA1c 检测结果的因素　见本章第三节。

4. HbA1c 的局限性　检测结果对调整治疗后的评估存在"延迟效应"，不能精确反映患者低血糖的风险，也不能反映血糖波动的特征。

四、GA

1. GSP 和 GA　GSP 是血中葡萄糖与蛋白质（约 70% 为清蛋白）发生非酶促反应的产物。由于清蛋白在体内的半衰期较短(17 ～ 19d)，所以 GSP 水平能反映糖尿病患者检测前 2 ～ 3 周的平均血糖水平。GSP 测定方法简易、省时且不需要特殊设备，可广泛适用于基层医疗单位。但由于 GSP 测定是反映血浆中总的糖化血浆蛋白质，其值易受血液中蛋白质浓度、胆红素、乳糜和低分子物质等的影响，尤其在低蛋白血症和白蛋白转化异常的患者；同时，由于血清中非特异性还原物质也可发生此反应，加之不同蛋白质组分的非酶糖化反应率不同，故 GSP 检测法特异性差，目前有逐渐被 GA 取代的趋势。

GA 是在 GSP 基础上进行的定量测定，是利用血清 GA 与血清白蛋白的百分比来表示 GA 的水平,去除了血清白蛋白水平对检测结果的影响,因此较 GSP 更精确,近年来开始在临床逐渐得到推广应用。

2. GA 的正常参考值　GA 在临床上应用的时间相对较短,目前尚缺乏公认的正常值。近年国内各地亦开展了 GA 正常参考值的研究,2009 年上海市糖尿病研究所采用全国 10 个中心的临床协作研究,最终入选了 380 名 20～69 岁正常人群并初步建立中国人 GA 正常参考值为 10.8%～17.1%。同期北京地区的研究显示 GA 正常参考值为 11.9%～16.9%。

3. GA 的临床应用

(1) 评价短期糖代谢控制情况

① GA 测定可反映患者近 2～3 周的平均血糖水平,是评价患者短期糖代谢控制情况的良好指标,尤其是对于糖尿病患者治疗方案调整后疗效的评价,比如短期住院治疗的糖尿病患者,GA 可能比 HbA1c 更具有临床参考价值。

② GA 可辅助鉴别急性应激如外伤、感染及急性心脑血管事件所导致的应激性高血糖。

③ GA 和 HbA1c 联合测定有助于判断高血糖的持续时间,可作为既往是否患有糖尿病的辅助检测方法。

(2) 筛查糖尿病:GA ≥ 17.1% 时可以筛查出大部分未经诊断的糖尿病患者。GA 异常,提示糖尿病高危人群需行 OGTT 检查的重要指征,尤其对于空腹血糖正常者意义更为明显。当然,GA 能否作为糖尿病筛查指标仍需进一步的前瞻性流行病学研究。

(3) GA 与糖尿病并发症:已有证据表明 GA 作为一种重要的糖基化产物,与糖尿病肾病、糖尿病视网膜病变及糖尿病动脉粥样硬化等慢性并发症具有良好的相关性。

4. GA 检测的优势　对于进行血液透析等影响红细胞寿命的糖尿病患者,HbA1c 测定常被低估,而此时 GA 测定不受影响。因此,GA 较 HbA1c 更能反映血糖控制的情况。

5. 影响 GA 检测结果的因素

(1) 血白蛋白的更新速度:同样的血糖水平,血清蛋白更新速度加快的个体 GA 水平较低。因此，在评估伴有清蛋白转化异常的临床疾病如肾病综合征、甲状腺功能异常、肝硬化的糖尿病患者的 GA 水平时需考虑到这一因素。

(2) 体脂含量：体质指数（BMI）对 GA 水平呈负性影响，可能与肥胖者白蛋白的更新速度、分解代谢速度加快及炎症等因素有关，也可能通过脂肪块和腹内脂肪起作用。因此，在体脂含量增多或中心型肥胖的人群中，GA 可能低估其实际血糖水平。

(3) 甲状腺激素：甲状腺激素能够促进白蛋白的分解，从而也会影响血清 GA 的水平。甲状腺功能亢进可使测定结果降低，甲状腺功能减退可使测定结果升高。

6. GA 检测的局限性　目前尚缺乏有关 GA 与糖尿病慢性并发症的大样本、前瞻性研究，因此临床上对于长期血糖控制水平的监测，GA 的使用应谨慎。GA 不能反映血糖波动的特征。

五、1，5-脱水葡萄糖醇

1，5-脱水葡萄糖醇（1，5-AG）是呋喃葡萄糖的 C-1 脱氧形式，其含量在多元醇糖类中仅次于葡萄糖，其在糖尿病患者中显著降低，可准确而迅速地反映 1～2 周的血糖控制情况，尤其是对餐后血糖波动的监测具有明显的优越性。2003 年，美国食品药品管理局（FDA）批准将 1，5-AG 作为评价短期血糖监测的新指标。有研究表明，在糖尿病管理中，1，5-AG 可作为辅助的血糖监测参数用于指导治疗方案的调整。但 1，5-AG 在糖尿病筛查、诊断中的意义尚待更多的循证医学证据予以证实。

六、动态血糖监测

动态血糖监测（CGM）是指通过葡萄糖感应器监测皮下组织间液的葡萄糖浓度而间接反映血糖水平的监测技术，可提供连续、全面、可靠的全天血糖信息，了解血糖波动的趋势，发现不易被传统监测方法所探测的隐匿性高血糖和低血糖，CGM 可成为传统血糖监测方法的一种有效补充。CGM 技术分为回顾性动态血糖监测和实时动态血糖监测两种。

（一）CGM 的临床应用及适应证

CGM 检查费用昂贵，要掌握好监测的适应证和时机，并充分利用其优势，从而最大化地发挥其临床价值。

1. 回顾性 CGM

（1）主要优势：能发现不易被传统监测方法所探测到的隐匿性高血糖和低血糖，尤其是餐后高血糖和无症状性低血糖。在评估血糖波动及发现低血糖方面具有独特优势。

（2）适用人群

① 1 型糖尿病患者。

② 需要胰岛素强化治疗的 2 型糖尿病患者。

③ 在 SMBG 指导下降血糖治疗的 2 型糖尿病患者，仍出现以下情况之一者：a. 无法解释的严重低血糖或反复低血糖，无症状性低血糖，夜间低血糖；b. 无法解释的高血糖，特别是空腹高血糖；c. 血糖波动大；d. 出于对低血糖的恐惧，刻意保持高血糖状态的患者。

④ 妊娠糖尿病或糖尿病合并妊娠。

⑤ 患者教育：CMG 可帮助患者了解运动、饮食、应激、降血糖治疗等导致的血糖变化，提高患者依从性，促进医患双方更有效地沟通。

⑥ 其他：合并胃轻瘫的患者、特殊类型糖尿病、其他伴有血糖变化的内分泌疾病也可进行 CMG 以了解血糖变化特征。

2. 实时 CMG　实时 CMG 血糖监测主要特点是在提供即时血糖信息的同时提供高血糖、低血糖报警、预警功能，协助患者进行即时血糖调节。

目前推荐适应证：① HbA1c < 7% 的儿童和青少年 1 型糖尿病患者，使用实时 CMG 可辅助患者 HbA1c 水平持续达标，且不增加低血糖发生风险。② HbA1c > 7% 的儿童和青少年 1 型糖尿病患者，如有能力每日使用和操作仪器。③ 有能力接近每日使用的成年 1 型糖尿病患者。④ 住院行胰岛素治疗的 2 型糖尿病患者、围术期 2 型糖尿病患者、非重症监护室使用胰岛素治疗患者，使用实时 CMG 可有助于血糖控制并减少低血糖发生。

(二) CGM 的使用规范

1. **准确性评判** 因 CGM 测定的是皮下组织间液的葡萄糖浓度，而非静脉血或毛细血管血糖值。因此在监测结束后进行 CGM 数据分析之前，应首先对监测结果进行准确度评判。其中回顾性动态血糖监测系统（CGMS）的"最佳准确度"评价标准为：①每日匹配的探头测定值和指尖血糖值 ≥ 3 个。②每日匹配的探头测定值和指尖血糖值相关系数 ≥ 0.79。③指尖血糖最大值与最小值之间的差值 ≥ 5.6mmol/L，平均绝对差（MAD）≤ 28%；指尖血糖最大值与最小值之间的差值 < 5.6mmol/L，MAD ≤ 18%。

2. **动态血糖的正常参考值**（表 3-19）。

表 3-19 中国成年人持续葡萄糖监测的正常参考值（以 24h 计算）

参数类型	参数名称	正常参考值
葡萄糖水平	平均葡萄糖水平	< 6.6mmol/L
	≥ 7.8mmol/L 的比例及时间	< 17%（4h）
	≤ 3.9mmol/L 的比例及时间	< 12%（3h）
葡萄糖波动	葡萄糖标准差（SD）	< 1.4mmol/L
	平均葡萄糖波动幅度（MAGE）	< 3.9mmol/L

3. **解读动态血糖图谱及数据的注意点**

（1）在解读结果时应着重分析血糖的波动规律和趋势，并尽量查找造成血糖异常波动的可能原因，而不是"纠结"于个别时间点的绝对血糖值。

（2）每次的监测数据仅反映既往短时间（如 72h）血糖控制情况，不能将此时间窗扩大化。

（3）推荐采用"三步法"标准分析模式解读动态血糖图谱及数据，简要而言，即第一步分析夜间血糖，第二步看餐前血糖，第三步看餐后血糖。每个步骤先观察低血糖，后看高血糖，并找到具体的原因以调整治疗方案。

4. **SMBG 方案** 取决于病情、治疗的目标和治疗方案。

（1）生活方式干预控制糖尿病的患者：建议每周测 5～7 点血糖，

可根据需要有目的地监测血糖,了解饮食控制和运动对血糖的影响,从而来调整饮食和运动。

(2) 口服降血糖药者:可每周监测 2～4 次空腹血糖或餐后血糖,或在就诊前 1 周内连续监测 3d,每天监测 7 次血糖(早餐前后血糖、午餐前后血糖、晚餐前后血糖和睡前血糖)。

第六节 非胰岛素降糖药物

高血糖的药物治疗多基于纠正导致血糖升高的两个主要病理生理改变——胰岛素抵抗和胰岛素分泌受损。根据作用效果的不同,口服降血糖药可分为以促进胰岛素分泌为主要作用的药物(磺脲类、格列奈类、DPP-4 抑制药)和通过其他机制降低血糖的药物,如双胍类、噻唑烷二酮类(TZDs)、α- 糖苷酶抑制药、SGLT-2 抑制药等。

在 2 型糖尿病的自然病程中,胰岛 B 细胞功能随着病程的延长而逐渐下降,胰岛素抵抗的程度变化不大。因此,随着 2 型糖尿病病程的进展,对外源性的血糖控制手段的依赖逐渐增大。临床上常需要多种口服药物或口服药与胰岛素、GLP-1 受体激动药的联合治疗。

一、二甲双胍

(一)临床地位和使用时机

二甲双胍应用于临床已有 50 多年的历史,在我国也已经有 20 多年的临床应用经验,是目前全球应用最广泛的口服降血糖药之一。

1. 治疗 2 型糖尿病的一线首选药物 二甲双胍具有可靠的短期和长期降血糖疗效,单独使用可有效降低 2 型糖尿病患者的 FPG、PPG,可使 HbA1c 下降 1.0%～2.0%,可使中国新诊断 2 型糖尿病患者的 HbA1c 下降 1.8%,且不受体重的影响。在相似的基线 HbA1c 条件下,最佳有效剂量(2000mg/d)的降血糖疗效显著强于其他口服降血糖药物。

二甲双胍单药疗效效果不佳的患者,联合其他口服降血糖药可进一步获得明显的血糖改善。联用胰岛素可降低血糖、改善血脂,同时减轻胰岛素引起的体重增加，减少胰岛素用量。二甲双胍也可以与胰岛素联合应用于 1 型糖尿病患者。

二甲双胍有良好的单药治疗或联合治疗的疗效和安全性证据、良好的卫生经济学效益证据，以及心血管并发症预防等方面明确的临床证据。国内外主要糖尿病指南均建议：无论超重还是体重正常的 2 型糖尿病患者，除非存在禁忌证或无法耐受，否则都应从一开始就使用二甲双胍治疗，且联合治疗的方案中都应包括二甲双胍，这体现了该药在糖尿病治疗中的重要地位。

2. *超重或肥胖 2 型糖尿病患者的首选用药*　回顾性研究和前瞻性研究结果均提示，二甲双胍在正常体重、超重、肥胖的 2 型糖尿病患者中疗效相当，因此体重不是使用二甲双胍治疗与否的决定因素。无论对于超重患者还是体重正常的患者，国内外指南均推荐二甲双胍为 2 型糖尿病的首选药物。

3. *对糖尿病的预防作用*　二甲双胍是第一个被证明能预防糖尿病和延缓糖尿病发生的药物。二甲双胍能有效降低糖尿病前期人群发生 2 型糖尿病的风险，具有良好的耐受性和长期的有效性。但在我国预防糖尿病尚不是二甲双胍的适应证。2012 年 IDF 全球 2 型糖尿病指南推荐：预防糖尿病最好选择生活方式干预，对于 IFG、年龄 < 60 岁的肥胖人群，可给予二甲双胍干预。故建议糖尿病前期人群应起始生活方式干预，对生活方式不能有效控制血糖的患者，给予二甲双胍可有效预防糖尿病。

接受二甲双胍干预的患者应限于有预防糖尿病意愿、有很好的治疗依从性并有条件按照医嘱定期接受糖代谢评估的糖尿病前期个体。

（二）作用机制

1. *降血糖作用机制*　通过直接抑制肝的糖异生降低 FPG；提高外周组织对葡萄糖的摄取和利用降低 PPG；减少小肠内葡萄糖的吸收；促进脂肪酸氧化，减少脂肪合成，从而减轻 IR；改善胰岛素敏感性，提高胰岛 B 细胞对血糖的应答；升高 GLP-1 的水平。

2. *二甲双胍是一种增敏药*　通过抑制肝糖原分解，降低肝糖异生，增强胰岛素与外周组织胰岛素受体的亲和力，促进葡萄糖摄取和利用，改善组织对胰岛素的敏感性。

（三）剂量和剂型

1. 最小、最大及最佳使用剂量　二甲双胍的降血糖效果与剂量呈正相关。每天 500mg 可降低 HbA1c 0.6%，每天 2000mg 可降低 HbA1c 2%，且胃肠道反应与 1000mg/d 或 1500mg/d 差异无统计学意义。

二甲双胍起效的最小推荐剂量为 500mg/d，成年人最大推荐剂量为 2550mg/d，最佳有效剂量为 2000mg/d。

2. 剂量调整原则——"小剂量起始，逐渐加量"　开始服用剂量为 500mg/d 或 < 1000mg/d，1～2 周后加量至 1000mg/d，继续 1～2 周加量 1 次，最佳剂量为 2000mg/d。二甲双胍可在进餐时或餐后立即服用，缓释剂型每天 1 次，晚餐时或餐后立即服用。也可采用简化的剂量方案，即起始剂量为 500mg，每天 2 次，如无明显胃肠道反应，2 周后可增加剂量至 1000mg，每天 2 次。根据患者状况个体化治疗，每日总剂量为 1500～2550mg，分 2～3 次服用。老年人及肝、肾功能不全患者需要调整剂量。

3. 二甲双胍的不同剂型

（1）单一成分

①二甲双胍普通片：250mg/ 片，500mg/ 片，850mg/ 片。

②二甲双胍缓释片或胶囊：500mg/ 片，500mg/ 粒。

③二甲双胍肠溶片或胶囊：250mg/ 片，250mg/ 粒。

④二甲双胍粉剂。

（2）复方制剂：与磺脲类或 DPP-4 抑制药或 TZD 或 SGLT-2 抑制药等组成。

（3）不同剂型的区别

①给药后制剂中药物的溶出释放行为不同：普通片剂胃内崩解、释放；肠溶片在胃排空到肠道后崩解、释放；缓释片和缓释胶囊在胃肠道内缓慢溶出、释放；肠溶胶囊在肠道内溶出、释放。

②普通片剂在胃内溶出速度较快，肠溶片或肠溶胶囊次之，缓释片最慢。

③缓释片（或胶囊）和肠溶片（或胶囊）较普通片剂减少胃肠道

反应，患者依从性好。

④合格的药物制剂，在相同给药剂量下，各种剂型间具有生物等效性。

(四) 安全性

1. **常见不良反应**　主要不良反应为胃肠道反应（腹泻、恶心、呕吐、胃胀、乏力、消化不良、腹部不适）及头痛，多为一过性，常见于治疗的早期（绝大多数发生于前10周），随治疗时间延长，可逐渐耐受或消失。小剂量开始，逐渐加量，适时调整剂量，非缓释制剂分次随餐服用是减少不良反应的有效办法。如果增加剂量后发生严重的胃肠道反应，可以降至之前较低的剂量，耐受后再尝试增大剂量。

二甲双胍仅在高血糖时才会发挥降血糖作用，血糖正常时无降血糖作用，单药治疗不会发生低血糖。

2. **对维生素 B_{12} 吸收的影响**　长期服用二甲双胍可引起维生素 B_{12} 水平的下降。建议长期服用二甲双胍的患者适当补充维生素 B_{12}。不建议服用二甲双胍的患者中常规监测维生素 B_{12} 的水平。

3. **是否损伤肝、肾**　二甲双胍主要以原形由肾从尿中排除，清除迅速，12～24h 约可清除90%。二甲双胍清除率约为肌酐清除率的3.5倍，且经肾小管排泄是二甲双胍清除的主要途径。因此，对肾没有损害。但肾功能损害易发生二甲双胍和乳酸蓄积。

二甲双胍通过胃肠道吸收进入血液循环，几乎不与血浆清蛋白结合，不经过肝代谢，不竞争肝 P450 酶，在体内也不降解，而是直接作用于肝和肌肉，减少肝糖异生，增加肌肉内葡萄糖酵解。因此，二甲双胍无肝毒性，推荐剂量范围内用药的肝功能正常者，不会造成肝损害。但肝功能受损者使用二甲双胍时应谨慎，肝功能受损会限制乳酸的清除能力，建议血清转氨酶超过3倍正常上限时应避免使用二甲双胍。

4. **二甲双胍与乳酸酸中毒**　目前尚无确切证据证明二甲双胍与乳酸酸中毒有关，肝、肾功能正常的患者长期应用二甲双胍不增加乳酸酸中毒风险；在掌握好禁忌证的情况下，长期使用二甲双胍不增加乳酸酸中毒的风险。

5. 与非降血糖药的相互作用

（1）使用氨氯吡咪、地高辛、吗啡、普鲁卡因胺、奎尼丁、奎宁、雷尼替丁、氨苯蝶啶、甲氧苄氨嘧啶和万古霉素等经肾小管排泌的阳离子药物，其影响肾功能或二甲双胍分布，应密切监测血糖并调整二甲双胍和（或）相互作用的剂量。

（2）同时服用噻嗪类药物或其他利尿药、糖皮质激素、吩噻嗪、甲状腺制剂、雌激素、口服避孕药、苯妥英、烟碱酸、拟交感神经药、钙离子通道阻滞药和异烟肼等可引起血糖升高的药物需密切监测血糖。而停用这些药物后，要密切注意低血糖的发生；合用氯磺丙脲的患者在换用二甲双胍的最初 2 周要密切监测血糖。

（3）二甲双胍有增加华法林的抗凝血倾向。

（4）树脂类药物，如苏合香、血竭、乳香等与二甲双胍合用可减少其吸收。

6. 心血管益处 大量循证医学证据证明（UKPDS、REACH、HOMA、中国 SPREAD 研究），二甲双胍可减少新诊断的 2 型糖尿病患者及已经发生心血管疾病的 2 型糖尿病患者心血管疾病的发生风险。二甲双胍是目前明确具有心血管获益的降糖药物之一。

二甲双胍目前已被证实可以降低血糖、改善 NAFLD 和 IR、减轻体重、改善血脂和抗凝血等，还可以直接改善血管内皮细胞功能、增加血流量，从而通过减少心血管疾病的危险因素而达到心血管保护。

7. 降血糖之外的益处

（1）改善血脂：二甲双胍能改善脂肪的合成与代谢，主要改善三酰甘油、总胆固醇、低密度脂蛋白胆固醇水平，对高密度脂蛋白胆固醇改变不明显。

（2）多囊卵巢综合征（PCOS）：二甲双胍可以提高 PCOS 患者的雌二醇水平，改善多毛症，使月经规律，诱导排卵。二甲双胍可作为 PCOS 合并 2 型糖尿病或糖耐量受损患者，生活方式干预（一线治疗）失败或月经不规则且无法应用避孕药（二线治疗）情况下的一种药物治疗。

（3）非酒精性脂肪肝（NAFLD）：二甲双胍对 NAFLD 患者的肝

血清酶谱、炎症、脂肪变性和纤维化有改善作用。2018 版《非酒精性脂肪性肝病防治指南》指出，尽管二甲双胍对非酒精性脂肪性肝炎并无治疗作用，但其可以改善 IR、降低血糖和辅助减肥，建议用于 NAFLD 患者 T2DM 的预防和治疗。

(4) 降低肿瘤发生风险：糖尿病可能是多种肿瘤，如乳腺癌、结（直）肠癌、胰腺癌、子宫内膜癌等的危险因素。研究显示，二甲双胍可通过激活 AMPK 通路抑制肿瘤的发生、发展。

(五) 特殊人群中二甲双胍的使用

1. 1 型糖尿病 1 型糖尿病患者可在胰岛素治疗的基础上加用二甲双胍，尤其适用于胰岛素剂量较大、体重增加明显的患者；但糖尿病酮症酸中毒（DKA）、糖尿病高血糖高渗综合征（HHS）、糖尿病乳酸酸中毒患者禁用。

2. 心力衰竭 需要药物治疗的充血性心力衰竭是二甲双胍使用的禁忌证。

3. 老年人 2018 年 ADA 糖尿病诊疗标准老年糖尿病病人综合管理中提出：二甲双胍在 eGFR $\geq$ 30ml/min/1.73 的老年糖尿病患者中仍作为一线药物，但在进行性肾功能下降、肝功能受损、充血性心力衰竭、存在乳酸酸中毒风险等时，需谨慎使用。《中国 2013 年老年糖尿病诊疗措施专家共识》也推荐二甲双胍为老年 2 型糖尿病的首选一线药物，没有年龄限制，但需注意监测肾功能（肾功能不全患者二甲双胍的应用见后面内容）；且 65 岁以上糖尿病患者不推荐使用最大剂量。

4. 儿童青少年糖尿病 二甲双胍可以用于 10 岁及以上的儿童青少年 2 型糖尿病，且最高剂量不超过 2000mg/d，不推荐用于 10 岁以下的儿童（见儿童青少年糖尿病的个体化治疗）。

5. 妊娠糖尿病 有研究显示，二甲双胍可降低 PCOS 患者妊娠早期的流产率和妊娠糖尿病的发生率。在控制孕妇体重和治疗 IR 方面有优势，孕早期口服二甲双胍没有增加胎儿重大畸形和新生儿并发症的风险。二甲双胍在 FDA 妊娠期用药分级中为 B 类药物，但我国药监部门尚未批准二甲双胍用于妊娠妇女。

6. 肝、肾功能不全患者 肝功能严重受损会限制乳酸的清除能力，建议血清转氨酶超过 3 倍正常上限时避免使用。血清转氨酶轻度升高的患者使用时应密切监测肝功能。

临床上是根据 eGFR 水平而非尿蛋白水平决定是否应用二甲双胍，eGFR ≥ 60ml/（min·1.73m^2）无须减量；eGFR 在 45～60ml/（min·1.73m^2）时减量；eGFR < 45ml/（min·1.73 m^2）时停用。

7. 造影或全身麻醉术前患者

（1）肾功能正常的患者，造影前不必停用二甲双胍，但使用对比剂后应在医师的指导下停用 48～72h，复查肾功能正常后可继续用药。

（2）肾功能异常的患者，使用对比剂及全身麻醉术前 48h 应暂时停用，之后还需停药 48～72h，复查肾功能正常后可继续用药。

8. 新诊断 2 型糖尿病患者胰岛素短期强化治疗的后续治疗　对于有明显高血糖临床症状的新诊断 2 型糖尿病患者可实施短期胰岛素强化治疗。在高血糖得到控制和症状缓解后可根据病情调整治疗方案，如改用口服降血糖药或医学营养和运动治疗。建议接受胰岛素短期治疗的新诊断 2 型糖尿病患者在高血糖症状得到改善后可考虑改成以二甲双胍为起始的口服降血糖药治疗方案。

（六）二甲双胍的禁忌证

1. 肾功能不全者：男性血肌酐 ≥ 132μmol/L（1.5mg/dl），女性肌酐 ≥ 124μmol/L（1.4mg/dl）或 eGFR < 45ml/（min·1.73m^2）时禁用。

2. 缺氧状态：需药物治疗的充血性心力衰竭和其他严重心肺疾病患者。

3. 严重感染和外伤、外科大手术、临床有低血压和缺氧等患者。

4. 已知对盐酸二甲双胍过敏者。

5. 急、慢性代谢性酸中毒，包括有或无昏迷的糖尿病酮症酸中毒患者。

6. 酗酒者。

7. 接受血管内注射碘化对比剂者，应暂停使用。

8. 维生素 B$_{12}$、叶酸缺乏未纠正者。

二、磺脲类药物

(一) 作用机制

通过刺激胰岛 B 细胞分泌胰岛素，增加体内的胰岛素水平，其作用部位是胰岛素 B 细胞膜上的 ATP 敏感的钾离子通道（K_{ATP}），K_{ATP} 由内向整流型钾离子通道（Kir）和磺脲类受体（SUR）组成。磺脲类药物（SUs）与 SUR 结合，关闭 Kir，导致细胞内钾离子外流减少，细胞膜除极，激活电压依赖性钙离子通道，Ca^{2+} 内流及细胞内 Ca^{2+} 浓度增高，激活胞吐现象，使胰岛素分泌增加。近年来也发现 SUs 还可以通过不依赖 K_{ATP} 的途径刺激胰岛素分泌。

(二) 临床应用

磺脲类药物单药治疗一般可降低 HbA1c 1%～2%，平均降低 1.5%，是临床上治疗 T2DM 的常用口服药物之一。新一代的磺脲类药物具有降糖作用强、不良反应少等优势，包括格列美脲、格列齐特、格列吡嗪、格列喹酮、格列本脲等。

格列喹酮、格列吡嗪普通剂型属于短效制剂，作用时间较短；格列美脲、格列吡嗪控释剂、格列齐特（及缓释片）、格列本脲为中、长效制剂，作用时间较长。短效药物需每日 3 次给药，中、长效药物每日给药 1～2 次即可。以餐后血糖升高为主的患者，宜选择短效制剂；以空腹血糖升高为主的患者或空腹、餐后血糖均高者，宜选择中、长效制剂。

(三) 特殊人群用药

1. 肝功能不全：ALT＞8～10 倍参考值上限或 ALT＞3 倍参考值上限且血清 TBIL＞2 倍参考值上限时禁用。伴有肝性脑病、腹水或凝血障碍的失代偿性肝硬化患者禁用。

2. 肾功能不全：格列本脲本身及其代谢产物均具有降糖活性，肾功能不全的患者使用容易发生严重低血糖。格列喹酮、格列齐特及格列吡嗪代谢产物均为非活性物质，尤其是格列喹酮，其代谢产物仅 5% 经肾脏排泄，受肾功能的影响很小，其可用于轻、中度肾功能不全的糖尿病患者。格列齐特缓释片具有肾脏保护作用，可降低患者蛋白尿和肾脏事件风险。

3. 老年患者：宜选择降糖作用温和、作用时间短、低血糖风险小的药物，避免使用格列本脲。

4. 禁用于妊娠期糖尿病、儿童和青少年 T2DM 以及 T1DM。

（四）禁忌证

对磺胺类药物过敏、1 型糖尿病、2 型糖尿病晚期 B 细胞功能极差、糖尿病酮症酸中毒、高渗高血糖综合征、严重感染、严重肝或肾损伤、外伤、大手术和妊娠、哺乳期等患者。

（五）不良反应

1. 低血糖反应：最常见而重要的不良反应；作用时间长的药物引起的低血糖持续时间长、停药后仍可反复发作，往往需要观察数日，必要时住院治疗。

2. 体重增加。

3. 皮肤过敏反应。

4. 消化系统：少数患者出现上腹不适、恶心、食欲缺乏、消化不良等，偶见肝功能损害、胆汁淤积性黄疸。

5. 心血管系统：理论上可导致高胰岛素血症和体重增加，对心血管系统间接造成不良影响，也可能对心血管系统的离子通道和电生理有某些直接的不利作用，但是否增加心血管系统患病的发病率和病死率，仍需进行有关基础研究和临床研究。

（六）其他药物对磺酰脲类药物作用的影响

1. 增强降血糖作用的药物　阿司匹林、保泰松、吲哚美辛；乙醇、H_2 受体阻滞药、抗凝血药；丙磺舒、别嘌醇；利舍平、胍乙啶、可乐宁。

2. 降低其降血糖作用的药物　苯巴比妥、利福平、噻嗪类利尿药、呋塞米、β 受体阻滞药、糖皮质激素、雌激素、苯妥英钠等。

（七）磺酰脲类药物（SUs）失效

1. 原发性失效　从未服用过 SUs 的糖尿病患者，在严格控制饮食和运动治疗的情况下，口服 SUs 至最大剂量，连续 4~6 周仍效果不佳，空腹血糖 > 10mmol/L 称为原发性失效。近年认为这些患者很可能是未被识别的成年人隐匿性免疫性糖尿病。

2. 继发性失效　原先用磺脲类药物能有效地控制血糖，而于治疗后 1～3 年失效者称为继发性治疗失效，每年发生率为 5%～10%。

原因：①饮食控制不佳、体力活动少、精神紧张或有应激疾病（感染、手术、外伤、急性心肌梗死等）、合用升血糖药（糖皮质激素、β受体阻滞药）等，有关因素去除后可改善血糖控制。②一部分可能属于未被识别的成年人隐匿性免疫性糖尿病。③高血糖毒性作用，指高血糖引起胰岛素抵抗进一步增加，B 细胞功能进一步恶化、SUs 吸收减少等。④SUs 抵抗性：指长期使用 SUs 后 B 细胞选择性对 SUs 无反应，药物剂量较大时更易发生。⑤B 细胞功能进一步恶化和（或）胰岛素抵抗进一步加重。

三、噻唑烷二酮类

噻唑烷二酮类（TZDs）主要通过增加靶细胞对胰岛素作用的敏感性而降低血糖。临床试验显示，TZDs 可使 HbA1c 下降 1.0%～1.5%。TZDs 与二甲双胍均具有降低胰岛素抵抗的作用，但作用机制不同，前者主要促进外周组织摄取葡萄糖，后者主要抑制肝糖输出。目前在我国上市的 TZDs 主要有罗格列酮（4～8mg/d）和吡格列酮（15～30mg/d）。

（一）适应证

1. 2 型糖尿病：主要适应于伴有 IR 的 2 型糖尿病，可单独应用，也可与 SUs、双胍类或胰岛素联用。

2. 非酒精性脂肪性肝炎（NASH）：《2017 年美国肝病研究学会非酒精性脂肪性肝病的诊断和管理指南》和中华医学会肝病学分会《非酒精性脂肪性肝病防治指南 2018 版》中均提出，对于肝组织活检证实的 NASH 患者，无论是否合并 2 型糖尿病，吡格列酮均可改善肝脏病理组织学改变，但对于未经组织活检证实为 NASH 的 NAFLD 患者，目前尚无充分数据支持吡格列酮的应用。

（二）不良反应及注意事项

1. 水钠潴留　可能与血管扩张、毛细血管内皮细胞通透性增加有关。

2. 体重增加　与水钠潴留、脂肪细胞增加有关。

3. 肝毒性　虽然罗格列酮、吡格列酮没有表现出明显的肝毒性，但早期的曲格列酮曾引起致死性肝损害，所以 TZDs 使用前后应定期检查肝功能。

注意事项：活动性肝病或转氨酶升高超过正常上限 2.5 倍者禁用。介于正常及 2.5 倍者应查明原因，有肝病临床症状者不用，无症状者在密切观察下必要时慎用。用药过程中第 1 年每 2 个月查肝功能 1 次，以后亦定期检查，如谷丙转氨酶[又称丙氨酸转氨酶（ALT）]大于正常高限 2.5～3 倍即停药；如仅轻度上升应密切观察，有疑问时即停用。

4. 低血糖　TZDs 为抗糖尿病药，单独应用时极少引起低血糖，但与胰岛素或胰岛素促泌剂联合使用时可增加低血糖发生的风险。

5. 骨折　与其他降糖药相比，TZDs 引起骨折的风险增加，骨折多发生于外周骨和髋部，椎骨较少。绝经后女性及老年患者发生较多，大剂量用药者较多，疗程多在 1 年以上。

注意事项：严重骨质疏松和有骨折病史的患者禁用。

四、格列奈类

（一）降血糖机制

胰岛素促泌剂主要通过关闭胰岛 B 细胞膜上 ATP 依赖性钾离子通道而促进胰岛素分泌。瑞格列奈是苯甲酸衍生物而无磺脲基团，因而与受体结合的位点与磺脲类药物不同。其与受体的结合快且解离快（快开-快闭），从而起效迅速、作用持续时间短。其"快开"作用刺激胰岛素分泌的模式与食物引起的生理性早期相胰岛素分泌相似，可以有效地增强早期相（第 1 时相）胰岛素分泌从而对降低餐后血糖具有独特优势。它的"快闭"作用不会同时导致基础胰岛素或第 2 相胰岛素分泌的升高，能够预防高胰岛素血症。

目前临床上应用的格列奈类药物主要有瑞格列奈片、那格列奈片和米格列奈钙片（表 3-20）。本类药物禁忌证与磺脲类药物相同。

表 3-20 格列奈药物常用剂量剂型

化学名	规格（mg）	剂量范围（mg/d）	服用方法
瑞格列奈片	0.5、1.0、2.0	1～16	餐前15min内,也可在餐前0～30min
那格列奈片	120	120～360	餐前1min服用
米格列奈钙片	10	30～60	临餐前（5min内）口服

（二）格列奈类药物的优势

1. **降低餐后血糖显著** 中国2型糖尿病患者中,伴有餐后血糖升高患者的比例大,达标率低且危害严重;胰岛素第一时相缺失是餐后血糖升高的主要原因,且出现于2型糖尿病早期;格列奈类药物快速恢复第一时相,降低餐后血糖。以格列奈为基础的单药和联合二甲双胍或甘精胰岛素治疗方案,适用于不同血糖水平的2型糖尿病患者。

格列奈类药物也是《2011年IDF餐后血糖管理指南》推荐的基础用药之一。

2. **低血糖风险小** 在血糖控制相近的前提下,格列奈类药物严重低血糖的发生率比磺脲类药物明显降低。

3. **给药方式灵活** 随餐服用,漏餐停用,使得制订个体化给药方案成为可能,尤其适用于用餐不规律者及不易记住服药时间的老年患者应用。

4. **肝、肾安全性高** 2015版《2型糖尿病合并慢性肾脏病口服降血糖药用药原则中国专家共识》推荐,那格列奈和瑞格列奈在慢性肾病1～5期的患者无须调整剂量。

瑞格列奈对肝的安全性较高,试验表明,有明显肝功能损害人群使用瑞格列奈的药效学及安全性,与正常人应用无显著差异,但仍禁用于重度肝功能异常患者。《那格列奈临床应用专家共识》也提出,对于轻、中度肝损伤的患者无须调整剂量。

5. **其他** 格列奈类药物尤其适用于新诊断者及老年患者。

五、α-糖苷酶抑制药

（一）作用机制

α-糖苷酶抑制药通过抑制碳水化合物在小肠上部的吸收而降低餐后血糖。阿卡波糖是第一个针对餐后血糖的药物，且是唯一提供控制餐后血糖可获得心血管收益证据的降血糖药。适用于以碳水化合物为主要食物成分和餐后血糖升高的患者。可单独用药或与其他降血糖药联用。1型糖尿病患者在胰岛素治疗的基础上加用此类药物有助于降低餐后血糖。包括中国人在内的2型糖尿病人群中开展的临床研究的系统评价显示α-糖苷酶抑制药可使HbA1c降低0.5%，并能使体重下降。

（二）种类

国内上市的α-糖苷酶抑制药有阿卡波糖、伏格列波糖和米格列醇。

1. **阿卡波糖** 主要抑制α-淀粉酶，每次50～100mg，每天3次，口服。

2. **伏格列波糖** 主要抑制麦芽糖酶及蔗糖酶，每次0.2～0.3mg，每天3次，口服。

3. **米格列醇** 每次50～100mg，每天3次，口服。

α-糖苷酶抑制药应在进食第一口食物后立即服用。

（三）使用注意事项

1. **不适宜人群** 本类药物不宜用于胃肠功能紊乱者、孕妇、哺乳期妇女和儿童，肝、肾功能不全者慎用。1型糖尿病患者不宜单独使用。

2. **常见不良反应** 如胃肠道反应如腹胀、排气等。从小剂量开始，逐渐加量是减少不良反应的有效方法。

3. **低血糖** 单独服用本类药物通常不会发生低血糖，并可减少餐前反应性低血糖的风险；在老年患者中使用无须调整服药的剂量和次数，亦不增加低血糖发生风险，且耐受性良好。

合用α-糖苷酶抑制药的患者如果出现低血糖，治疗时需使用葡萄糖或蜂蜜，而食用蔗糖或淀粉类食物纠正低血糖的效果差。

(四)阿卡波糖的临床应用

阿卡波糖虽然在欧美国家应用较少,但被中国和日本等东方国家的广大医师和患者普遍接受,成为临床最常用的口服降血糖药物之一。

高碳水化合物饮食更多影响餐后血糖,而高蛋白、高脂肪饮食习惯更多影响空腹血糖。我国糖代谢异常患者中 80% 以上存在餐后高血糖,这与中国人的饮食结构以碳水化合物为主有关,因此,阿卡波糖更适合中国人群。2017 年中国 2 型糖尿病防治指南也将 α 糖苷酶抑制药列为一线的备用药物。

六、胰升糖素样肽降血糖药

(一)肠促胰素的概念

在血糖变化水平相同的情况下,与静脉注射葡萄糖相比,口服葡萄糖可引起更多的胰岛素分泌,此现象称为肠促胰素效应。这种进食或摄入葡萄糖后肠道分泌的参与糖代谢调控的肽类激素称肠促胰素。肠促胰素引起的胰岛素分泌能力占全部胰岛素分泌量的 50%~70%,且该作用具有葡萄糖浓度依赖性,血糖越高,作用越强,所以在调节血糖的同时,引起低血糖的风险很低。

目前已明确有两种肠促胰素:胰升糖素样肽(GLP-1)和葡萄糖依赖的促胰岛素肽(GIP)。其中 GLP-1 调节血糖作用明显强于 GIP。GLP-1 半衰期很短,进入血液循环后迅速被 DPP-4 降解。基于 GLP-1 的降血糖药目前有两大类:GLP-1 受体激动药和 DPP-4 抑制药。基于 GLP-1 的药物为 2 型糖尿病的治疗提供了新的选择。

(二)GLP-1 的作用机制

1. 胰腺作用

(1) 促进胰岛素分泌:GLP-1 通过与 B 细胞的 GLP-1 受体结合后激活 cAMP 依赖的 PKA 信号通路,从而刺激胰岛素前体基因表达而合成胰岛素。

(2) 抑制胰升糖素分泌:通过直接作用于 A 细胞或通过兴奋 B 细胞分泌胰岛素而间接的抑制胰升糖素分泌。

(3) 保护 B 细胞,增加 B 细胞的数量。

2. 胰腺外作用

(1) 作用于中枢神经系统：抑制食欲，增加饱腹感，从而减少摄食，对肥胖的 2 型糖尿病患者有益。

(2) 延缓胃排空和肠道蠕动，并可抑制胃酸和五肽胃泌素的分泌，从而减轻餐后血糖波动和减轻体重，但剂量较大时可引起消化道不良反应。

(3) 作用于心血管系统：降低收缩压，改善心肌缺血和心肌收缩功能。

(4) 作用于肝、肾：抑制肝糖生成，降低肝酶、降低血脂，改善肝功能。

(5) 增加肥胖者的钠排泄、减少 H^+ 分泌、降低肾小球高滤过，从而对肾可能起到保护作用。

(三) GLP-1 受体激动药

1. 作用机制　GLP-1 受体激动药通过模拟天然 GLP-1 激活 GLP-1 受体而发挥作用，且不易被 DPP-4 快速降解，延长半衰期，增加活性 GLP-1 在体内的浓度。GLP-1 受体激动药主要通过外源性补充 GLP-1 以使体内的 GLP-1 水平达到药理浓度而发挥作用，其降血糖效果显著，降低 HbA1c 幅度为 0.8%～1.5%。

2. 分类　短效制剂有艾塞那肽，每天注射 2 次；利司那肽，每天 1 次。短效制剂对延迟胃排空作用较强，餐后血糖降低明显。

长效制剂有利拉鲁肽，每天 1 次，艾塞那肽周制剂，每周 1 次；阿必鲁肽，每周 1 次；dulaglutide，每周 1 次。长效制剂对延迟胃排空作用较弱，但通过刺激胰岛素分泌和抑制胰高血糖素分泌，对空腹血糖降低明显。

目前国内上市的 GLP-1 受体激动剂为艾塞那肽、利拉鲁肽、利司那肽和贝那鲁肽，均需皮下注射。

(1) 艾塞那肽（百泌达）：短效的 GLP-1 受体激动药，与人 GLP-1 的同源性为 53%。早、晚餐前 60min 内皮下注射。开始每次 5μg，每天 2 次，以后可按需增至 10μg，每天 2 次。

(2) 利拉鲁肽（诺和力）：长效人 GLP-1 类似物，与人 GLP-1 的同源性为 97%。初始剂量为 0.6mg，皮下注射，每日 1 次，至少应用

1周。常规剂量为1.2mg，皮下注射，每日1次。如需进一步控制血糖，可给予强化治疗剂量1.8mg，皮下注射，每日1次。

（3）贝那鲁肽（谊生泰）：重组人胰高血糖素类多肽-1（7-36）。起始剂量为每次0.1mg（50ul），每日三次，餐前5分钟皮下注射。治疗2周后，剂量应增至每次0.2mg（100ul），每日三次。

3. **临床疗效** GLP-1受体激动剂除降糖作用外，还可以减重、降压、改善血脂，对肥胖、超重的T2DM尤为有利。LEADER研究提示：在伴有心血管疾病或心血管危险因素的T2DM患者中，利拉鲁肽可显著降低3终点MACE（包括心血管死亡、非致死性心肌梗死或卒中）和心血管死亡的风险，且不增加心力衰竭住院的风险，是目前明确具有心血管获益的降糖药物之一。

4. **适应证** GLP-1受体激动药适用于成年人2型糖尿病患者，国内批准的适应证见表3-21。

表3-21 GLP-1受体激动药和DPP-4抑制药国内批准的适应证

药物	生活方式治疗血糖控制不佳时	二甲双胍单药治疗血糖控制不佳时	磺脲类单药治疗血糖控制不佳时	二甲双胍与磺脲类联合治疗血糖控制不佳时
艾塞那肽		✓	✓	✓
利拉鲁肽		✓	✓	
西格列汀	✓	✓		
维格列汀		✓		
沙格列汀	✓			
利格列汀				✓
阿格列汀	✓	✓		

注：✓表示有适应证，空白表示未提及

5. **不良反应和禁忌证**

（1）不良反应：主要不良反应为恶心、呕吐、腹泻、消化不良、食欲缺乏、低血糖等。主要见于初始治疗时，可随治疗时间延长逐渐减轻。罕见的不良反应包括胰腺炎、皮疹等。

（2）禁忌证：禁用于对该类产品活性成分或其他任何辅料过敏者。

6. **注意事项**

（1）GLP-1受体激动药不能替代胰岛素，不适用于1型糖尿病或糖尿病酮症酸中毒患者。

(2) 严重胃肠道疾病患者、孕妇、哺乳期妇女及儿童不推荐使用。

(3) 艾塞那肽和利拉鲁肽应用中有少数急性胰腺炎病例报道，应告知患者急性胰腺炎的特征性症状。如怀疑发生胰腺炎，应立即停用。2015年ADA/EASD 2型糖尿病患者高血糖管理的立场声明中首次明确了GLP-1受体激动药和DPP-4抑制药的胰腺安全性（胰腺炎和胰腺肿瘤的风险）。目前处方提醒有胰腺炎者慎用，但最近更多的大型临床试验表明用药后胰腺疾病的发生率并无显著变化。

(4) 在联用磺脲类药物时低血糖发生率升高，适当减少磺脲类药物的剂量可减少低血糖发生风险。

(5) 不推荐艾塞那肽用于终末期肾病或严重肾功能不全（肌酐清除率＜30ml/min）患者；利拉鲁肽可用于重度肾功能不全的患者。

(6) 利拉鲁肽在NYHA Ⅳ级心衰患者中应用无临床经验。

(7) 利拉鲁肽不能用于甲状腺髓样癌既往史或家族史患者及2型多发性内分泌肿瘤综合征患者（MEN2）。

(8) 药物免疫反应：40%～50%的患者在应用艾塞那肽后出现对此药的抗体，对大多数患者并未影响其降血糖效果；但近6%的患者出现高效价抗体（＞1/625），约50%的患者降血糖作用减弱。

（四）肽基肽酶-4（DPP-4）抑制药

1. **作用机制**　通过抑制DPP-4活性而减少GLP-1在体内的失活，在生理范围内增加有活性的GLP-1水平。以葡萄糖浓度依赖的方式促进胰岛素释放，降低胰高血糖素水平，发挥降低空腹血糖、餐后血糖和糖化血红蛋白的作用。

目前在国内上市的DPP-4抑制药有西格列汀、沙格列汀、维格列汀、利格列汀和阿格列汀。

2. **降糖疗效**　我国2型糖尿病患者中的临床研究结果显示DPP-4抑制药的降糖疗效（减去安慰剂效应后）为：可降低HbA1c 0.4%～0.9%。

3. **不良反应和禁忌证**

(1) 不良反应：主要不良反应有鼻咽炎、头痛、上呼吸道感染、低血糖等，低血糖发生率较磺脲类低。很少见的不良反应有超敏反应、血管神经性水肿、肝酶升高、腹泻、咳嗽、淋巴细胞绝对数降低等。在 DPP-4 抑制剂中进行的 3 项随机、双盲、安慰剂对照的心血管结局研究 CVOT（TECOS、CAVOR、EXAMINE）均显示，DPP-4 抑制剂既不增加也不降低心血管事件发生风险。

(2) 禁忌证：已知对药物或药物中任何一成分过敏者禁用。

4. 注意事项

(1) DPP-4 抑制药不能用于 1 型糖尿病或糖尿病酮症酸中毒患者；不推荐用于妊娠期、哺乳期妇女及儿童。

(2) 肝、肾功能不全患者中的应用：利格列汀在肝肾功能不全中无需调整剂量。肾功能不全的患者中使用西格列汀、沙格列汀、阿格列汀和维格列汀时，应注意调整剂量（具体见特殊疾病的血糖管理）。

(3) 超敏反应：西格列汀、沙格列汀、利格列汀和阿格列汀上市后有报道出现严重超敏反应（速发过敏反应、血管神经性水肿、剥脱性皮肤损害），如怀疑有超敏反应者，应停止使用。维格列汀在临床中未观察到皮肤损伤的发生率升高，但在合并有糖尿病皮肤并发症的患者中经验有限，建议观察皮肤病变。

维格列汀、沙格列汀在 NYHA Ⅰ～Ⅱ级的充血性心力衰竭患者中治疗经验有限，应慎用，不推荐Ⅲ～Ⅳ级充血性心力衰竭患者中使用。

维格列汀、沙格列汀含有乳糖，半乳糖不耐受遗传性疾病、Lapp 乳糖酶缺乏症或葡萄糖 - 半乳糖吸收不良患者禁用。

(4) 药物相互作用：西格列汀或利格列汀在与磺脲类药物或胰岛素联用时低血糖风险增加，应减少磺脲类药物或胰岛素的剂量。沙格列汀与 CYP3A4/5 抑制药（如酮康唑、阿扎那韦、克拉霉素、茚地那韦、伊曲康唑、奈法唑酮、奈非那韦、利托那韦、沙奎那韦和泰利霉素）合用时，应将沙格列汀的剂量限制为 2.5mg/L。

七、钠 - 葡萄糖协同转运蛋白 2 抑制药

作为近年来热门的新型降血糖药，钠 - 葡萄糖协同转运蛋白 2（SGLT-2）抑制药通过选择性抑制肾近曲小管上皮细胞膜管腔侧的

SGLT-2，阻止葡萄糖重吸收并通过排出过量的葡萄糖（可达 80g/d），以达到降低血糖的目的。

SGLT-2 抑制药降低 HbA1c 幅度大约为 0.5～1.0%；减轻体重 1.5～3.5kg，降低收缩压 3～5mmHg，与其他口服降糖药物比较，其降糖疗效与二甲双胍相当。在具有心血管疾病高危风险的 2 型糖尿病患者中应用恩格列净或卡格列净的临床研究结果显示，此类药物可使主要心血管不良事件和肾脏事件复合终点发生发展的风险显著下降，心衰住院率显著下降。

SGLT-2 抑制药单独使用时不增加低血糖风险，联合胰岛素或磺脲类药物时，低血糖风险增加。SGLT-2 抑制药在中度肾功能不全的患者可以减量使用，在重度肾功能不全患者中不建议使用。SGLT-2 抑制药常见的不良反应为生殖泌尿道感染，罕见的不良反应包括酮症酸中毒（主要发生在 1 型糖尿病患者）。可能的不良反应包括急性肾损伤、骨折风险和足趾截肢。

目前在我国被批准临床使用的 SGLT-2 抑制药为达格列净、恩格列净和卡格列净。

第七节　胰岛素治疗

一、胰岛素的基础知识

胰岛素是控制高血糖的重要手段。1 型糖尿病患者需依赖胰岛素维持生命，2 型糖尿病患者口服降血糖药效果不佳或存在口服药使用禁忌时，仍需使用胰岛素，以控制高血糖并减少糖尿病并发症的发生危险。2 型糖尿病患者胰岛 B 细胞功能随病程进展逐渐恶化，故随病程进展，大部分 2 型糖尿病患者似乎最终均需胰岛素治疗。

与口服药相比，胰岛素治疗涉及更多环节，如药物选择、治疗方案、注射装置、注射技术、自我血糖监测、根据血糖监测结果调整胰岛素的剂量等。与口服药治疗相比，胰岛素治疗需要医务人员与患者间更多的合作，并且需要患者掌握更多的自我管理技能。

（一）胰岛素的分泌与血糖的关系

人体的血糖依赖两部分胰岛素分泌调控：一是基础状态的胰岛素分泌，它能使人体在基础非进餐状态下的血糖维持在一个正常的水平；二是餐时的胰岛素分泌，使人体在进餐后 1h 血糖很少超过 8mmol/L，并在餐后 2h 回落到接近于空腹状态的血糖水平。基础状态下，生理性的胰岛素分泌约是每小时 1U，在高血糖的刺激下，胰岛素的分泌能够达到每小时 5U 左右，在低血糖状态下（＜1.7mmol/L），内源性胰岛素基本停止分泌。

因此，接受胰岛素治疗的患者，如果胰岛功能明显缺乏，在胰岛素治疗时要同时注意补充餐后和基础胰岛素的不足。

（二）胰岛素治疗适应证的扩展

对于 1 型糖尿病、糖尿病的各种急性并发症、有严重合并症、肝肾功能不全、妊娠及继发于胰腺切除或破坏引起的糖尿病使用胰岛素治疗意见一致。但在 2 型糖尿病中，如何使用及何时使用胰岛素，近年来有了新的进展。

UKPDS 研究发现，新诊断未治疗的 2 型糖尿病患者平均 B 细胞功能功能已丧失 50% 左右，单一磺脲类或双胍类口服药的效果也逐年减退。随着病程的延长，如胰岛素抵抗不能缓解，B 细胞功能的逐年下降是血糖逐渐升高的主要原因，这为 2 型糖尿病患者使用外源性胰岛素提供了依据。将初诊分型不明确的消瘦患者、初诊糖毒性明显的 2 型糖尿病患者、口服降血糖药治疗继发失效的患者也列入了胰岛素的治疗指征。

（三）胰岛素种类

根据来源和化学结构的不同，胰岛素可分为动物胰岛素、人胰岛素和胰岛素类似物（已上市胰岛素种类及其特点见表 3-29）。

根据作用特点的差异，胰岛素又可分为超短效胰岛素类似物、常规（短效）胰岛素、中效胰岛素、长效胰岛素（包括长效胰岛素类似物）和预混胰岛素（包括预混胰岛素类似物）。胰岛素类似物与人胰岛素相比控制血糖的能力相似，但在模拟生理性胰岛素分泌和减少低血糖发生风险方面优于人胰岛素。

二、胰岛素强化治疗

（一）胰岛素强化治疗的意义

强化血糖控制可以明显降低糖尿病微血管和大血管并发症的发生，起到预防和延缓糖尿病并发症的目的。胰岛素强化治疗还具有一定的 B 细胞保护功能。研究发现，很多糖尿病患者在确诊时往往还残存 50% 的 B 细胞功能，但随着病情的发展，B 细胞的功能以每年 4.5% 的速度逐渐下降，直至其分泌功能完全丧失。通常在 2 型糖尿病早期高血糖状态下，B 细胞功能是可逆的，尽早启动胰岛素强化治疗，不仅可以延缓体内胰岛素缺乏的状况，使血糖控制迅速达标，还可以促进 B 细胞的第一时相胰岛素分泌功能得以恢复，起到保护 B 细胞的作用。

（二）主要适应证

1 型糖尿病患者；妊娠糖尿病患者；新诊断 2 型糖尿病患者（HbA1c > 9.0% 或空腹血糖 > 11.1mmol/L）；病程较长的 2 型糖尿病，简单胰岛素方案不能达到良好血糖控制者；临床上一些急、危、重症，如严重创伤、烧伤、感染等应激状态时，常伴有应激性高血糖发生。后者会增加感染的发生率、抑制创口愈合及神经功能的修复，甚至引起多脏器功能衰竭，增加急、危、重症患者的病死率。此类患者也需胰岛素强化治疗以控制血糖。

（三）分类

1. 短期强化治疗　主要是对新诊断的 2 型糖尿病或口服降血糖药继发失效的患者。目的是消除高糖毒性，恢复患者的 B 细胞功能，减轻胰岛素抵抗，使患者获得较长时间非药物治疗的血糖稳定期或使部分口服降血糖药物失效的患者恢复口服药的治疗。治疗时间以 2 周至 3 个月为宜。

2. 长期强化治疗　主要是对 1 型糖尿病或 2 型糖尿病口服药继发失效的患者进行长期的胰岛素强化治疗。目的是修复 B 细胞功能中能够恢复的部分，不能恢复的就用胰岛素强化血糖控制来减少并发症的发生。

(四）治疗方案

1. **多次皮下注射胰岛素** 基础胰岛素＋餐时胰岛素每日3次注射。基础胰岛素起始剂量为 0.1～0.2U/kg，餐时胰岛素一般起始剂量为4U。根据空腹和三餐后血糖水平分别调整睡前和三餐前的胰岛素用量，每3～5天调整1次，根据血糖水平每次调整的剂量为1～4U，直到血糖达标。

2. **每日3次预混胰岛素类似物** 适用于预混胰岛素每日2次治疗后 HbA1c ≥ 7.0% 的患者或需要基础胰岛素＋餐时胰岛素强化治疗，但不愿接受该治疗方案的患者。对于前者，胰岛素起始剂量，早、晚餐前等剂量转换，午餐前加2～4U或每天胰岛素总量的10%，并可能需要减少早餐前的剂量为2～4U；后者胰岛素起始剂量需临床医师根据具体情况决定。根据睡前和餐前血糖水平进行胰岛素剂量调整，每3～5天调整1次，根据血糖水平每次调整的剂量为1～4U，直到血糖达标。

3. **胰岛素皮下持续输注（CSII）** 胰岛素泵持续皮下小剂量输注给药，模拟基础分泌的胰岛素，并且根据需要可预先设定，每餐前输注大剂量胰岛素控制餐后血糖，是所有胰岛素治疗方案中最能模拟生理性胰岛素分泌方式的方案。血糖监测方案需每周至少3d，每天5～7点血糖监测。根据血糖水平调整剂量直至血糖达标。

（五）注意事项

胰岛素强化治疗是建立在严格的血糖监测基础上的，无论使用哪种强化方案，都要密切监测血糖变化，根据血糖变化及时调整方案和胰岛素剂量。低血糖是胰岛素强化治疗中常遇见的问题，应避免、及早识别和处理。新型胰岛素类似物可降低低血糖发生率。

（六）禁忌证

2岁以下的幼儿、老年患者、有严重低血糖风险的患者、已有晚期严重并发症者或有其他缩短预期寿命的疾病或医疗情况者、酒精中毒和有药物成瘾者、精神病或精神迟缓者。

三、1 型糖尿病的胰岛素治疗

对于 1 型糖尿病，欧美国家主要应用"基础胰岛素＋餐时胰岛素"强化胰岛素治疗方案；而我国的 1 型糖尿病治疗不规范，大部分患者采用每天 2 次的胰岛素注射方案。与接受强化胰岛素治疗相比，这些患者血糖控制差，血糖波动幅度大，达标率低，低血糖尤其是严重低血糖及其他并发症发生率高，患者的生存期较短。

为规范我国 1 型糖尿病胰岛素治疗，中华医学会糖尿病学分会组织相关专家制定了《中国 1 型糖尿病胰岛素治疗指南》。指南要点如下：

（一）1 型糖尿病胰岛素治疗原则

1. 1 型糖尿病因自身胰岛素分泌绝对缺乏，部分或完全需要外源性胰岛素替代以维持体内糖代谢平衡和生存。

2. 胰岛素治疗方案首选基础胰岛素＋餐时胰岛素，包括每日多次胰岛素注射（MDI）和胰岛素皮下持续输注（CSII）。

3. 在尽可能避免低血糖的前提下使血糖达标，能够降低 1 型糖尿病远期并发症发生率。

4. 胰岛素治疗方案应个体化，方案的制订需兼顾胰岛功能状态、血糖控制目标、血糖波动幅度与低血糖发生风险。

（二）胰岛素初始剂量设定

1. 多次胰岛素注射（MDI）方案

（1）初始 MDI 方案

① 全天胰岛素总量：体重在成年理想体重 ±20% 以内的 1 型糖尿病患者，若无特殊情况每日胰岛素需要总量为 0.4～0.8U/kg，也可以最小剂量（12～18U）起始；儿童根据年龄、体重及血糖情况酌情处理。

② 每日胰岛素基础量＝全天胰岛素总量 ×（40%～60%），长效胰岛素一般 1 次注射，中效胰岛素可每日 1 次或每日 2 次注射。

③ 每日餐时量一般按餐时总量的 35%、30%、35% 分配在早、中、晚餐前。

（2）CSII 方案改换 MDI 方案

① 全天胰岛素总量＝现用胰岛素剂量总和（部分患者每日胰岛素

总剂量需要增加 10%～20%)。

② 3 次餐前短效胰岛素或速效胰岛素加睡前 1 次中效胰岛素治疗方案：早餐前胰岛素剂量＝CSII 早餐前大剂量＋早餐前至午餐前的基础输注率总和；中餐前胰岛素剂量＝CSII 中餐前大剂量＋中餐前至晚餐前的基础输注率总和；晚餐前胰岛素剂量＝CSII 晚餐前大剂量＋晚餐前至睡前的基础输注率总和；睡前中效胰岛素剂量＝睡前至次日早餐前的基础输注率总和。

③ 3 次餐前短效胰岛素或速效胰岛素加睡前 1 次长效胰岛素类似物治疗方案：早餐前胰岛素剂量＝CSII 早餐前大剂量；中餐前胰岛素剂量＝CSII 中餐前大剂量；晚餐前胰岛素剂量＝CSII 晚餐前大剂量；睡前长效胰岛素类似物剂量约相当于 CSII 全天基础输注率总和。

④ 3 次餐前短效胰岛素或速效胰岛素，早餐前及睡前各加 1 次中效胰岛素治疗方案：早餐前胰岛素剂量＝CSII 早餐前大剂量；早餐前中效胰岛素剂量＝CSII 早餐前至晚餐前胰岛素的基础输注率总和；中餐前胰岛素剂量＝CSII 中餐前大剂量；晚餐前胰岛素剂量＝CSII 晚餐前大剂量＋晚餐前至睡前的基础输注率总和；睡前中效胰岛素剂量＝睡前至次日早餐前的基础输注率总和。

2. CSII 方案

(1) 初始 CSII 方案：全天胰岛素总量(U)＝体重(kg)×(0.4～0.5) U/kg。

(2) MDI 转换为 CSII 方案

① 全天胰岛素总量(U)＝用泵前胰岛素用量(U)×(70%～100%)。

② 每日基础量＝全天胰岛素总量×(40%～60%)，1 型糖尿病常规分为 6 个或更多个时间段，以尽量减少或避免低血糖事件，或根据血糖情况分段设置基础输注率。

③ 餐时追加量＝全天胰岛素总量×(40%～60%)，根据早、中、晚三餐比例一般按 1/3、1/3、1/3 或 1/5、2/5、2/5 分配，之后根据血糖监测结果调整。

（三）特殊情况下的胰岛素治疗

1. 1型糖尿病蜜月期 初诊1型糖尿病经胰岛素规范治疗后可出现受损的胰岛功能部分缓解期，可短期停用胰岛素或每日使用很少量胰岛素治疗，其血糖水平也能维持在接近正常或正常范围内，称为1型糖尿病蜜月期。在此阶段根据血糖监测情况，可每日≤3次小剂量胰岛素（包括预混胰岛素）注射，但应以维持血糖达标为准。

1型糖尿病蜜月期仍应进行血糖监测：对于出现血糖波动大、血糖不易控制，需频繁调整胰岛素用量者建议及时评估患者胰岛功能并及时改用胰岛素强化治疗方案。

2. 脆性糖尿病阶段 指由于胰岛B细胞功能完全衰竭，出现血糖巨幅波动，高血糖与低血糖同日内交替出现，频发不可预知的严重低血糖；可发生酮症酸中毒；糖尿病急、慢性并发症的发生率及糖尿病相关的死亡率均较高。一定病程后1型糖尿病可进入脆性糖尿病阶段，少数进展迅速的1型糖尿病在确诊时即可进入脆性糖尿病阶段。

脆性糖尿病阶段的胰岛素治疗，建议使用CSII方案或速效胰岛素类似物联合长效胰岛素类似物方案。联合应用非促泌剂类的口服药可能有助于减轻血糖波动，但尚缺少临床证据。

3. 儿童、青少年1型糖尿病

（1）胰岛素种类选择：儿童青少年1型糖尿病可采用短效胰岛素、中效胰岛素或长效胰岛素进行方案组合。中国食品药品监督管理局（CFDA）批准用于儿童和青少年糖尿病治疗的胰岛素类似物包括门冬胰岛素（2岁以上）、赖脯胰岛素（12岁以上）、地特胰岛素（6岁以上）和甘精胰岛素（6～18岁，适应证获批过程中）。

（2）胰岛素治疗方案的选择：因特殊情况无法坚持基础胰岛素加餐时胰岛素治疗方案的儿童、青少年患者，如短期使用预混胰岛素治疗，必须加强血糖监测、及时根据血糖情况重新调整胰岛素治疗方案，避免长期血糖不达标带来的各种急、慢性并发症。

（3）青春期儿童治疗：青春期患者为维持正常生长发育，应保证足够能量摄入，此时可适当增加胰岛素用量。

进入青春期后,体内性激素、生长激素等胰岛素拮抗激素分泌增多,胰岛素需要量增加;血糖水平较青春期前明显升高且波动较大,需要加强血糖监测,适时调整胰岛素治疗方案。

4. 1型糖尿病合并妊娠

(1) 胰岛素种类选择:1型糖尿病合并妊娠可采用短效胰岛素、中效胰岛素或长效胰岛素进行方案组合或使用胰岛素泵治疗。目前CFDA批准可用于妊娠糖尿病和糖尿病合并妊娠患者的胰岛素类似物是门冬胰岛素和地特胰岛素。

(2) 孕期胰岛素剂量的调整:1型糖尿病女性患者在妊娠前、妊娠期及产后都应保证充足的营养和良好的血糖控制。妊娠时胎盘分泌的孕激素、雌激素有拮抗胰岛素作用,胎盘分泌的胰岛素酶使血液中胰岛素水平和活性降低,妊娠中、后期胰岛素需要量,尤其是日间胰岛素需要量增加。随着胎盘娩出,拮抗胰岛素的激素及破坏胰岛素的酶急剧减少或消失,分娩后患者胰岛素的需要量快速减少,一般分娩后2~3d胰岛素可减量至原量的1/3~1/2。

5. 其他特殊情况

(1) 1型糖尿病超重或肥胖者存在胰岛素抵抗,胰岛素需要量增加,必要时可联合二甲双胍(10岁以下儿童禁用)。

(2) 1型糖尿病合并感染和处于应激状态时,胰岛素需要量增加。

(3) 1型糖尿病患者禁食时,仍需要补充基础胰岛素,之后根据进食和血糖逐渐恢复并调整餐时胰岛素。

(4) 肾衰竭者根据血糖监测结果适当减少胰岛素用量。

(四)1型糖尿病血糖监测与评估

1. 血糖监测 指南充分肯定了血糖监测对1型糖尿病降糖治疗的疗效评判及方案调整的意义。推荐的血糖监测方法包括自我血糖监测(SMBG)、动态血糖监测(CGM)和糖化血红蛋白(HbA1c)的测定。

(1) SMBG ①血糖达标者每天监测4次血糖(三餐前、睡前);②治疗开始阶段或出现以下情形时可7次/d或以上(包括进餐前后、睡前、运动前后、发生低血糖时):血糖控制不达标;强烈的血糖控制意愿而HbA1c未达标者;频发低血糖或低血糖症状感知降低;应激状态；备孕、孕期和哺乳期；特殊生活状态（如长时间驾驶、从事高危活动或外出旅游等。）

（2）HbA1c 监测：血糖控制良好的情况下，成年 1 型糖尿病患者每 3～6 个月、儿童和青少年 1 型糖尿病患者每 3 个月检测 1 次 HbA1c。

（3）CGM 存在以下情况的 1 型糖尿病患者强烈推荐 CGM：新生儿、婴幼儿、学龄前儿童、妊娠期血糖波动较大时；有严重并发症或正在接受可能导致血糖波动的治疗者；现阶段有无感知的低血糖、夜间低血糖、较高频率的低血糖事件（2 次／周以上），严重影响生活者。

2. **血糖评估**　1 型糖尿病患者血糖评估指标包括空腹血糖、餐后血糖、HbA1c 及血糖波动幅度。

（1）HbA1c 目标

①一般成年人 1 型糖尿病合理的 HbA1c 控制目标是 < 7.0%。无低血糖、病程较短、预期寿命较长和无明显心脑血管并发症者建议目标更严格（< 6.5%）。

②年龄 < 18 岁的青少年患者 HbA1c 目标为 < 7.5%。

③老年患者如无并发症且预期寿命长者，HbA1c 目标为 < 7.5%；合并轻、中度并发症者 HbA1c 目标为 < 8.0%；合并严重并发症、一般情况差者 HbA1c 目标为 < 8.5%。

④计划妊娠者应尽可能将 HbA1c 控制到 < 7.0%。

（2）低血糖：定期评估和记录 1 型糖尿病患者发生低血糖、严重低血糖、无症状性低血糖、症状性低血糖及相对低血糖事件的发生情况。对于出现无症状性低血糖或出现过一次或多次严重低血糖的患者，应重新评估其胰岛素治疗方案。

如患者有无症状低血糖或严重低血糖事件，应放宽血糖控制目标，严格避免近期再次发生无症状性低血糖或严重低血糖事件的风险。

（3）血糖波动

①日内血糖波动：评估指标包括平均血糖波动幅度、血糖水平的标准差、血糖波动于某一范围的时间百分比、曲线下面积或频数分布、

最大血糖波动幅度、M- 值。

②日间血糖波动：评估指标包括空腹血糖变异系数和日间血糖平均绝对差。

③餐后血糖波动：评估指标包括平均进餐波动指数和餐后血糖的时间与曲线下面积增值。

四、2 型糖尿病的胰岛素治疗

2 型糖尿病患者胰岛 B 细胞功能随病程进展逐渐恶化。为取得血糖良好控制，大部分 2 型糖尿病患者最终需胰岛素治疗。

（一）胰岛素起始治疗时机

对于 2 型糖尿病，尽早启动胰岛素治疗能减轻胰岛 B 细胞的负荷，尽快纠正高血糖状态，迅速解除高糖毒性，改善胰岛素抵抗，保护甚至逆转残存 B 细胞功能。

多项研究表明，亚裔人群不仅胰岛 B 细胞胰岛素分泌储备能力较西方白种人低，糖脂毒性及氧化应激等对 B 细胞毒害作用亦更显著。因此，中国 2 型糖尿病患者更需适时启动胰岛素治疗。

《成人 2 型糖尿病胰岛素临床应用中国专家共识》建议：对于 2 型糖尿病患者，以下情况不考虑口服药，应给予胰岛素治疗：①急性并发症或严重慢性并发症；②应激情况（感染、外伤、手术等）；③严重合并症，肝、肾功能不全；④妊娠期间。以下情况可给予胰岛素单药治疗，亦可给予口服药和胰岛素联合应用：①新诊断 2 型糖尿病患者，HbA1c ≥ 9.0% 且糖尿病症状明显；②在采用有效的生活方式干预及 2 种或 2 种以上口服降血糖药次大剂量治疗 3 个月后血糖仍不达标（HbA1c ≥ 7.0%）的患者；③病程中出现无确切诱因的体重下降。

《2017 版中国 2 型糖尿病防治指南》推荐除了上述几种情况，对于新诊断糖尿病患者与 1 型糖尿病鉴别困难时，可首选胰岛素治疗。

（二）初始胰岛素治疗的方案

《成人 2 型糖尿病胰岛素临床应用中国专家共识》推荐根据患者的治疗意愿、能力、生活方式和血糖表现选择不同的治疗方案（表 3-22）。

表 3-22 主要胰岛素治疗方案的特点

治疗方案	患者意愿	患者能力	生活方式	血糖表现
基础胰岛素	不愿接受每天 2～3 次注射；对胰岛素治疗存在心理抗拒；畏惧注射	需要他人给予协助完成注射；每日饮食不规律；能够使用注射器或注射笔	碳水化合物摄入量中等；极少吃零食	主要空腹高血糖；餐后高血糖主要依赖口服药
基础胰岛素+餐时胰岛素	期望更严格的血糖控制；愿意接受多次胰岛素注射和餐后血糖监测；因吃零食而愿意注射胰岛素	准确计算碳水化合物的量；具有糖尿病知识，能够根据碳水化合物换算调整胰岛素剂量	生活不规律，进餐时间灵活；运动量变化大；经常出差旅行；倒班工作	空腹血糖高和（或）餐后血糖升高
预混胰岛素	不愿接受每天 2 次以上注射；不愿在中餐注射胰岛素；吃零食但不愿注射胰岛素	糖尿病自我管理能力有限；患者视力受限，认知功能受限；需要他人给予协助完成注射；能完成每天 2 次的注射	进餐时间规律，碳水化合物量规律，早餐和晚餐间隔时间少于 10～12h；很少吃零食	餐后血糖升高（且）全天血糖均升高

目前尚无循证医学证据证实何种胰岛素起始治疗方案更优,各权威学术组织推荐的方案不尽相同。大多数国家和地区推荐起始使用基础胰岛素。若血糖控制不达标,可加用餐时胰岛素。亚裔糖尿病患者中以餐后高血糖更常见,餐后血糖的控制尤为重要。《2017版中国2型糖尿病防治指南》指出,每天1次基础胰岛素或每天1~2次预混胰岛素均可作为胰岛素起始治疗方案,如基础胰岛素或预混胰岛素与口服药联合治疗控制血糖不达标则应将治疗方案调整为多次胰岛素治疗。总体而言,预混胰岛素治疗达标率更高,基础胰岛素治疗低血糖发生率相对较低。

(三)胰岛素种类的选择

短期研究表明,胰岛素类似物与人胰岛素相比,控制HbA1c的能力相似,但使用更方便,低血糖风险小,这一优势主要表现在1型糖尿病患者。目前尚缺乏胰岛素类似物对患者长期终点事件如死亡率、糖尿病相关微血管和大血管并发症等方面的证据。多项荟萃分析及临床研究显示,2型糖尿病患者中,胰岛素类似物在HbA1c达标率、胰岛素剂量、体重、日间低血糖、严重低血糖和不良反应方面与人胰岛素相当,长效胰岛素类似物对夜间低血糖的改善优于中性鱼精蛋白锌(NPH)胰岛素。

药物经济学已经成为评价临床治疗方案的重要手段之一。在选择2型糖尿病的治疗方案时,应当综合考虑控制医疗费用、患者病情及其支付能力等多方面因素。

(四)初诊2型糖尿病患者的胰岛素治疗

临床试验显示,在血糖水平较高的初发2型糖尿病患者中,采用短期胰岛素强化治疗可显著改善高血糖所导致的胰岛素抵抗和β细胞功能下降。

《成人2型糖尿病胰岛素临床应用中国专家共识》推荐:新诊断2型糖尿病患者,HbA1c ≥ 9.0%且糖尿病症状明显可给予胰岛素单药或口服药联合胰岛素应用。

《2017版中国2型糖尿病防治指南》推荐:对HbA1c > 9.0%或空腹血糖 > 11.1mmol/L的新诊断2型糖尿病患者可实施短期胰岛

素强化治疗，治疗时间在 2 周至 3 个月为宜，治疗目标为空腹血糖 3.9～7.2mmol/L，非空腹血糖 ≤ 10.0mmol/L，可暂时不以 HbA1c 达标作为治疗目标。对于短期胰岛素强化治疗未能缓解的患者，是否继续使用胰岛素治疗或改用其他药物治疗，应根据患者的具体情况来确定。对治疗达标且临床缓解者，可定期（如 3 个月）随访监测；当血糖再次升高，即空腹血糖 > 7.0mmol/L 或餐后 2h 血糖 > 10.0mmol/L 的患者重新起始药物治疗。

（五）胰岛素治疗中应注意的问题

1. 合理使用胰岛素，避免过度使用。对于肥胖患者，应在口服药充分治疗的基础上起始胰岛素治疗。

2. 合理的联合用药，避免药物不良反应的产生和叠加。推荐采用胰岛素/口服药联合方案，以增加降血糖疗效，同时减少低血糖和体重增加的不良反应。除基础胰岛素外，不建议胰岛素和促泌剂联合使用。

3. 对于已合并心脑血管疾病或危险因素的 2 型糖尿病患者，或老年糖尿病患者，过于激进的降血糖治疗策略可能产生潜在风险，进而抵消或掩盖其潜在的心血管获益。由于脑组织代谢的特殊性，卒中患者对低血糖的耐受性更低，使用胰岛素时，应采取相对宽松的降血糖治疗策略与目标值，避免低血糖的发生。

4. 肾功能不全时肾对胰岛素的降解明显减少，同时胰岛素排出速率下降，胰岛素可能在体内蓄积，患者出现氮质血症即血尿素氮 > 9mmol/L（25mg/L）、肌酐 > 178μmol/L 时，应根据血糖的监测及时减少和调整胰岛素用量，使血糖维持在适当的范围内。胰岛素应优先选择短效、速效剂型。

5. 治疗过程中，应加强患者教育，通过多学科的专业合作，提升患者的自我管理能力。

6. 胰岛素治疗的患者，必须进行自我血糖监测，监测频率取决于治疗目标和方式（可参考中国血糖监测临床应用指南）。

五、预混胰岛素的应用

中国糖尿病流行病学调查结果显示,我国 20 岁以上的人群中糖尿病的患病率高达 9.7%,新诊断的 2 型糖尿病患者以餐后血糖升高为主,这可能与中国患者胰岛 B 细胞功能的衰退更显著、饮食结构多以碳水化合物为主有关。预混胰岛素能同时提供基础胰岛素和餐时胰岛素,控制餐后血糖同时兼顾整体血糖的控制。我国 2 型糖尿病指南也推荐预混胰岛素可作为 2 型糖尿病患者起始胰岛素治疗方案的选择之一。

(一) 预混胰岛素的分类

1. 预混人胰岛素　低预混人胰岛素主要为 70/30 剂型(30% 短效胰岛素 +70% 中效胰岛素),如优泌林 70/30、诺和灵 30R、甘舒霖 30R、重和林 M30 等。

中预混人胰岛素主要为 50/50 剂型(50% 短效胰岛素 +50% 中效胰岛素),如诺和灵 50R、甘舒霖 50R 等。

2. 预混人胰岛素类似物　预混胰岛素治疗方案见表 3-22。国内低预混胰岛素类似物主要为 75/25 剂型,如赖脯胰岛素 25 和 70/30 剂型,如门冬胰岛素 30。中预混胰岛素类似物主要为 50/50 剂型,如赖脯胰岛素 50 和门冬胰岛素 50。

(二) 预混胰岛素治疗方案

预混胰岛素治疗方案见表 3-23。

(三) 自我血糖监测

自我血糖监测见本章第五节。

(四) 预混胰岛素剂量调整方法

不同的预混胰岛素治疗方案,其剂量调整方法有所不同,可参考每天 2 次预混胰岛素治疗方案(表 3-24)和 1-2-3 次预混胰岛素类似物治疗方案的剂量调整方法(表 3-25),每 3～5 天调整 1 次,每次调整 1～4U,直至血糖达标。

表 3-23 预混胰岛素治疗方案

治疗方案	适用人群	起始剂量	注意事项
每天 1 次	生活方式干预及 2 种或 2 种以上口服降血糖药最大有效剂量治疗后 HbA1c ≥ 7.0% 者	0.2U/ (kg·d) 晚餐前注射，根据患者情况适当调整	①如果 HbA1c 或空腹血糖仍不达标，则可改为每天 2 次治疗方案，可参考 1-2-3 次方案；②在预混胰岛素选择方面，根据患者具体情况决定，中预混胰岛素主要针对餐后血糖升高明显的患者；③可根据患者具体情况调整口服降血糖药
每天 2 次	①新诊断 2 型糖尿病患者，HbA1c ≥ 9.0% 同时合并明显临床症状；②生活方式干预及 2 种或 2 种以上口服降血糖药最大有效剂量治疗后 HbA1c ≥ 9.0% 的患者；③口服降血糖药联合基础胰岛素治疗以后，HbA1c ≥ 7%，而空腹血糖已达标的患者	对于①、②患者的情况，一般为 0.2～0.4U/ (kg·d)，10～12U/d，按 1:1 分配到早餐前和晚餐前；对于③患者的情况，一般以基础胰岛素与预混胰岛素以 1:1.3 的比例进行剂量转换，按 1:1 分配到早餐前和晚餐前	①不建议同时使用胰岛素促泌剂；②可继续使用二甲双胍或 α-糖苷酶抑制药，视患者个体情况决定是否停用 TZD 类药物；③按时、定量进餐及规律运动；④中预混胰岛素主要针对餐后血糖升高明显或血糖波动较大的患者（如口服降血糖药失效后，早餐后血糖 ≥ 13.5mmol/L 或早餐前后血糖波动 ≥ 4.4mmol/L)，以及饮食中碳水化合物比例较高的患者；⑤若低血糖后血糖 ≥ 11.1mmol/L，临床医师可依据具体情况考虑将预混胰岛素每日 2 次治疗方案餐时剂量改为低预混胰岛素类似物或中预混胰岛素类似物

续表

治疗方案	适用人群	起始剂量	注意事项
每天3次	①预混胰岛素每天2次治疗后HbA1c≥7.0%的患者；②血糖控制不达标，需要基础胰岛素+餐时胰岛素强化治疗，但不愿意接受该治疗方案的患者	对于①的患者的情况，早、晚餐前等剂量转换，午餐前剂量2~4U或每天胰岛素总量的10%，并可能需要减少早餐前的剂量2~4U；对于②的患者的情况，临床医师根据具体情况决定	①如果预混胰岛素从每天2次增加至每天3次时，建议将预混人胰岛素改为预混胰岛素类似物；②若依预混胰岛素每天2次治疗，HbA1c≥7.0%，早餐后血糖<10.0mmol/L，可考虑调整为低预混胰岛素类似物每天3次，若早餐后血糖≥10.0mmol/L的患者，则可考虑调整为中预混胰岛素类似物每天3次治疗；③对于患者，如果早餐后血糖控制好而空腹血糖>6mmol/L时，可考虑将晚餐前调整为低预混胰岛素类似物
1-2-3次	生活方式干预及2种或2种以上口服降血糖药最大有效剂量治疗后HbA1c≥7.0%的患者	预混胰岛素类似物每天1次起始，晚餐前注射，根据早餐前血糖调整剂量，一般为10~12U，如果治疗后HbA1c或空腹血糖不达标，则早餐前加用预混胰岛素类似物3~6U，根据晚餐前和空腹血糖调整早餐前和晚餐前剂量；如果午餐后血糖不达标，则午餐前加用预混胰岛素类似物3U或将早、午餐前剂量按1∶1分配到早、午餐前，根据晚餐前血糖调整午餐前或午餐后剂量	①一般在口服降血糖药治疗的基础上加用预混胰岛素类似物每天1次治疗，临床医师可根据患者具体情况调整口服降血糖药；②当调整为预混胰岛素类似物每天2次或每天3次治疗时，不建议同时使用α-糖苷酶抑制药或胰岛素促泌剂；③可继续使用二甲双胍或视患者个体情况决定是否停用TZD类药物；④中预混胰岛素主要针对午餐后血糖升高明显的患者；⑤预混胰岛素类似物应在餐前即刻注射或餐后立即注射

1-2-3次方案是指，对于采用生活方式干预及2种或2种以上口服降血糖药最大有效剂量治疗血糖仍不达标（HbA1c≥7.0%）的患者，起始每天1次预混胰岛素类似物注射，血糖控制仍不达标时，可逐渐增加到每天2次，每天3次的方案

表 3-24 预混胰岛素（每天 2 次）剂量调整方法

空腹（或餐前）血糖水平 (mmol/L)	计量调整 (U)
< 4.4	降至调整前剂量
4.4～6.0	0
6.1～7.7	＋2
7.8～10.0	＋4
> 10.0	＋6

表 3-25 预混胰岛素类似物（1-2-3 次方案）剂量调整方法

每天 1 次		每天 2 次		每天 3 次	
空腹血糖 (mmol/L)	第 2 天晚餐前剂量调整 (U)	晚餐前或空腹血糖 (mmol/L)	第 2 天早餐前或晚餐前剂量调整 (U)	晚餐前血糖 (mmol/L)	第 2 天午餐前剂量调整 (U)
< 2.8	－4	< 2.8	－4	< 2.8	－3
2.8～4.4	－2	2.8～4.4	－2	2.8～4.4	－2
4.5～6.0	不调整	4.5～6.0	不调整	4.5～6.0	－1
6.1～7.7	＋2	6.1～7.7	＋2	6.1～7.7	不调整
7.8～1.0	＋4	7.8	＋4	7.8	＋2
> 11.0	＋6				

六、胰岛素泵的应用

（一）胰岛素泵概述

1. **胰岛素泵治疗的定义** 胰岛素泵治疗是采用人工智能控制的胰岛素输入装置，通过持续皮下输注胰岛素的方式，最大程度地模拟胰岛素的生理性分泌模式，从而达到更好控制血糖的一种胰岛素治疗方法。

2. **胰岛素泵的应用现状** 胰岛素泵的使用在国际上已有 30 年历史。目前全球胰岛素泵用户近百万人，其中 1 型糖尿病患者占绝大多数。2006年底国际上出现新一代带有实时动态血糖监测功能的胰岛素泵,至今全球使用者约20万。2009年国际上出现带低血糖自动停止输注功能的更新一代胰岛素泵,并在2013年通过了美国FDA认证。

胰岛素泵进入中国市场15年,目前个人长期用泵者已近4万。据我国胰岛素泵长期使用者的调查显示,44%为1型糖尿病患者,54%为2型糖尿病患者,其余的2%为其他原因引起的糖尿病患者。现约有3000家医院开展了胰岛素泵治疗,根据推测接受短期胰岛素泵治疗的患者已超过百万。带有实时动态血糖监测功能的胰岛素泵于2012年进入中国市场,目前已在各大医院及部分患者中使用。

3. 胰岛素泵治疗的特点和收益

(1) 更有利于血糖控制:①减少胰岛素吸收的变异;②平稳控制血糖,减少血糖波动;③明显减少低血糖发生的风险;④更小的体重增加;⑤改善糖尿病围术期的血糖控制。

(2) 提高患者生活质量:①胰岛素泵可提高患者的治疗依从性;②提高患者满意度。

(二) 胰岛素泵治疗的适应证和禁忌证

胰岛素泵原则上适用于所有需要胰岛素治疗的糖尿病患者。有些情况,即使是短期使用胰岛素泵,也可以有更多获益。

1. 短期胰岛素泵治疗的适应证

(1) 1型糖尿病患者和需要长期胰岛素强化治疗的2型糖尿病患者住院期间。

(2) 需要短期胰岛素强化治疗的新诊断或已诊断的2型糖尿病患者。

(3) 2型糖尿病患者伴应激状态。

(4) 妊娠糖尿病、糖尿病合并妊娠及糖尿病患者孕前准备。

(5) 糖尿病患者的围术期血糖控制。

2. 长期胰岛素泵治疗的适应证

(1) 1型糖尿病患者。

(2) 需要长期胰岛素治疗的2型糖尿病患者,特别是:①血糖波动大,虽采用多次胰岛素皮下注射方案,血糖仍无法得到平稳控制者;

②"黎明现象"严重导致血糖总体控制不佳者；③频发低血糖，尤其是夜间低血糖、无感知低血糖和严重低血糖者；④作息时间不规律，不能按时就餐者；⑤不愿接受胰岛素每天多次注射，要求提高生活质量者；⑥胃轻瘫或进食时间长的患者。

（3）需要长期胰岛素替代治疗的其他类型糖尿病（如胰腺切除术后）患者。

3. 不适合胰岛素泵治疗的人群及禁忌证

（1）不需要胰岛素治疗的糖尿病患者。

（2）糖尿病酮症酸中毒急性期、高渗性昏迷急性期。

（3）伴有严重循环障碍的高血糖患者。

（4）对皮下输液管或胶布过敏的糖尿病患者。

（5）不愿长期皮下埋置输液管或长期佩戴泵，心理不接受胰岛素泵治疗的患者。

（6）患者及其家属缺乏相关知识，接受培训后仍无法正确掌握使用者。

（7）有严重的心理障碍或精神异常的糖尿病患者。

（8）生活无法自理，且无监护人的年幼或年长的糖尿病患者。

（三）胰岛素泵的规范治疗

1. 胰岛素泵使用的胰岛素类型　速效胰岛素类似物或短效人胰岛素，前者效果更佳，常规浓度为 U-100（100U/ml）。特殊情况可使用浓度为 U-40（40U/ml）的低浓度胰岛素，但要注意换算和核实胰岛素泵有无与低浓度胰岛素相关的功能。

中效胰岛素、长效胰岛素、预混胰岛素不能用于胰岛素泵治疗。

2. 胰岛素泵的初始剂量设定

（1）每日胰岛素剂量：每日胰岛素剂量计算应根据患者糖尿病分型、血糖水平及体重情况确定。

①未接受过胰岛素治疗的患者根据糖尿病类型设定胰岛素剂量。

1 型糖尿病：一日总量（U）= 体重（kg）× （0.4～0.5）

2 型糖尿病：一日总量（U）= 体重（kg）× （0.5～1.0）

在使用过程中根据血糖水平进行个体化剂量调整。

②已接受胰岛素治疗的患者可根据胰岛素泵治疗前的胰岛素剂量进行计算。

1型糖尿病:一日总量(U) = 用泵前胰岛素用量(U) × (70%～100%)

2型糖尿病:一日总量(U) = 用泵前胰岛素用量(U) × (80%～100%)

具体可据血糖控制情况而定(表3-26)。

表3-26 每日胰岛素用量的换算

使用泵前血糖控制情况	开始胰岛素泵治疗时推荐剂量
血糖控制良好、无低血糖	用胰岛素泵前的胰岛素总量×(75%～85%)
经常发生低血糖	用胰岛素泵前的胰岛素总量×70%
高血糖、极少或无低血糖	用胰岛素泵前的胰岛素总量×100%

③1型糖尿病患者妊娠期胰岛素总量设定(表3-27)。

表3-27 1型糖尿病患者妊娠期胰岛素总量设定(基础胰岛素和餐时剂量各50%)

孕期	剂量(U/kg)
孕前	0.6
孕早期(1～3个月)	0.7
孕中期(4～6个月)	0.8
孕晚期(7～9个月)	0.9
足月妊娠(>38孕周)	1.0

注:孕中期后,应选择其他安全部位置泵,如臀部上方、上臂外侧等

(2)剂量的分配

①基础输注量和基础输注率的设定:基础输注量,即维持机体基础血糖代谢所需的胰岛素量。基础输注率,即胰岛素泵提供基础胰岛素的速度,一般以"U/h"表示。

初始胰岛素泵治疗时,基础率(指每日基础输注量)占总剂量比例建议如下:

成年人　　全天胰岛素总量×(40%～60%)(平均50%)

青少年　　全天胰岛素总量×(30%～40%)

儿童　　　全天胰岛素总量×（20%～40%）

剩余部分为餐前大剂量总量。

基础输注率与时间段应根据患者的血糖波动情况及生活状况来设定。临床大多分为3～6个时间段。相对于2型糖尿病，一般1型糖尿病采用更多分段。在运动或某些特殊情况时，可相应地设定临时基础输注率。

②餐前大剂量的设定：即三餐前一次性快速输注的胰岛素量。

初始设定的餐前大剂量总量一般为初始全天胰岛素用量的50%，按照三餐1/3、1/3、1/3分配。最佳情况下应根据饮食成分，特别是碳水化合物含量及血糖情况个性化设定。

有大剂量向导功能的胰岛素泵，还需设定碳水化合物系数、胰岛素敏感系数、目标血糖范围及活性胰岛素代谢时间，然后在每餐前根据当前血糖值和摄入碳水化合物量进行自动计算，获得精准的所需大剂量。

3.胰岛素泵输入胰岛素剂量的调整：胰岛素剂量调整的原则是依据自我血糖监测或动态血糖监测结果进行动态调整。

(1) 胰岛素剂量调整的时机：①初始胰岛素治疗；②血糖剧烈波动；③有低血糖发生；④患其他疾病、发热、应激状态（如创伤、精神打击、悲伤、恐惧、惊吓、劳累过度等）而引起的血糖升高；⑤妇女月经前后；⑥妊娠期；⑦血糖未达标；⑧饮食和运动等生活方式发生改变时。

(2) 实时动态胰岛素泵的调整原则（表3-28）和时机：实时动态血糖监测与胰岛素泵整合为一体，方便医师有效地利用实时血糖数据，及时干预急剧波动的血糖及高血糖、低血糖极值，调整胰岛素剂量。

①短期调整：目的是为了短时间纠正高血糖、低血糖，将血糖控制到目标范围或者是力争在接下来的时间内使血糖水平维持正常。餐前或餐后2～3h实时血糖监测数据的升高与降低可用于指导血糖短期调整，但不宜使用血糖快速波动的血糖监测数据。

②长期调整：其目的是通过实时动态血糖监测的提示，高血糖、低血糖的报警，使患者更高地执行自我血糖管理，控制严重低血糖的发生，降低糖化血红蛋白。

表 3-28 实时动态血糖监测调整原则

屏幕显示血糖趋势箭头	血糖控制低区（餐前血糖< 4.0mmol/L，或餐后血糖或睡前血糖< 6.0mmol/L）	血糖控制目标区间（餐前血糖 4.0～8.0mmol/L，或餐后血糖或睡前血糖 6.0～10.0mmol/L）	血糖控制高区（餐前血糖> 8.0mmol/L 或餐后血糖或睡前血糖> 10.0mmol/L）
↑↑	10～15min 后检查	1h 内检查，确认胰岛素输注成功	管路检查，酮症检查，短期大剂量纠正并在 1h 内检查
↑	进食后 10～15min 再检查	无须操作	管路检查，酮症检查，短期大剂量纠正并在 1～2h 检查
无箭头	进食，降低基础量，10～15min 后检查	无须操作	短期大剂量纠正并在 1h 内检查
↓	进食，降低基础量，10～15min 后检查	睡前血糖 6.0～8.0mmol/L，给予临时基础率，并在 1h 内复查	短期大剂量纠正并在 2h 内检查
↓↓	进餐，降低基础量 10～15min 后检查	6.0～8.0mmol/L（或睡前血糖< 10mmol/L）：进食（可考虑给予临时基础率）并 30min 内检查；4.0～6.0mmol/L：进餐并追加临时基础率，15min 内检查	2h 内检查

↑．过去的 20min 内血糖上升（下降）在 1.1～2.2mmol/L 之内
↑↑．过去的 20min 内血糖上升（下降）在 2.2mmol/L 以上

（3）基础率调整

①夜间基础率：评估上半夜和下半夜的血糖控制，使基础胰岛素能配合昼夜血糖变化。若血糖上升或下降> 1.7mmol/L，在变化前 2～3h 调整 10%～20% 基础率。若血糖降至 3.9mmol/L 以下，需要在进餐的同时减少基础率 10%～20%。

②日间基础率（空腹原则）：评估两餐间血糖（早餐前至午餐前，午餐前至晚餐前，晚餐前至睡前）。如果血糖水平上升或下降> 1.7mmol/L，在变化前 2～3h 调整 10%～20% 基础率。若血糖降至 3.9mmol/L 以下，需要在进餐的同时减少基础率 10%～20%。

③日间基础率（非空腹原则）：对比餐后 2h 血糖和下餐前血糖水平，如果没有血糖升高，则这个区间不用考虑。餐后 2h 血糖水平应该比下餐前血糖水平高 1.7～3.3mmol/L，并逐渐下降至下餐前的目标血糖区间内。如果血糖下降＞3.3mmol/L 或血糖降至 3.9mmol/L 以下，减少 10%～20% 的基础率。如果血糖不能下降或下降＜1.7mmol/L 则增加 10%～20% 的基础率。

（4）餐时剂量调整：如果餐后 2h 血糖较餐前血糖升高＞3.3mmol/L，降低碳水化合物系数 10%～20% 或 1～2g/U。如果餐后 2h 血糖升高＜1.7mmol/L，增加碳水化合物系数 10%～20% 或 1～2g/U。

4. 由胰岛素泵治疗转化为多次皮下注射胰岛素治疗（具体见本章第七节第三部分）。

5. 血糖监测：治疗开始阶段每天监测 4～7 次（空腹、三餐前后和睡前）。如有低血糖，可随时测血糖。如出现不可解释的空腹高血糖或夜间低血糖症状，应监测夜间血糖。达到治疗目标后建议每日自我监测血糖 4 次，血糖控制不佳者可通过动态血糖监测更详细地了解血糖波动情况，以指导胰岛素泵治疗方案的调整。

6. 低血糖的处理：低血糖定义为血糖值≤3.9mmol/L 或出现低血糖症状。处理流程如下。①怀疑低血糖时，立即测定血糖以确诊。②了解发生低血糖的原因。③处理低血糖。监测血糖，每 15 分钟监测血糖 1 次，直至血糖稳定。④如需要，可暂停胰岛泵治疗。⑤检查胰岛素泵是否正常工作。⑥设定程序是否正确：时间、基础输注率、餐前大剂量、每日总量。⑦检查状态屏和储药器：如储药器内的胰岛素量少于状态屏的显示量，可能为胰岛素泵输注胰岛素过量。⑧调整胰岛素剂量：考虑低血糖是由于胰岛素用量过大所致时需调整剂量。Ⅰ（空腹低血糖），降低夜间基础输注率；Ⅱ（中、晚餐前低血糖），降低餐前基础输注率或减少前一餐的餐前大剂量；Ⅲ（三餐后低血糖），减少餐前大剂量；Ⅳ（夜间低血糖），调整低血糖时段的基础输注率或减少晚餐前大剂量。⑨发生低血糖后增加近期血糖监测次数。⑩注意无感知低血糖，尤其夜间低血糖，必要时使用动态血糖监测以了解血糖波动情况。

7. 降糖药的洗脱期：降糖药之间作用的重叠可增加低血糖发生的

危险性。根据开始胰岛素泵治疗前降血糖药的种类,考虑不同的洗脱期。若在开始胰岛素泵治疗之前没有停用中效胰岛素、长效胰岛素或口服降血糖药,可设置一个临时基础输注率,在前 12～24h 输注低于计算剂量 50% 的胰岛素。

(四) 胰岛素泵操作、维护和管理规范

1. 胰岛素泵操作规范

(1) 输注和置入部位:首选腹部,其次可依次选择上臂、大腿外侧、后腰、臀部等。需避开腹中线、瘢痕、胰岛素注射硬结、腰带位置、妊娠纹和脐周 2～3cm。妊娠中、晚期的患者慎选腹部。实时动态胰岛素泵系统的探头置入部位同上。但需注意,置入部位应距离胰岛素注射部位 7.5cm 以上。

(2) 胰岛素泵的安装流程:①清洁洗手,防止感染;②抽取胰岛素填充储药器并排气泡;③连接输液管;④安装;⑤充盈;⑥埋置皮下输入装置;⑦开启胰岛素泵。

(3) 探头准备和安装:实时动态胰岛素泵系统可同时进行动态血糖监测,操作步骤如下。①探头准备:提前 20～30min(夏季 5～10min)从冰箱中取出探头;②清洁双手;③将探头安装在助针器上;④置入;⑤使探头充分浸润 10～15min 后连接发送器;⑥开启 CGM,检查探头电信号;⑦初始化 2h 后,输入指尖血糖值进行校准;⑧需要读取报告时,可以下载数据,应用相关软件进行分析。

2. 胰岛素泵报警的处理 当胰岛素泵在输注胰岛素的环节出现问题时会发出报警蜂鸣,屏幕上出现相应的信息提示。此时应立即仔细检查并及时解决问题。实时动态胰岛素泵系统需注意探头提醒模式,及时输入正确指尖血糖进行校正。根据患者情况设定合适的高血糖、低血糖报警阈值。

3. 意外高血糖的处理 出现意外高血糖,需排除以下情况。

(1) 电池:电力不足或电池失效。

(2) 胰岛素泵:关机后未开机或停机状态未恢复;报警未解除;泵本身故障。

(3) 输注管路:更新输液管时未排气,导致无胰岛素输注;输液管裂缝或连接松动,导致胰岛素溢漏;输注管路是否使用时间过长。

(4) 储药器:储药器内胰岛素已用完;气泡阻塞储药器出口;储药器前端破裂,胰岛素漏出,未能经输入导管进入人体。

(5) 输液管前端:输液管前端皮下胰岛素输注装置脱出,胰岛素未输入人体;输液管前端与输液管连接处松动或破裂造成胰岛素漏出。

(6) 埋置部位:埋置部位感染、硬结、瘢痕、腰带位置及处在腰带摩擦处,胰岛素未能被有效吸收。

(7) 胰岛素结晶堵塞输液管或胰岛素失效。

(8) 患者皮下脂肪过少也会影响胰岛素泵疗效。

4. 胰岛素泵耗材使用及护理规范

(1) 胰岛素泵需及时更换耗材。①电池:平均寿命为1~2个月;②螺旋活塞杆:1~2年;③转换接头:1~2个月,如有渗裂应及时更换;④防水塞:如塞柄断裂,应及时更换转换接头并更换新的防水塞;⑤储药器:用完即换;⑥输液管:根据使用说明书在规定的时间内使用,通常为3d;⑦当储药器内胰岛素用完后应更换新的储药器与新的输液管;⑧探头:使用寿命为3d。

(2) 胰岛素泵的日常护理:①每日监测并记录血糖至少4次,其中包括睡前血糖,必要时凌晨2~3时监测血糖或进行动态血糖监测。②定期检查储药器内胰岛素剩余量;每日检查管道系统至少3次。③注射部位应经常轮换,建议3~5d轮换1次,如有硬结或疼痛要及时更换注射部位。通过注射针头视窗观察注射部位皮肤。每日检查注射部位周围皮肤是否有皮肤改变,如红肿、皮下脂肪萎缩、硬结等。④注意每次更换输液管时必须先清洗双手,再消毒局部皮肤,并选择合适的注射部位。⑤检查输液管路有无裂缝或连接松动,胰岛素有无溢漏。⑥探头置入后要注意观察置入局部有无发红、出血、疼痛及脱出的情况。⑦定期用软布清洁胰岛素泵。胰岛素泵需避免静电、浸水、撞击和磁场的干扰。⑧根据要求,某些品牌的胰岛素泵需定期回厂检测。⑨定期监测并记录体重变化。⑩不断更新泵应用知识。

(3) 不良反应:停泵、电力异常、胰岛素量不足、管道输注系统堵塞和胰岛素渗漏导致治疗中断,可能会发生严重的高血糖、低血糖或酮症酸中毒。注射部位皮肤对胶布过敏。

七、胰岛素治疗的并发症及处理

（一）低血糖

低血糖是胰岛素治疗的主要并发症，尤其是在强化治疗中，低血糖的发生率较常规治疗增加3倍。低血糖发生的原因有胰岛素剂量过大、延迟进餐、餐中碳水化合物过少和体力活动增加及注射部位运动等。

根据低血糖的原因给予相应处理，如减少胰岛素剂量或更改注射时间、调整饮食等。

（二）体重增加

1. 体重增加的原因　血糖控制后能量丢失的减少及胰岛素的合成作用。在胰岛素强化治疗后，大幅度地减少尿糖丢失，能量得以储存；同时，如果餐后血糖达标，为避免下餐前低血糖，患者常需加餐，也会造成总热量摄取增加，进而造成体重渐增。

2. 克服体重增加的措施　①胰岛素的日剂量控制在合理范围内；②控制总热量的摄入，增加适当的运动协助降低血糖而减少胰岛素的日剂量；③有胰岛素抵抗的患者联合双胍类降血糖药（无禁忌证时），可有效减轻体重的增加。

（三）胰岛素性水肿

使用较大剂量的胰岛素可引起外周组织水肿，常发生在最初胰岛素治疗后，特别是以往代谢控制较差或在酮症酸中毒纠正之后出现胰岛素性水肿。

发生机制可能与高血糖的渗透性利尿和脱水得到纠正、钠盐和水平衡发生剧变，同时胰岛素可促进肾小管对钠的重吸收增加有关。

（四）胰岛素过敏反应和胰岛素抗体

1. 过敏反应与胰岛素制剂中的污染物（如胰腺多肽），中、长效胰岛素作用的延迟及胰岛素本身有关。动物胰岛素因其结构与人胰岛素的差异，均有免疫原性；人胰岛素由于在溶液中形成多聚体偶尔也会有过敏反应。但由于制剂的改进及人胰岛素的广泛使用，胰岛素所致过敏反应已非常少见。

2. 过敏反应主要以皮疹和红斑等皮肤改变为主,一般在胰岛素注射后3~48h出现。随治疗的继续,数周后可自行消失。过敏性休克非常少见。

3. 胰岛素抗体通常是多克隆抗体,主要是因为抵抗胰岛素分子不同部位的抗原决定簇所致。其可以产生很多临床后果,包括血中胰岛素抗体和注射部位的局部反应。血中胰岛素抗体与胰岛素结合和不规则释放可引起血糖很大的波动。因为胰岛素结合抗体后改变了胰岛素在血浆中的清除率,同时降低了其他组织对游离胰岛素的利用。因此,当胰岛素与抗体结合时,胰岛素的生物学活性下降,且作用时间延长;当抗体与胰岛素解离后,大量游离胰岛素发挥生物学效应,则可发生血糖急剧下降。由于这种解离不可预测,可造成无法预测的低血糖反应。但是,只要胰岛素抗体水平低于10%,上述的临床现象不会很严重。

4. 外源性胰岛素注射引起的胰岛素抗体需与内源性胰岛素抗体相区别。内源性胰岛素抗体即自身胰岛素抗体,见于1型糖尿病早期、Graves病及使用青霉胺、苯达嗪或普鲁卡因胺治疗的患者中。倘若发生这种免疫反应,首先判断是否需要处理,第一步应停用原来使用的胰岛素,更换纯度更高的胰岛素或人胰岛素。如果使用人胰岛素过敏,可使用超短效胰岛素类似物。一般过敏反应轻者更换胰岛素种类并加用抗组胺药,重者可给予肾上腺皮质激素或肾上腺素治疗。

(五) 胰岛素注射引起的局部反应

局部反应包括注射部位皮下组织萎缩、脂肪萎缩及脂肪肥大等。

1. 脂肪或皮下组织萎缩　发生脂肪或皮下组织萎缩的机制主要与免疫复合物在局部沉淀有关。在脂肪萎缩组织中,有胰岛素和IgG存在,并且血中胰岛素抗体也增加。通过更换纯度更高的胰岛素一般能缓解。人胰岛素广泛用于临床后,脂肪萎缩已非常罕见。

2. 脂肪肥大　脂肪肥大与免疫反应无关,主要与胰岛素注射部位的局部营养作用有关。发生原因可能与多次在固定部位注射引起,反复更换注射部位能减少脂肪肥大的产生。

3. 感染　胰岛素注射部位的其他反应还有感染,主要因消毒不严格、注射器不洁净或局部抵抗能力太差有关,注意预防应可避免。

已上市胰岛素种类及其特点见表3-29。

表 3-29 已上市胰岛素种类及其特点

胰岛素种类	商品名	起效时间	达峰时间	持续时间	特点
速效					
谷赖胰岛素 Insulin Glulisine	艾倍得	5~15min	30~90min	3~5h	餐前 0~15min 或餐后 15min 内注射；
赖脯胰岛素 Insulin Lispro	优泌乐	5~15min	30~120min	3.5~4.75h	有效控制餐后血糖
门冬胰岛素 Insulin Aspart	诺和锐	5~15min	30~90min	3~5h	餐后 2~5h 及夜间低血糖发生率低
短效					
常规人胰岛素 RI	优泌林 R 诺和灵 R 甘舒霖 R 重和林 R	30~60min	2~3h	5~8h (6.5h)	餐前 30~45min 注射； 与生理状态比较，起效慢，效果差，持续时间长，延后的低血糖
中效					
低精蛋白锌人胰岛素 NPH	优泌林 N 诺和灵 N 重和林 N	2~4h	4~10h	10~16h	作为基础胰岛素，平台时间短，吸收曲线变异大，低血糖风险高
长效					
地特胰岛素	诺和平	3~8h	一	5.7~23.2h	T2DM 每日注射 1 次，T1DM 每日可注射 2 次；吸收曲线重复性好
甘精胰岛素	来得时	2~4h	一	20~24h	
预混					
75%NPL, 25%Lispro	优泌乐 25	5~15min	双峰	10~16h	餐前 15min 或餐后即刻注射
50%NPL, 25%Lispro	优泌乐 50	5~15min	双峰	10~16h	
70%NPA, 30%Aspart	诺和锐 30	5~15min	双峰	10~16h	每日注射 2 次即可覆盖餐后血糖；灵活性低于基础-追加方案
70%NPH, 30%RI	优泌林 70/30 诺和灵 30R 重和林 M30	30~60min	双峰	10~16h	
50%NPH, 50%RI	诺和灵 50R	30~60min	双峰	10~16h	

注：T2DM：2 型糖尿病；T1DM：1 型糖尿病

第八节 干细胞移植治疗糖尿病

糖尿病导致高血糖的主要原因是胰岛素分泌缺乏及外周胰岛素抵抗,目前尚无根本治愈的方法。干细胞是人体各种组织细胞的初始来源,既有自我更新和不断增生的能力,又有多向分化的潜能,在一定条件下它可以分化成多种功能细胞,具有再生各种组织器官的潜在功能。随着干细胞研究的深入,这些潜能引起人们广泛重视,希望通过不断的探索,最终能够彻底治疗糖尿病。

一、干细胞的来源和分类

按来源不同,干细胞主要分为胚胎干细胞、成体干细胞。胚胎干细胞由于涉及诸多医学难题,其相关研究受到限制。成体干细胞主要包括间充质干细胞及造血干细胞,是目前干细胞治疗的主要研究方向。

(一) 间充质干细胞

间充质干细胞(MSCs)来源于发育早期中胚层的干细胞,主要存在于骨髓、脐带血、肝等中。

1. 骨髓间充质干细胞　骨髓间充质干细胞(BM-MSCs)是干细胞治疗研究最多的领域。最新研究提示,BM-MSCs不仅具有诱导分化为胰岛素分泌细胞的潜能,其参与免疫调控和组织损伤修复,甚至改善胰岛素抵抗方面的作用,已更多地引起关注。这意味着,糖尿病患者通过BM-MSCs移植治疗改善血糖控制,同样不完全依赖于干细胞向胰岛B细胞定向分化,而更多的是从其免疫抗炎、组织修复特性,甚至其他更多有待揭示的机制等多重作用下获益。

当前研究也提示,BM-MSCs可能有独立于降血糖而改善糖尿病并发症的作用。而国内外多项研究证明了BM-MSCs对糖尿病肾病的多重保护作用,其中包括BM-MSCs改善氧化应激损伤、抗纤维化、免疫调理等。同样,BM-MSCs治疗在改善视网膜病变、糖尿病足、心肌损伤等方面的证据亦在不断增加。

目前较为常见的获取自体BM-MSCs的方法主要有两种:一种为

经髂骨穿刺自体骨髓干细胞采集法；另一种首先用细胞因子将BM-MSCs动员释放入外周血，再予以采集。而骨髓干细胞的移植可采用静脉输注或通过介入方法直接定向移植到胰腺部位。前期的临床工作中发现，干细胞移植的疗效很大程度取决于患者自身残存的B细胞功能。事实上，总结众多关于干细胞治疗糖尿病机制的研究，移植的BM-MSCs在体内分化为胰岛素分泌细胞的能力十分有限，而其参与免疫调控和组织损伤修复，甚至改善胰岛血管化及周围胰岛素抵抗方面的作用更多受到重视。因此，单纯通过干细胞移植治疗获益的人群很可能局限于2型糖尿病及早期尚有一定胰岛功能保存的1型糖尿病患者。但值得一提的是，鉴于干细胞在免疫调控及改善器官血管化的作用，在1型糖尿病等胰岛功能严重破坏的患者中，胰岛联合干细胞移植很可能为一种更有效的治疗策略。

2. 脐带血间充质干细胞（UCB-MSCs） UCB-MSCs是存在于脐带血中的一种干细胞，具有与BM-MSCs相似的自我更新和多向分化潜能。

虽然UCB-MSCs与BM-MSCs有相似的功能，但两者在干细胞治疗糖尿病方面各有优缺点。与BM-MSCs相比优点：①脐带血来源丰富、采集方便、安全，收集脐带血对产妇及新生儿没有任何危害及损伤，并易于收集、保存；但骨髓采集会给捐献者或患者本人带来一定的风险。②脐带血具有很强的增殖分化能力，脐带血中的干细胞未完全分化成熟，因此比成年人骨髓中的干细胞更原始、有更强的增殖分化能力。③脐带血中的免疫细胞较为幼稚，免疫功能不成熟，免疫原性较骨髓来源的干细胞更低，异体移植无免疫排斥反应，适宜于不同个体之间的移植，且不产生移植物抗宿主病。④脐带血干细胞移植安全性较高，脐带血相对纯净，脐带血潜伏性病毒和病原微生物的感染及传播概率均相对较低，而骨髓干细胞特别是乙型病毒性肝炎患者的自体骨髓干细胞，其本身的增殖能力存在缺陷。⑤脐带血干细胞属于实体库，HLA配型较快，不受捐献者身体状况的影响，也更易于保存和运输。

与BM-MSCs相比缺点：①与骨髓干细胞相比脐带血干细胞数量

有限，多用于低体重儿童移植。②临床试验随访时间不够长。③脐带血干细胞移植后的粒细胞和血小板恢复缓慢是现在亟待解决的问题。④脐带血干细胞所带有的先天性基因缺陷可能会转移给受者。

（二）造血干细胞

造血干细胞（HSC）具有极强的自我更新能力与多向分化潜能，其可分化为髓系干细胞（包括红系、粒系和巨核细胞系）和淋巴系干细胞（包括T淋巴细胞、B淋巴细胞和NK细胞等）。主要来源于骨髓、脐带血，也可从外周血中分离。其中自体外周造血干细胞移植（AHSCT）治疗1型糖尿病，是目前最受关注、研究证据最充分的一种造血干细胞移植治疗。上海交通大学医学院附属瑞金医院内分泌科宁光教授、南京大学医学院附属鼓楼医院内分泌科朱大龙教授先后进行大量的动物模型实验以及临床研究，均证实AHSCT治疗1型糖尿病的初步疗效。

AHSCT方案最根本的治疗思路在于：采用大剂量免疫抑制药摧毁1型糖尿病患者体内原有的造血系统和"病态"免疫系统后。回输自体外周造血干细胞以分化成新的造血系统并重建"正常的"免疫功能。其治疗过程分为三步：首先，通过静脉输注小剂量环磷酰胺，将患者自体造血干细胞由骨髓动员至外周血后采集冻存；其次，联合采用环磷酰胺和兔抗胸腺细胞球蛋白，对患者进行非清髓性预处理；最后，采用静脉或脾动脉插管回输法，将冻存的自体造血干细胞重新回输入患者体内。从上述治疗方案中可以看出：造血干细胞移植治疗糖尿病的原理是先用大剂量的免疫抑制药，最大限度地清除患者体内异常T细胞克隆。由此来阻断胰岛B细胞被继续破坏，从而保护残存的胰岛B细胞；再将预先采集的造血干细胞移植到患者体内，利用造血干细胞的多向分化潜能，重建造血和免疫系统。

纵然AHSCT治疗1型糖尿病已获得了初步的成功，但在这一新技术的背后还有许多我们尚不知道的东西。第一，如何选择合适的患者？目前无法预测或事先判断移植治疗的成功率；第二，AHSCT对胰岛功能的改善机制如何？造血干细胞回输到体内后，是促进了胰岛干细胞向胰岛B细胞的分化，还是增强了残存胰岛B细胞的再生？第三，造血干细胞移植治疗的长期安全性是否可靠？大剂量免疫抑制药使用所带来的致瘤性、内分泌激素紊乱等不良事件的发生风险如何？

（三）诱导多能干细胞

诱导多能干细胞（iPSCs）采用体细胞重编程技术从患者自体细胞获得的诱导性多潜能干细胞可解决免疫排斥的难题，而且还可避免胚胎干细胞研究存在的伦理学争论。目前人体的许多细胞组织都能够被成功诱导成为 iPSCs，比如皮肤的成纤维细胞、角质细胞、神经干细胞、羊水细胞和血液细胞等。理论上，任何体细胞诱导为 iPSCs 后都可以分化为靶向细胞。在生命早期或疾病发生之前，利用皮肤等成体细胞制备 iPSCs，在疾病发生后将 iPSCs 诱导分化为胰岛素分泌细胞，并移植入体内，有望为糖尿病治疗提供新的思路。2013 年，日本批准了全球首个 iPSCs 的临床试验，用于治疗湿性老年性黄斑变性（年龄相关性黄斑变性）。但目前 iPSCs 治疗糖尿病还处于早期实验阶段，将 iPSCs 诱导分化为稳定的功能胰岛素分泌细胞还需大量的实验研究。

二、干细胞移植治疗糖尿病的国内外现状

近年来，人们在糖尿病患者中采用造血干细胞或 MSCs 进行试验性治疗。这类治疗将从外周血或骨髓中分离出的干细胞在体外培养后输入人体，期待干细胞能够在体内重建胰岛细胞功能。2003 年，Voltarelli 首次采用 AHST 治疗无糖尿病酮症酸中毒的 1 型糖尿病患者。2009 年报道的随访结果显示，20 例患者中 12 例停止使用外源性胰岛素（平均 31 个月），其中最长停用时间达 52 个月；另外 8 例患者虽停用胰岛素一段时间后需要重新开始胰岛素治疗，但注射剂量较移植前明显减少。近年来，国内学者也已采用 AHST 或 MSCs 移植的方法对 T1DM 患者进行了探索性的治疗研究，发现在治疗后有些糖尿病患者的胰岛 B 细胞功能有显著提高，部分患者在短期内可以停止胰岛素治疗或减少胰岛素的剂量。此外，国外学者还采用异体 MSCs 移植治疗 T1DM 患者，并取得了一定的疗效。

虽然上述探索性研究提示干细胞移植在治疗糖尿病中具有潜在的应用价值，但这些研究在设计上均存在明显的局限性。例如，均为单中心、自身前后对照的研究设计，样本量较少，且尚无长期有效性和安全性的数据。研究结果尚不能肯定回答干细胞治疗的有效性和安全性，也无法确定与目前的胰岛素治疗相比是否具有明显的优势。不过，2009年，经过FDA和美国研究伦理机构的批准，国际上已正式启动一项有关AHST移植治疗1型糖尿病的多中心、随机对照的临床研究。

三、干细胞移植治疗糖尿病潜在的安全性问题

动物实验显示小鼠MSCs可发生某种基因突变，将其输入小鼠体内会导致肿瘤的发生；MSCs可能造成小鼠体内免疫功能的缺陷而使良性肿瘤发生风险增加；未充分诱导分化成熟的人类ES细胞具有生成肿瘤的风险；干细胞来源的胰岛样细胞移植治疗仍会出现免疫排斥反应，终身使用免疫抑制药可能会给接受移植治疗的患者带来明显的不良反应。

四、关于干细胞移植治疗糖尿病的立场声明

对于采用干细胞治疗糖尿病的问题，中华医学会糖尿病学分会阐述以下立场。

1. *干细胞治疗研究为更好地治疗糖尿病提供了美好的前景*　在深入开展基础研究和临床研究并获得成功后，干细胞治疗有可能成为治疗糖尿病的理想手段。希望国家加强对干细胞治疗糖尿病基础研究和临床研究的支持力度，促进干细胞治疗糖尿病研究成果向临床实践的转化。

2. *干细胞治疗糖尿病尚处于临床应用前的研究阶段*　根据目前国内外干细胞治疗糖尿病研究现状，我们认为干细胞治疗糖尿病尚处在临床应用前的研究阶段。因此，不建议将干细胞移植治疗糖尿病的技术作为常规的临床实践。希望我国相关部门针对干细胞治疗糖尿病方面的问题制定相应的行政法规或管理规范。

3. 干细胞治疗糖尿病研究中应注意的问题

（1）与干细胞治疗糖尿病相关的基础研究和临床研究需遵循国际干细胞研究学会《干细胞临床转化指南》和国内有关干细胞研究的道德伦理准则和相关指南或管理规定。

（2）如开展临床研究，需遵循我国临床研究的相关规定，临床研究方案必须得到临床试验实施者所在医疗机构或研究机构伦理委员会的批准。

（3）在实施临床试验前，必须向自愿参加临床试验的糖尿病患者告知临床试验的内容以及可能的获益和潜在的危害，并获得患者签署的知情同意书。

（4）不得向参加临床试验的糖尿病患者收取与临床试验相关的费用。

（5）临床试验要采用科学、客观的研究设计，与现行的糖尿病治疗方法相比较，评价干细胞治疗糖尿病的有效性和安全性，特别是长期应用的有效性和安全性。

五、小　　结

应用干细胞技术治疗疾病，有可能使医疗的概念发生重大转变，即从传统对丧失功能的脏器或组织进行修补和加固转变为利用全新的细胞使其获得重生。干细胞在糖尿病的细胞替代治疗中具有良好的发展前景。然而，干细胞技术治疗内分泌代谢病的研究目前正处于基础理论和关键技术亟待突破的阶段，要达到最终的临床应用仍需假以时日。

主要参考文献

[1] 中华医学会糖尿病学分会．中国2型糖尿病防治指南（2017）．中华糖尿病杂志，2018，10（1）：4-67.

[2] 中华医学会糖尿病学分会．中国1型糖尿病诊治指南．人民卫生出版社，2012.

[3] 夏萍，刘超．2014年《美国糖尿病学会立场声明：1型糖尿病终生管理》解读．中华糖尿病杂志，2015，7（1）：57-59.

[4] 美国糖尿病学会．2018ADA糖尿病医学诊疗标准．Diabetes Care，2018，41

(Suppl.1)：S1-S159.

[5] 中华医学会糖尿病学分会，中国医师协会营养医师专业委员会．中国糖尿病医学营养治疗指南（2013）．中国糖尿病杂志，2015，7（2）：73-88.

[6] 孙子林，刘莉莉．《中国糖尿病运动治疗指南》解读．国际内分泌代谢杂志，2013，33（6）：373-375.

[7] 中华医学会糖尿病学分会．中国血糖监测临床应用指南（2015年版）．中华糖尿病杂志，2015，7（10）：603-613.

[8] 母义明，纪立农，宁光．二甲双胍临床应用专家共识（2016版）．中国糖尿病杂志，2016，24（10）：871-883.

[9] 陈家伦．临床内分泌学．上海：上海科学技术出版社，2011.

[10] 陆菊明．阿卡波糖（拜糖平）在中国临床应用经验回顾及展望．中华内分泌代谢杂志，2009，25（2）：增录2a6-2a8.

[11] 宁光，陈璐璐等．那格列奈临床应用中国专家共识．中华内分泌代谢杂志，2011，27（5）：增录5a1-5a3.

[12] 中华医学会．基于胰高血糖素样肽1降糖药物的临床应用共识．中华糖尿病杂志，2014，6（1）：14-20.

[13] 中国内分泌相关专家小组．非磺脲类胰岛素促泌剂瑞格列奈临床应用共识．中国全科医学，2010（16）：1804.

[14] 中华医学会糖尿病学分会．中国1型糖尿病胰岛素治疗指南．中华糖尿病杂志，2016，8（10）：591-597.

[15] 中华医学会内分泌学会．成人2型糖尿病胰岛素临床应用中国专家共识．中华内分泌代谢杂志，2013，29（1）：1-6.

[16] 中华医学会内分泌学会．预混胰岛素临床应用专家共识(2016版)．药品评价，2016，13（9）：5-11.

[17] 中国医师协会内分泌代谢科医师分会，中华医学会内分泌学分会，中华医学会糖尿病学分会．中国胰岛素泵治疗指南（2014版）．

[18] 仝小林．糖尿病中医药临床循证实践指南．北京：科学出版社，2016.

[19] 黄永增，张明等．从文献计量学角度评价干细胞技术治疗糖尿病发展历程．中华细胞与干细胞杂志，2013（4）：185-189.

[20] 杨光，程庆砾．干细胞与糖尿病肾病．北京大学学报（医学版）2013，45，(3)：504-508.

[21] 谢锐，莫朝晖．干细胞与糖尿病组织修复．国际内分泌代谢杂志，2013,33(5)：342-345.

[22] 魏蕊，洪天配．干细胞技术在内分泌代谢病中的研究进展．中华内分泌代谢

杂志，2014，30（3）：250-253.
- [23] 李莉蓉，朱大龙.自体外周造血干细胞移植治疗1型糖尿病的新曙光.中华内分泌代谢杂志，2012，28（6）：448-457.
- [24] 顾卫琼，宁光.自体造血干细胞移植治疗1型糖尿病的前景与出路.中华内分泌代谢杂志，2012，28（6）：445-447.
- [25] 中国内分泌相关专家小组.磺脲类药物临床应用专家共识（2016年版）.药品评价，2017，14（1）：5-12.
- [26] 中华医学会肝病学分会.非酒精性脂肪性肝病防治指南（2018更新版）.现代医药卫生，2018，34（5）：641-649.
- [27] 中国内分泌相关专家小组.2型糖尿病合并动脉粥样硬化性心血管疾病患者降糖药物应用专家共识.中国糖尿病杂志，2017，25（6）：481-492.
- [28] 陈丽，宋君，赵汝星.自体骨髓间充质干细胞移植治疗糖尿病——希望与挑战并存.中华糖尿病杂志，2013，5（5）：260-263.
- [29] 中国内分泌相关专家小组.钠-葡萄糖共转运蛋白2（SGLT-2）抑制剂临床合理应用中国专家建议.中国糖尿病杂志，2016，24（10）：865-870.
- [30] 中华医学会糖尿病学分会.关于干细胞移植治疗糖尿病的立场声明.中华内分泌代谢杂志，2012，28（6）：452-453.

第4章 特殊人群糖尿病的个体化治疗

第一节 不同年龄段糖尿病的个体化治疗

一、新生儿糖尿病

新生儿糖尿病（neonatal diabetes mellitus，NDM）是一种单基因糖尿病，通常指出生后6个月内发生的糖尿病，发生率约10万新生儿分之一。根据转归不同，NDM又分为暂时性新生儿糖尿病（transient neonatal diabetes mellitus，TNDM）和永久性新生儿糖尿病（permanent neonatal diabetes mellitus，PNDM），两者约各占50%。TNDM在发病3～6个月高血糖可以自行缓解或消失，但约50%的患儿会在青少年期疾病再现；PNDM则高血糖持续终身。两类患儿发病期间临床表现均酷似1型糖尿病中的1A亚型，需与1型糖尿病相鉴别。两种类型NDM的临床特点也略有不同：TNDM患者糖尿病出现较早，而PNDM发病时血糖较TNDM更高，出现血糖增高的时间略晚于TNDM，不会自发缓解。

（一）暂时性新生儿糖尿病

根据分子病因，TNDM分为3型：6q24印迹区域的基因突变或甲基化异常（TNDM1，最常见），其次可见 *ABCC8* 和 *KCNJ11* 基因的突变（TNDM2），少见的有 *INS* 和 *HNF-1β* 突变（TNDM3）。

1. TNDM1 临床特点

（1）常在出生后数日内发病，患儿可有低胰岛素血症、酮症，需要胰岛素治疗。

(2) 糖尿病通常在 1 年内完全缓解，中位数缓解年龄是 3 个月，缓解期生长发育正常，偶有应激性高血糖。50%～60%的患儿会复发，复发的平均年龄为 16 岁，复发年龄与缓解年龄呈负相关。

(3) 如新生儿期若未及时诊断糖尿病，这些患儿可以因为复发而被误诊为青少年发病的 2 型糖尿病。

(4) 80%的患儿出生时有低体重。

(5) 宫内发育迟缓及异常较常见。

(6) 可伴有其他先天性发育异常：44%和 21%的患儿分别有巨舌症和脐疝。18%的患儿有面部畸形，9%的患儿有肾发育异常（如双重肾、肾盂积水、肾盏扩张和膀胱输尿管反流），9%的患儿有心脏异常（动脉导管未闭、法洛四联症、房间隔缺损、卵圆孔未闭），8%的患儿伴有指弯曲、多指畸形、短指畸形，4%的患儿有甲状腺功能减退。这些先天性发育异常在父方单亲二体病及母方基因甲基化缺陷所致的 TNDM 中更为常见。假如患儿在染色体 6q24 之外的其他基因组 DNA 印迹区也存在低甲基化，这种多印迹区低甲基化者的临床表现会比较广泛，出现前述先天性畸形的概率会较单纯染色体 6q24 低甲基化患者高出近 3 倍。

2. TNDM2（KATP 通道基因相关性 TNDM）临床特点　KATP 通道是 B 细胞电生理活动的启动者，与胰岛素分泌密切相关。该通道由 2 种亚单位构成：调节亚单位即 *ABCC8* 基因编码的磺脲类受体 1（SUR1）和内向整流亚单位即 *KCNJ11* 基因编码的 kir6.2。位于中间的 4 个 kir6.2 形成 KATP 通道的中间孔道，包绕外周的 4 个 SUR1 蛋白形成调节亚单位。静息状态下，钾离子通道开放，B 细胞超极化，使电压依赖性的钙离子通道关闭。血糖增高时，随着 ATP/ADP 比例增高，关闭钾离子通道，B 细胞膜除极，使电压依赖性的钙离子通道开放，胰岛素持续分泌。

ABCC8、*KCNJ11* 基因激活性突变使钾离子通道不能关闭，导致 B 细胞处于休息状态，高血糖诱导胰岛素分泌减少，产生糖尿病，两者所致的 TNDM 分别占 TNDM 的 46.4%和 42.9%。相较于 *KCNJ11* 基因突变，*ABCC8* 基因突变可能更倾向于发生 TNDM。

与 6q24 印迹区域基因突变或甲基化异常导致的 TNDM 相比，由 *KCNJ11* 或 *ABCC8* 基因突变导致的 TNDM 患者诊断年龄和缓解年龄都相对较晚，前者平均诊断年龄为 0 周，平均缓解年龄为 13 周，而后者平均诊断年龄 4 周，平均缓解年龄 35 周。有研究称后者复发年龄也较早。

不同类型的 TNDM 临床表现常有交集，仅靠临床表现无法区分。

对于尚未临床缓解的 TNDM 患者，早期积极的遗传学检测可以帮助判断其是 TNDM 还是 PNDM，明确基因分型，更加有效的指导临床治疗决策，对预测远期复发亦有帮助。

（二）永久性新生儿糖尿病

目前已知 PNDM 由 20 余种基因突变所致，最常见的编码胰岛素 B 细胞 ATP 敏感钾通道（KATP）的 *KCNJ11* 和 *ABCC8* 突变，其次为 *INS* 基因突变。

磺脲类药物通过关闭 KATP 促进胰岛素的释放可以治疗 *KATP* 突变引起的高血糖，并且改善患儿的神经系统症状，但仍有 10％的 *KCNJ11* 和 15％的 *ABCC8* 突变者不能实现胰岛素到磺脲类药物的转换。

INS 编码前胰岛素原，其显性突变可以引起 PNDM、青少年发病的成年型糖尿病（MODY）和自身抗体阴性的 1 型糖尿病（T1DM）。*INS* 显性突变引起胰岛素原错误折叠，其聚集在内质网，引起内质网应激，最终导致 B 细胞功能障碍和凋亡。*INS* 隐性突变可引起胰岛素生物合成减少导致 PNDM，其表现较显性更严重，高血糖出现早、出生体质量更低。

GCK 基因编码葡萄糖激酶，其纯合突变或复合杂合突变可引起葡萄糖激酶的缺乏而导致 PNDM。显性突变导致稳定的、无进展的轻度高血糖很少需要治疗（MODY2）。父母是近亲结婚或任意一方有糖代谢紊乱或轻度糖尿病，则患者需要考虑 *GCK* 突变引起的 PNDM。*GCK* 突变引起的 NDM 可能需要胰岛素治疗。

临床中对于糖尿病分型抗体阴性的患儿应尽早行基因检测，分子诊断有助于 NDM 的分型判定、判断预后及实现个体化治疗。

(三) 新生儿糖尿病的治疗

既往 TNDM 一般使用胰岛素治疗，近来研究表明，磺脲类药物能改善这类患者的胰岛素分泌，虽然有时不能完全停用胰岛素，但单用或与其他药物合用能控制好血糖，减少胰岛素用量，减少低血糖发生。

KATP 通道基因相关性 NDM 则几乎都对磺脲类药物有效，90% *KCNJ11* 基因突变所致的 NDM 和 85% *ABCC8* 基因突变所致的 NDM 可从胰岛素注射成功转换为口服磺脲类药物治疗。其中以格列本脲的报道最多，剂量从 0.1mg/kg，每日 2 次起始，根据血糖逐渐调整，最大剂量可达 2.5mg/(kg·d)。TNDM 患者平均使用的剂量偏小 [0.15～0.59mg/(kg·d)]，这可能是因为改口服药时部分患者的糖尿病已开始进入缓解期。除格列本脲外，也有其他磺脲类药物如格列吡嗪、格列美脲等治疗有效的报道。

相对于胰岛素，口服磺脲类药物治疗的优势在于不仅可以更好地控制血糖、减少低血糖发生，而且可以改善神经肌肉症状。但并不是每次磺脲类药物转换都能成功，磺脲类药物转换失败的可能原因有：①某些类型的基因突变如 *KCNJ11* 基因的 Q52R、I296L，可以改变 Kir6.2 通道开放的动力学，使 KATP 通道稳定开放，导致磺脲类药物无效；②转换年龄太晚，病程较长。携带同一致病基因型的不同 NDM 患儿，对磺脲类药物的反应亦可能截然不同。及早起始磺脲类药物可能预防神经肌肉系统损害的发生发展。

二、儿童和青少年糖尿病

(一) 流行病学

随着社会经济的发展和生活水平的提高，糖尿病的患病率也越来越高，发病年龄亦趋年轻化，正在向青少年、儿童蔓延。据 2013 年 IDF 资料显示，大多数国家儿童 1 型糖尿病均在增加，尽管患病率存在地理区域的差异，但总体上年增长率为 3% 左右，学龄前儿童增长速度更高。预计世界范围内，每年有 7000 名 15 岁以下的儿童新发 1 型糖尿病。

我国儿童 1 型糖尿病的患病率约为 0.6/10 万，虽然患病率较低，但中国人口基数大，病例绝对数并不少，且患病率逐年上升。其中，女孩1型糖尿病的患病率高于男孩，10～14岁年龄段的患病率最高，这恰好和青春期的胰岛素需求量增加相符。患病率呈南低北高的趋势，大城市患病率高于中、小城市；少数民族的患病率高于汉族。

近年来，儿童、青少年2型糖尿病的患病率呈迅速增长趋势，并超越过去儿童以1型糖尿病为主的传统流行模式。在美国，每3个18岁以下人群新诊断的糖尿病患者中就有1个是2型糖尿病的，尤其是儿童及青少年，且这种现象具有国际普遍性。在我国，并没有全国性的儿童、青少年2型糖尿病的流行病学调查。虽然仍以1型糖尿病为主，但2型糖尿病表现出明显的上升趋势，这与近年来肥胖和超重的流行状况相辅相成。

（二）发病机制和自然病程

不管是1型糖尿病还是2型糖尿病，青少年、儿童糖尿病的主要病理生理和发病机制与成年人是一样的。电脑游戏、智能手机、缺少体力活动、高热量饮食等不良生活方式，导致肥胖、异位脂质沉积、线粒体功能异常和氧化应激，可能是2型糖尿病患病率升高的主要因素。种族和家族易感性、宫内发育不良和宫内高血糖暴露也是2型糖尿病发病的相关因素。除此之外，在青春期，生长激素、性激素和体重增加，尤其是生长激素分泌增多，增加了胰岛素抵抗，也是促其发病因素之一，这也与流行病学调查研究的高峰患病年龄是一致的。

有研究显示，与青春期前后比较，青春期胰岛素敏感性约降低30%。在青春期结束后，胰岛素敏感性得到改善，有些糖耐量受损可在3～5年后恢复正常。在2型糖尿病的自然病程中，当B细胞功能不能完全代偿胰岛素抵抗时，高血糖或糖尿病随之发生。与成年人相比，儿童从糖尿病前期向糖尿病转化似乎更快，约1～2年。有报道指出，儿童进展到糖尿病过程中，B细胞功能每年约丢失15%，而成年人约为7%。

（三）临床特征

儿童和青少年糖尿病分型同成年人，但有其独特的特点。

1. 1型糖尿病

(1) 起病特点同成年人。起病较急，常因感染或饮食不当发病，可有家族史。

(2) 典型者有多尿、多饮、多食和消瘦的"三多一少"症状；多尿常为首发症状，如夜尿增多，甚至发生遗尿。较大儿童突然出现遗尿应考虑有糖尿病的可能。

(3) 不典型隐匿发病患儿多表现为疲乏无力、食欲降低。

(4) 20%~40%的患儿以糖尿病酮症酸中毒为首发症状，年龄越小，发生率越高。

2. 2型糖尿病

(1) 起病缓慢，通常在10岁后或青春期的中、后期被诊断。

(2) 轻者在体检或其他疾病就诊时偶然发现，重者出现"三多一少"的症状。

(3) 约30%的患者出现酮尿，甚至糖尿病酮症酸中毒，极少出现高血糖高渗性昏迷。重症患者，短时间内难以与1型糖尿病相鉴别。

(4) 家族遗传史阳性者占45%~80%，多见于双亲家族多人发病。

(5) 95%的患儿肥胖，多为中心型肥胖。

(6) 50%~90%的儿童糖尿病患者存在黑棘皮征，多见于脊背(99%)、腋下(73%)、皮褶处(36%)或肘窝。黑棘皮征是胰岛素抵抗和高胰岛素血症的表现。由于肥胖多年，约50%的患儿伴有高血脂、脂肪肝，少数患儿患有高血压。

(7) 在诊断2型糖尿病的同时要注意是否存在慢性并发症/合并症包括高血压、血脂异常、微量清蛋白尿、眼底病变等，以及睡眠呼吸障碍、肝脂肪变性等疾病。

(8) 青春期少女还应注意是否合并多囊卵巢综合征。

3. 特殊类型糖尿病 儿童时期常见到这类患者，有原发性和继发性，包括β细胞功能的单基因缺陷、胰岛素作用的遗传性缺陷、胰腺疾病、内分泌轴病变、药物或化学因素诱导等8类病因导致的糖尿病。青少年发病的成人型糖尿病临床符合率不少见，但是基因检测阳性率不高。而新生儿糖尿病中约46%是胰岛β细胞KATP通道的KCNJ11和ABCC8基因突变所致。

4.妊娠糖尿病 目前青少年妊娠并非绝无仅有,这类糖尿病青少年的相关问题应该有所认识。

(四) 诊断和鉴别诊断

1 型糖尿病、2 型糖尿病的诊断同前述(见第 2 章)。需指出的是,部分患儿胰岛 B 细胞自身抗体阳性,临床上像 2 型糖尿病,1 年以上不依赖胰岛素治疗,如同成年人隐匿性自身免疫性糖尿病,称为青少年隐匿性自身免疫性糖尿病(latent autoimmune diabetes in youth, LADY)。

青少年发病的成人型糖尿病(maturity-Onset diabetes of the young, MODY)是一组特殊类型的糖尿病,具有高度遗传和临床表现异质性的单基因疾病。其主要特征:一般于 25 岁前发病,临床上无酮症倾向,有 3 代以上糖尿病家族遗传史;符合常染色体显性遗传规律,以胰岛素分泌不足为原发病理基础,属于胰岛 B 细胞功能遗传性缺陷的特殊类型。目前至少已经发现 14 种 MODY 亚型。最常表现为发生于非肥胖儿童或青少年的轻度、无症状血糖升高。由于缺乏明显的临床症状,MODY 通常于成年期才明确糖尿病的诊断。

对 LADY 的诊断和治疗重点在非胰岛素依赖阶段,及早地应用胰岛素可延缓胰岛功能的破坏。 MODY 的控糖方案可根据不同的 MODY 亚型及高血糖的严重程度决定。

明确分型是制订合理治疗方案的前提之一,但随着伴有 1 型糖尿病和 2 型糖尿病混合特点的案例报道逐渐增加,糖尿病分型的确定也变得越来越复杂。

1.**临床特征** 虽然"三多一少"、酮症是 1 型糖尿病的典型表现,约 10% 的 2 型糖尿病患儿也可表现出糖尿病酮症酸中毒。几乎所有的 2 型糖尿病患儿存在超重或肥胖,但是 25% 或以上的 1 型糖尿病患儿也会超重或肥胖。因此,单纯根据体重下降或酮症并不能准确区分糖尿病的类型。

2.**胰岛自身抗体** 由于检测方法不一,不同人群抗体谱不一,临床上不能检测到所有参与自身免疫的抗体,同时亚洲人群 1 型糖尿病患儿抗体阳性率往往较低,因此自身抗体阴性不能排除胰腺自身免疫的存在。另一方面，临床诊断为 2 型糖尿病的患者，也可有 15%~40% 出现自身抗体阳性。因此，对临床诊断为 2 型糖尿病的所有患儿，也应考虑自身抗体检测。抗体阳性的患儿或合并有 Graves 病、重症肌无力等自身免疫性疾病者，相对来说更支持 1 型糖尿病，同时或考虑是否存在自身免疫性多腺体病。

3. **胰岛素及 C 肽**　由于各种原因，在 1 型糖尿病和 2 型糖尿病特定病程中，胰岛素和 C 肽水平可有部分重叠。如蜜月期时，1 型糖尿病的 C 肽水平可处于正常范围内，而急性高血糖时，由于高血糖对胰岛细胞的毒性作用，也可导致 2 型糖尿病的 C 肽对较低，如临床病情稳定后数月 C 肽水平仍低下，倾向于诊断 1 型糖尿病。

4. **基因检测**　儿童或青少年糖尿病，如不具备 1 型或 2 型糖尿病的特点，且连续多代有糖尿病，则应考虑 MODY 基因检测。如青少年无肥胖儿出现严重胰岛素抵抗，要考虑胰岛素受体基因检测。

对于初诊难以明确分型者，可暂时把重点放在控制血糖上，而后通过治疗反应和追踪观察重新评估分型。

（五）血糖目标

DCCT 的研究对象也涵盖了 13～17 岁青少年，结果表明，对大多数患糖尿病的儿童和青少年应用强化治疗，可明显降低糖尿病眼、肾、神经等微血管并发症的发生危险。但低血糖对婴幼儿的神经认知功能有一定的影响，所以对发病年龄小的糖尿病患儿极其严格地控制血糖也是有害的。理论上糖尿病的治疗目标是尽可能保持正常的代谢功能，而且要避免治疗中的严重并发症，尤其是症状性高血糖或低血糖。但是，当制订个体血糖控制目标时，还要考虑到糖尿病发展阶段、生长和发育问题（如生理年龄或青春各期）、活动等级、儿童性格、家庭结构、学校的支持程度和家庭对低血糖或晚期并发症的恐惧等因素。

2017 年中国 2 型糖尿病防治指南推荐　儿童和青少年 1 型糖尿病的血糖控制目标采用 ADA 标准（表 4-1），2 型糖尿病血糖控制目标采用 2017 年中国 2 型糖尿病防治指南推荐：在避免低血糖的前提下，空腹血糖＜ 7.0mmol/L，HbA1c 尽可能控制在 6.5% 以下。

表 4-1　儿童和青少年 1 型糖尿病控制目标（ADA 标准）

	餐前血糖 (mmol/L)	睡前或夜间 (mmol/L)	HbA1c (%)	理由
幼儿至学龄前期(0~6岁)	5.6~10.0	6.1~11.1	7.5~8.5	脆性，易发生低血糖
学龄期(6~12岁)	5.6~10.0	5.6~10.0	<8.0	青春期前低血糖风险相对较高而并发症风险相对较低
青春期和青少年期（13~19岁）	5.0~7.2	5.0~8.3	<7.5	有严重低血糖风险，需考虑发育和精神健康，如无过多低血糖发生，HbA1c<7%更好

注：血糖控制应权衡利弊，实行个体化，低血糖风险较高或无低血糖风险意识的患儿可适当放宽标准；当餐前血糖和 HbA1c 之间出现矛盾时，则应考虑加用餐后血糖值来评估

（六）血糖管理

1. 糖尿病自我管理教育（DSME）　中国糖尿病防治指南和 ADA 均强调了教育的重要性。尤其强调：除了要对糖尿病患儿个体进行健康和心理教育外，更要对其家庭成员进行糖尿病相关知识的普及，让他们充分认识和了解糖尿病的特点及各种治疗的意义，熟悉和掌握有关的治疗技术。

（1）教育的内容：糖尿病教育的内容及形式同成年人大致相同。教育形式可包括讲课、小型学习班、咨询门诊、热线电话、广播电视等。为了使健康宣教达到最好的效果，提高糖尿病患儿的生活质量，对不同年龄组的患儿宜采取不同的教育形式，如集体授课、示范教育对青少年组较为适用，而游戏形式教育对儿童组更为合适。举办糖尿病夏令营是对糖尿病患儿进行教育的最好形式，他们相聚在一起，相互学习、交朋友，可使他们去除抑郁感，经过夏令营教育训练过的患儿血

糖控制多能好转。许多参加糖尿病夏令营的儿童在成年后可以担当咨询员的角色。

（2）教育的要求：最好的糖尿病管理模式是团队式管理，同时，教育应当个体化，使之更适合每个个体的年龄、糖尿病分期、成熟度和生活方式、文化背景，使教育内容适应个体需要。在教育过程中，教育者的最初计划可能与患儿及其家庭不匹配。因此，糖尿病教育应当建立在对患儿及其家长的态度、信心、学习风格、学习能力、现有知识、目标等进行彻底评估的基础上，教育计划需要重新制订。

2015年ADA糖尿病诊疗标准也特别指出，因为大部分儿童一天都待在学校或幼儿园，因此与学校及幼儿园的密切沟通，指导其正确的保健和护理是非常重要的。

2. 医学营养治疗（MNT）

（1）医学营养治疗目标（表4-2）：《中国糖尿病医学营养治疗指南（2013年）》提出，1型糖尿病患者可通过MNT获益，MNT可将HAb1c降低1%，因此，1型糖尿病在初诊时即应采用MNT治疗，定期（至少每年）随访。MNT要求能量和高营养的处方。需由注册营养师、内科医师、护理教育者和糖尿病患儿及其家庭组成的团队要求达成营养相关的目标。

表4-2 儿童和青少年糖尿病患者的营养目标

- 达到并维持最佳血糖水平
- 实现理想的血脂和脂蛋白水平
- 维持正常的血压
- 预防和（或）治疗糖尿病并发症
- 通过选择健康食物和积极的生活方式全面改善机体的健康状态
- 制订一个适应个体和文化背景的膳食计划，并充分考虑个人或家庭的愿望和改变的意愿
- 为青少年维持或达到合理的体重提供充足的能量，维持儿童和青少年的正常生长发育速率
- 使儿童和青少年2型糖尿病患者改变生活方式和促进体力活动

(2) 每日热量需求：儿童和青少年成功的膳食计划能提供灵活、饱食感、满意的饮食；并囊括挑食者、参加宴会者、快餐食品爱好者和在学校吃午餐或大学自助餐厅进餐者，并促进他们生活正常化。对 1 型糖尿病患者来说，碳水化合物计数法是 ADA 推荐最常用的膳食计划方法，接受强化胰岛素治疗的患者需保持定时进餐及控制碳水化合物的摄入。

1 型糖尿病儿童饮食计划原则应该满足其生长发育和日常活动的需要。根据患儿家庭的饮食习惯进行适当限制和灵活掌握。每日所需热量 = 1000+ 年龄 ×（100 − 70）kcal（括号中系数 100～70 即 1～3 岁儿童按 100，3～6 岁按 90，7～10 岁按 80，大于 10 岁者按 70 分别计算）=[1000+ 年龄 ×（100 − 70）] × 4.184kJ（1kcal=4.184kJ）。但是，一般较难确定个体的能量需求，尤其是处于生长高峰的儿童及体育活动量的不同。

美国儿科协会 2 型糖尿病指南推荐：6～12 岁儿童每日热量控制在 900～1200kcal 为宜，13～18 岁则需要每日 1200kcal 以上。我国 2 型糖尿病防治指南推荐肥胖的儿童青少年 2 型糖尿病患者热量需求一般不超过 1200kcal。

(3) 热量分配：MNT 的一个关键方面是全天所进食的碳水化合物量、类型和分布需考虑到 1 型糖尿病患者的年龄和胰岛素用法。建议糖类能占比为 45%～60%，蛋白质为 15%～20%；脂肪占 25%～30%。儿童糖尿病可将全日热量分为三大餐和 3 次点心，早餐为每天总热量的 2/10，午餐和晚餐各为 3/10，上午及下午餐间点心各为 0.5/10，睡前点心为 1/10；如受各种条件限制无法达到上述要求的，可按早餐为每日总热量的 2.5/10，午餐和晚餐各为 3.5/10，睡前点心为 1/10。

食物成分中蛋白质应以动物蛋白为主；脂肪应选用含不饱和脂肪酸的植物油。每日最好摄入足够的蔬菜或含纤维素较多的食物。为保证碳水化合物计数法的准确性，应由经验丰富的健康专业人士反复进行与年龄相适宜的教育。

3. 运动治疗　运动是处于生长发育期儿童必需的生活内容之一，

对糖尿病患儿来说，运动本身也是一种治疗手段。

（1）运动的好处：糖尿病儿童或青少年参加锻炼的益处包括①改善血糖控制；②减少胰岛素用量；③降低影响健康的长期风险，包括肥胖、骨质疏松、高血压、动脉硬化和心血管疾病；④适当增加体重，维持体重或减轻体重；⑤促进肌肉发育；⑥发展自我、社会和团队合作；⑦养成终身的健康习惯；⑧心理健康和提高生活质量；⑨减轻压力。

（2）运动前的准备工作：同成年人糖尿病一样，运动时对食物和胰岛素的必要调整，除了考虑胰岛素给药时间和剂量、碳水化合物摄入的时间和数量之外，还必须考虑运动时的血糖水平、活动类型、强度和持续时间。运动尽可能固定、规律，以利于摄入热量、胰岛素用量和运动量的调节。凡参加运动的患者，应备有糖果、巧克力或饼干等食物，以在低血糖发生时食用。在感染、血糖控制不佳的情况下，不宜运动，以免发生酮症酸中毒。

需要指出的是，儿童或青少年在运动后 6～12h 发生低血糖的风险极大（延迟影响），应注意预防。摄入充足的液体对避免脱水极其重要。建议在运动前、运动中和运动后都应补充液体。儿童或青少年大部分时间在学校度过并参加学校活动，故教师的教育工作和糖尿病学生的准备工作是非常重要的。包括了解低血糖症的症状和体征及适当的处理措施，并准备治疗低血糖症所需的相应供给物品。

（3）运动种类和强度

1）2015 年 ADA 糖尿病诊疗标准推荐：鼓励糖尿病和糖尿病前期儿童每天至少进行 60min 的体力活动。一般建议 5～10min 的热身、运动及运动后 5～10min 的放松。这个建议适用于参加体育训练和其他锻炼的儿童和青少年。大多数幼儿的运动是本能活动（玩耍），这种类型的活动不需要热身和放松。代谢控制良好的年轻个体通常能安全地参加包括负重训练在内的大多数运动。

2）2013 年中国儿童 2 型糖尿病防治指南推荐：1 型糖尿病患儿病情稳定后可参加学校的各种体育活动。运动方式和运动量应个体化，循序渐进，强度适当，注意安全，包括防止运动后低血糖。

3)《2013 美国儿童和青少年 2 型糖尿病管理指南》推荐：

①患者及其家庭共同参与制订个体化方案以减少久坐和增加活动。

②开具每天 60min 以上的中到高强度体力活动的书面处方，包括剂量、时间、频次。循序渐进地分次进行（中到高强度的活动指运动至患者用力呼吸、心率加快。"讲话测试"标准：在中等强度活动后，患者可以谈话但无法唱歌，在大强度活动后，患者需要停下来喘息才能讲话）。

③体力活动要融入患儿日常生活，可以是游戏、运动或者是日常活动如行走。

④每天"屏幕前时间"（电视、电脑及掌上工具）< 2h。

⑤不鼓励在儿童卧室摆放电视、录像机等。

运动前可减少胰岛素用量或加餐以避免低血糖，可以在运动前后和运动过程中测定血糖，以摸索出不同运动时的胰岛素用量，对于采用胰岛素泵的患者，则可以减少餐前大剂量并减少运动时的基础量。强化生活方式干预可以减轻体重，也可以带来血脂谱的改善、胰岛素敏感性的增加、血压的下降，并可以使更多的糖耐量受损患者转为正常糖耐量状态，这些有益的效应可以持续到干预结束后的 4 年之久。然而，生活方式干预对年轻 2 型糖尿病患者影响的研究不多，唯一 一个评价生活方式干预对青少年 2 型糖尿病患者血糖控制效果的试验研究是青少年和年轻 2 型糖尿病患者的治疗选择研究（TODAY）。TODAY 研究在 699 例青少年和年轻 2 型糖尿病患者中，比较生活方式干预联合口服二甲双胍、二甲双胍和罗格列酮联合使用、单用二甲双胍 3 种方式维持血糖控制目标（HbA1c < 8%）的效果。结果显示，在强化的生活方式联合二甲双胍治疗 6 个月后，BMI 下降幅度大于单用二甲双胍组，但在随访 1 年时，这一效应未能维持，血糖控制的失败率在两组间无差异，代谢性的心血管病危险因素变化在两组之间也很相似。表明强化生活方式在青少年和年轻 2 型糖尿病患者中不是很有效的治疗高血糖的方法。这可能与青少年 2 型糖尿病患者的病理生理特征和疾病本质有关。该研究也显示，青少年和年轻 2 型糖尿病患者的 B 细胞功能衰退速度要快于成年人。因此，降血糖药物的使用显

得尤为重要。

4. 降血糖药治疗

(1) 二甲双胍：1型糖尿病一经确诊即需终身胰岛素治疗。儿童和青少年2型糖尿病与成年人2型糖尿病病理生理相似，有理由推测药物的选择及应用基本上应与成年人相同。但是，这些口服降血糖药物的疗效和安全性都未对儿童进行全面的评估。目前，FDA仅批准二甲双胍用于＞10岁的患儿。

大多数情况下，特别是对超重或肥胖的患儿，二甲双胍作为首选药物。但在使用二甲双胍治疗前，需明确糖尿病分型。若不能确定分型，患者需先接受胰岛素治疗直至确诊。尽管一些新诊断2型糖尿病患者对二甲双胍的反应性较好，但专家组推荐糖尿病酮症及糖尿病酮症酸中毒患者采用胰岛素治疗。对于血糖11.1～13.9mmol/L或无症状的患者，可以尝试单用二甲双胍、单用胰岛素治疗或联合使用。《2013美国儿童和青少年2型糖尿病管理指南》指出：儿童和青少年新诊断2型糖尿病后即开始生活方式干预，尽管饮食、运动干预对糖尿病控制不可或缺，但尚无随机对照试验数据证实单纯生活方式干预对糖尿病控制的有效性。因此，对于所有患者均推荐二甲双胍作为一线治疗药物，同时联合生活方式的调整。《国际儿童青少年糖尿病联盟（International Society for Pediatrics and Adolescent of Diabetes，ISPAD）指南》建议：对于代谢稳定（HbA1c＜9%和无症状）的患者，应起始二甲双胍治疗，起始剂量为500mg/d，连续7d。每周1次逐渐增加500mg，3～4周调整至最大剂量（1000mg，每天2次）。二甲双胍单药治疗通常能有效控制血糖2～6周；代谢不稳定的患者，需起始胰岛素，每日1次低精蛋白胰岛素或基础胰岛素（起始剂量为0.25～0.5U/kg），通常能使血糖得到有效控制。如果二甲双胍单药治疗3～4个月，血糖未达标（HbA1c＜6.5%），需加用胰岛素治疗。《2017年中国糖尿病防治指南》指出，口服药中只有二甲双胍被允许在10岁及以上患者中使用，起始剂量为500mg，每天2次，最大剂量为2000mg/d。需要指出的是，二甲双胍引起的胃肠道不良反应，如腹痛、腹胀、稀便等通常是暂时的，在服用一段时间后可以缓解。二甲双胍与食物同时服用可增加耐受性。

(2) 其他口服降血糖药：噻唑烷二酮与肠促胰素也偶用于18岁以下的青少年患者。TODAY研究结果表明，在大多数青少年2型糖尿病患者中，二甲双胍单药治疗1年后，约50%的患者不能达到血糖控制目标。而二甲双胍联合罗格列酮在血糖控制上优于单用二甲双胍。但除二甲双胍外，尚没有哪种药物被FDA批准用于糖尿病患儿。

(3) 胰岛素：由于患儿胰岛残余B细胞数量和功能有差异，胰岛素治疗要注意个体化。

1) 儿童青少年糖尿病胰岛素治疗适应证

① 1型糖尿病：1型糖尿病一经确诊，常需终身依赖外源性胰岛素替代治疗。

② 糖尿病酮症或糖尿病酮症酸中毒患者。

③ 2型糖尿病诊断不明确的患者：一些新诊断的儿童和青少年，1型糖尿病或2型糖尿病的鉴别诊断不明确，如有酮症表现的肥胖儿童。在分型未明确之前推荐使用胰岛素治疗。

④ 患者静脉血或血浆葡萄糖≥13.9mmol/L（250mg/dl），HbA1c>9%。

2) 胰岛素种类的选择

① 短效（常规胰岛素）和中效胰岛素：短效胰岛素是大多数患儿每日替代治疗的基本用药，适用于多种胰岛素治疗方案，需要在餐前20～30min注射治疗。中效胰岛素常与短效胰岛素配合用于每天2次注射方案。低精蛋白胰岛素在儿童中应用最多，主要是因为其可以与短效胰岛素混合，共用1个注射器而无相互间影响，适合任一比例配比的胰岛素方案。

② 胰岛素类似物：《国际儿童及青少年糖尿病联盟（ISPAD）指南》指出，儿童及青少年使用胰岛素类似物治疗后虽然血糖控制水平并未有显著改善，但是低血糖发生频率明显下降。速效胰岛素类似物可以餐前即刻注射，如小婴幼儿进食不规律，必要时可以餐后注射，增加了治疗的灵活性，减少了家长对患儿拒绝进食时发生低血糖的担忧。门冬胰岛素是唯一被我国食品药品监督管理局批准用于2岁以上的儿

童和青少年糖尿病的速效胰岛素类似物。赖脯胰岛素建议使用年龄是12岁以上。

③预混胰岛素及长效胰岛素：相比NPH，长效胰岛素类似物（甘精和地特）可减少吸收的变异性，在降低HbA1c同时减少低血糖发生。在国内，地特胰岛素被批准用于6岁以上患者。预混胰岛素由于比例固定、不便于调整剂量而不适用于儿科。之前《国际儿童及青少年糖尿病联盟（ISPAD）指南》曾评论过胰岛素类似物与癌症之间的潜在联系：*Diabetologia* 上曾发表4篇引起高度争议的系列文章，指出甘精胰岛素的这种可能性。2013年5月欧洲药品管理局（EMA）发表声明，指出甘精胰岛素没有显示出增加癌症的风险。目前甘精胰岛素在儿童青少年（6~18岁）中的适应证正在获批过程中。

3）胰岛素常用治疗方案：选用何种胰岛素注射方式取决于年龄、病程、饮食、运动、学习、工作、生活方式、目标血糖及个人和家庭喜好等因素。胰岛素最佳剂量是使儿童及青少年糖尿病患者达到最佳血糖控制，而没有严重低血糖发生，且生长发育良好。通常初始胰岛素剂量为0.5～1U/（kg·d），"蜜月期"胰岛素剂量＜0.5U/（kg·d），学龄儿童0.7～1.0U/（kg·d）；青春期可增至1.2U/（kg·d），甚至极少数情况达2U/（kg·d）。常用的胰岛素治疗方案如下。

①每天2次胰岛素（常规治疗）

短效胰岛素或速效胰岛素类似物与中效胰岛素混合而成，早、晚餐前使用，诊断用药之初常用此方案。

对于新诊断和"蜜月期"的学龄儿童，每天2次胰岛素注射，可以避免患儿在学校活动时因需额外注射胰岛素而显得"与众不同"，具有很好的私密性，受到学龄儿童的欢迎。随着病程延长，需要逐步增加注射次数。

每天2次胰岛素注射方案的儿童，早餐前胰岛素占一日总量的2/3，晚餐前占1/3；短效胰岛素或速效胰岛素类似物占每日总量1/3，中效胰岛素占2/3，之后根据血糖监测结果酌情调整胰岛素比例。

两种胰岛素混合时，如短效胰岛素与低精蛋白胰岛素混合，要保证一种胰岛素不被另一种胰岛素污染，应遵循以下规则：先抽取短效胰岛素，后抽取中效胰岛素。速效胰岛素类似物也可以与中效胰岛素在注射器中进行混合注射。混悬胰岛素瓶需轻轻滚动10次以上，以确保混悬液能够与速效胰岛素充分混匀。不同厂家的胰岛素进行混合时要慎重，以免缓冲剂之间的相互作用。

②每日3次（两种方法）：早餐前短效胰岛素或速效胰岛素类似物与中效胰岛素混合，晚餐前注射短效胰岛素或速效胰岛素类似物，睡前注射中效胰岛素；早、晚餐前短效胰岛素或速效胰岛素类似物与中效胰岛素混合，午餐前增加1次短效胰岛素或速效胰岛素类似物。

③基础-餐时方案：中效胰岛素或长效胰岛素类似物作为基础率，每天注射1～2次，餐前注射短效胰岛素或速效胰岛素类似物作为大剂量。每日胰岛素总量的40%～60%为基础量，其余为餐前分次给予。选用甘精胰岛素作为基础量，每天1次，于睡前注射，偶尔也可在早餐或一天中其他时间注射。如低精蛋白胰岛素或地特胰岛素作为基础量，则需早、晚2次注射，可在早、晚餐前或睡前皮下注射，疗效相似，但基础量在早餐前使用，可明显减少夜间低血糖的发生。

④胰岛素泵：即持续皮下胰岛素输注（continuous subcutaneous insulin infusion，CSII），因其能模拟人体胰岛素的生理分泌，理论上是最理想的控制糖尿病的方法。它按照预设的胰岛素输注程序进行工作，包括基础胰岛素用量、餐前泵入大剂量的胰岛素等。尤其是新型智能泵，可以计算胰岛素碳水化合物比率、胰岛素敏感系数等，从而让患儿获利更多，减少血糖波动。速效胰岛素类似物是胰岛素泵中使用最多的胰岛素剂型，短效胰岛素也可在泵中应用。与低精蛋白胰岛素作为基础胰岛素的每日多次皮下注射（MDI）治疗相比，CSII低血糖发生率较低、血糖控制水平较好。

从胰岛素常规注射改为胰岛素泵的适应证：经常发生低血糖或严重低血糖、黎明现象、血糖控制不佳、期待更自如的生活及针头恐惧患者。另外，婴幼儿饮食相对不固定，用胰岛素泵后尤其可以减少因注射而产生的焦虑，并且可以减少低血糖的反复发生。强化治疗的胰岛素输注方式为CSII和MDI。糖尿病控制与并发症研究

(DCCT)及其后续的糖尿病干预和并发症流行病学研究(EDIC)证实,通过强化胰岛素治疗和加强教育等方式,可以长期、良好地控制血糖,减少或延缓并发症的发生。这一结论在儿童中也适用。世界上越来越多的糖尿病中心开始倾向使用基础-餐时方案或胰岛素泵强化治疗方案。

4)胰岛素剂量调整:根据患儿自我血糖监测结果,酌情调整胰岛素剂量,具体调整方案见表4-3。所有的儿童及青少年糖尿病患者必须学习如何使用注射器注射胰岛素,以备不时之需。

(4)血糖监测和糖尿病并发症的筛查

1)血糖监测:儿童、青少年2型糖尿病患者及其家庭成员应接受综合的自我管理教育,学习自我血糖检测的技术和特殊情况下的应急措施。在某些特定时期要加强自我血糖检测,如伴发疾病急性期、有高血糖和低血糖症状时。应用胰岛素治疗患者,应加强监测,及时发现无症状性低血糖。

对于初治的1型糖尿病的患儿或处于胰岛素调整阶段的患儿,一般建议每日监测血糖4次以上,即早、中、晚餐前和睡前,怀疑有夜间低血糖者,则应监测8次血糖,即三餐前血糖、餐后2h血糖、睡前血糖和夜间2:00—3:00时的血糖。在血糖达到稳定状态时,则可适当减少血糖测定的次数,一般可轮流测定三餐前血糖和睡前血糖。

《ADA糖尿病诊疗标准》指出CGM对儿童、青少年糖尿病患者或许有帮助,是否成功与对这种仪器持续使用的依从性有关。《儿童及青少年糖尿病的胰岛素治疗指南》指出:对于1型糖尿病患儿,一般至少每2~3个月应到糖尿病专科门诊复查1次。每次携带病情记录本,以供医师对病情控制的了解,作为指导治疗的依据。每次随访均应测量身高、体重、血压、尿常规、尿糖及酮体、餐后2h血糖和HbA1c。

2)慢性并发症的筛查:《2017版中国2型糖尿病防治指南》推荐:每6~12个月检测1次尿微量清蛋白、眼底、空腹或负荷后C肽水平,以早期发现糖尿病的慢性合并症,并了解胰岛B细胞的功能变化。

表 4-3 胰岛素调整方案

	早餐前血糖	早餐后2h血糖	午餐前血糖	午餐后2h血糖	晚餐前血糖	晚餐后2h血糖	睡前血糖	凌晨3:00血糖
每日2次预混(混合)胰岛素注射	调整睡前中效胰岛素	调整早餐前短效胰岛素	调整早餐前短效胰岛素+中效胰岛素	调整早餐前中效胰岛素	调整早餐前中效胰岛素	调整晚餐前短效胰岛素	调整晚餐前短效+中效胰岛素	调整晚餐前中效胰岛素
基础-餐时长效方案(MDI)	调整睡前长效胰岛素	调整早餐前速效或短效胰岛素	调整早餐前速效胰岛素	调整午餐前速效或短效胰岛素	调整午餐前速效胰岛素	调整晚餐前速效或短效胰岛素	调整晚餐前速效或短效胰岛素	调整晚餐前速效或短效胰岛素
CSII	调整基础率	调整早餐前大剂量胰岛素	调整基础率	调整午餐前大剂量胰岛素	调整基础率	调整晚餐前大剂量胰岛素	调整基础率	调整基础率

《2016年ADA糖尿病医学诊疗标准》推荐

①糖尿病肾病筛查：病程≥5年的糖尿病患儿，至少每年定量评估1次尿清蛋白，如取随机尿样检测清蛋白/肌酐比值（UACR）。

初次评估时测定肌酐清除率/估算肾小球滤过率，以后根据患儿年龄、糖尿病病程和治疗情况而定。

治疗：患儿3次尿标本有2次以上出现UACR升高（＞30mg/g），经6个月控制血糖、调整血压后启用血管紧张素转换酶抑制药（ACEI）治疗，调整剂量至尿清蛋白排泄正常化。

②糖尿病视网膜病变：年龄≥10岁或青春期患儿，病史3～5年后，应进行1次全面的眼科检查。首次检查后，应每年常规随访，如有眼科专家的准许，可放宽至每2年随访1次。

③神经病变：年龄≥10岁或青春期患儿，病史≥5年时需每年进行1次全面的足部检查。

(5) 儿童青少年糖尿病的其他管理

1) 《2017版中国2型糖尿病防治指南》推荐

①1型糖尿病：诊断1型糖尿病时应测定TSH及甲状腺自身抗体。若存在甲状腺功能减退，应该用甲状腺激素替代治疗，以免影响其生长发育。若甲状腺功能正常，应在1～2年后重复测定。

②2型糖尿病：对高危人群进行筛查和预防。不定期进行身高、体重、血压、血脂、血糖的检查，以求早期发现异常，及时进行干预治疗。

③儿童及青少年中糖尿病高危人群的筛查标准如下：高危因素，如超重（相对于同性别、年龄人群，体质指数超过85个百分点）合并以下任意项指标［家族史（一级亲属或二级亲属患有糖尿病）、高风险种族（胰岛素抵抗相关表现，如黑棘皮病、高血压、血脂异常、多囊卵巢综合征等）、母亲妊娠时有糖尿病史或诊断为妊娠期糖尿病］。筛选年龄为10岁或青春期（如果青春期提前）。每3年筛选1次。

2) 《2016年ADA糖尿病医学诊疗标准》

①1型糖尿病：在初诊或症状加重时，应评估是否存在其他自身免疫性疾病。

甲状腺疾病：1型糖尿病确诊后立即测定血清抗甲状腺过氧化物酶抗体（TPOAb）、抗甲状腺球蛋白抗体（TgAb）、促甲状腺激素（TSH）水平。结果正常者可每1～2年复查1次，一旦出现甲状腺功能失调的症状、甲状腺肿、生长状态异常、血糖异常变化，应立即复查。

②乳糜泻：1型糖尿病确诊后应检查患儿组织型转谷氨酰胺酶水平和脱酰胺基麦胶蛋白抗体。具有乳糜泻阳性家族史或出现生长障碍、体重降低、体重不增、腹泻、腹胀、腹痛等症状及频繁发生不能解释的低血糖、血糖控制恶化的患儿，应进行筛查。经活检证实乳糜泻的患儿应进行无麸质饮食，同时咨询对糖尿病饮食和乳糜泻饮食经验丰富的营养师。

③同时还注意评估维生素B_{12}缺乏、艾迪生病、自身免疫性肝炎、重症肌无力等。

3）2型糖尿病：在确诊2型糖尿病时需进行体重、血压、空腹血脂的检测。同时特别注意多囊卵巢综合征、睡眠呼吸暂停综合征、肝脂质沉着症等疾病的筛查。

①高血压

筛查：患儿每次就诊均应测量血压。相比同年龄、同性别、同身高组儿童，若收缩压或舒张压值≥第90百分位数为血压偏高，≥第95百分位数为高血压，确诊需非同日复测3次血压。

治疗：血压偏高（≥第90百分位数），进行饮食干预和加强锻炼以控制体重，若3～6个月仍未降至正常，则进行药物治疗。高血压(≥第95百分位数）一旦确诊，应进行药物治疗。

ACEI或ARB类降血压药是初始治疗药物，由于其潜在的致畸作用，应进行适当的生殖咨询。血压控制目标：血压值低于同年龄、同性别、同身高组儿童的第90百分位数。

②血脂异常

筛查：年龄≥10岁的糖尿病患儿，控制血糖后筛查空腹血脂水平。若血脂异常，需每年监测，至低密度脂蛋白胆固醇值降至2.6mmol/L（100mg/dl）后，每隔5年监测1次。

治疗：优化血糖控制和医学营养治疗，降低膳食中饱和脂肪酸含量。年龄＞10岁的患儿，在医学营养治疗和生活方式改变后，若低密度脂蛋白胆固醇＞4.1mmol/L（160mg/dl）或3.4mmol/L（＞130mg/dl）且伴1个或多个CVD危险因素，需给予他汀类治疗。低密度脂蛋白胆固醇目标值＜2.6mmol/L（100mg/dl）。

三、老年糖尿病

老年糖尿病是指年龄≥60岁（WHO界定＞65岁）的糖尿病患者，包括60岁以前诊断的和60岁以后诊断的糖尿病患者。老年糖尿病患者中，典型的"三多一少"症状少见，大多数患者起病隐匿，50%～70%的患者首诊时并无典型症状，相当一部分患者是因其并发症，如视力下降、高血压、高脂血症、冠状动脉粥样硬化性心脏病、脑卒中、水肿或蛋白尿、皮肤或外阴瘙痒、肢体麻木、刺痛或其他感觉障碍而就诊。少数老年人因高渗性非酮症昏迷而就诊，亦有相当多的患者在常规体检时发现血糖升高而诊断糖尿病。

（一）老年糖尿病的特点

1. 临床特点

（1）病情隐匿，症状不典型：这与随年龄增长口渴中枢的感知敏感性逐渐减低、肾葡萄糖重吸收增加、认知障碍和反应能力减退等因素有关。

（2）在糖尿病前期（葡萄糖调节异常阶段），一般多种代谢异常同时存在。

（3）餐后血糖升高明显，空腹血糖升高幅度较轻。

（4）慢性并发症发生率高、多种并发症同时存在，且大多数并发症程度严重，致残、致死率高。

（5）由于合并动脉粥样硬化及肾小球硬化，致使肾糖阈增高，尿糖不能反映血糖情况。

（6）急性并发症易误诊，病死率高。

（7）老年糖尿病可出现一些特殊的临床表现。如高渗性非酮症糖尿病昏迷多见于老年人，大多数（约2/3）患者发病前无糖尿病病史或仅有轻度症状。

(8) 老年人多脏器功能减退，使用药物明显受限。

(9) 低血糖的症状不典型，且对低血糖耐受性差，有可能出现严重的致死性的低血糖。

(10) 老年患者对治疗的顺应性差，认知功能有一定障碍，使用镇静药的人群比例大，抑郁的发生率高，服用多种药物者常见。

2.流行病学特点　　随着老龄人口的不断增加，老年糖尿病人数也在大幅度增加。我国在2008年和2010年的全国糖尿病筛查显示，老年（>60岁）糖尿病的患病率分别为20.40%和22.86%。按我国老龄化发展趋势，在老龄人口增加的同时糖尿病患病率也增长预示老年糖尿病人数将大幅度增加。

国内多项研究显示，60岁以后糖尿病患病率仍有随年龄增长而增加的趋势，70岁以后趋于平缓，但总患病率仍在增加。与中、青年人群相似，老年人群糖尿病患病率有城市略高于农村、女性略高于男性的趋势。除了地区、年龄和性别影响老年人糖尿病患病率外，遗传因素在老年糖尿病的发生中也起重要作用。此外，环境因素如生活水平、经济收入、生活习惯、体力活动、体重的变化、文化程度的差异等均是影响老年人糖尿病发生的因素。

老年人是糖尿病防治的重点人群。了解老年糖尿病的流行趋势、掌握控制目标和治疗方法对于提高老年人生存质量和预期寿命具有十分重要的意义。

（二）个体化控制目标

老年糖尿病患者的血糖控制应根据患者自身的实际情况制订个体化控制目标。在制订个体化控制标准时需对患者的预期寿命、降血糖药治疗风险（B细胞功能、低血糖发生、体重增加）、治疗获益程度（已有并发症、脏器功能异常程度）、患者承受治疗能力（自我管理水平、医疗条件）等进行综合评估。

由于多种原因，老年人对低血糖的反应不明显，而严重低血糖对老年患者有可能是致命性的，因而对老年人的血糖控制标准应相对宽松。老年人血糖控制目标值目前尚无统一标准，目标设定原则为：血糖控制水平应是既能预防和降低糖尿病血管并发症,也尽可能减少低血糖发生风险。

1. 2013 年 IDF 发布的《老年 2 型糖尿病管理全球指南》中特别强调根据功能分类的血糖控制目标(表 4-4)。

表 4-4 根据功能分类的血糖控制目标

功能分类	一般糖化血红蛋白目标
功能独立患者	7.0%～7.5%
功能依赖患者	7.0%～7.5%
虚弱	8.5%
痴呆	8.5%
临终关怀患者	避免症状性高血糖

2. 2015 年和 2016 年《ADA 糖尿病医学诊疗标准》(表 4-5):该指南标准根据老年糖尿病患者并发症、认知和体能等情况,将患者大致分为以下 3 类。

(1)健康:几乎无并发的其他慢性疾病,无认知功能障碍,功能状态未受损。

(2)病情复杂或中等健康:伴多种慢性疾病或日常活动能力有 2 项或多项受损,或轻、中度认知功能障碍。

(3)病情非常复杂或健康状况很差,或伴终末期慢性疾病,或中、重度认知功能障碍,或 2 项或多项日常生活不能自理。

3.《中国老年糖尿病诊疗措施的专家共识(2013 年版)》的推荐:因国内大多数医院检测 HbA1c 的方法未能与国际标准接轨,无法用本地医院的 HbA1c 数据与指南中所述的标准相对应。故本共识建议制订个性化 HbA1c 控制目标分层,最优层目标采用"正常人水平",可根据各医院实验室检测指标正常高限值作参考标准。

表 4-5　不同分组患者血糖、血压、血脂控制目标

患者状态	预期寿命	合理的 HbA1c	空腹血糖 (mmol/L)	睡前血糖 (mmol/L)	血压 (mmHg)	血脂
健康	较长	<7.5%	5.0～7.2	5.0～8.3	<140/90	使用他汀类药物
中等健康	中等生存期	<8.0%	5.0～8.3	5.6～10.0	<140/90	使用他汀类药物
健康状况较差	生存期有限	<8.5%	5.6～10.0	6.0～11.1	<150/90	考虑使用是否获益

(1) HbA1c 控制到接近正常人水平：适用于新诊断、相对年轻、预期生存期 >10 年、无并发症及伴发疾病，降血糖治疗无低血糖风险，不需要降血糖药物或仅用单种非胰岛素促分泌剂降血糖药、治疗依从性好的患者。

(2) HbA1c <7.0%：适用于预期生存期 >10 年、低血糖风险小、预计治疗获益大、有较好医疗支持的老年糖尿病患者，相应空腹血糖（FPG）<7.0mmol/L 和餐后 2h 血糖（2hPPG）<10.0mmol/L。

(3) HbA1c <7.5%：适用于预期生存期 >10 年、较轻并发症及伴发疾病，有一定低血糖风险，应用胰岛素促泌剂类降血糖药或以胰岛素治疗为主的 2 型糖尿病患者和 1 型糖尿病患者。

(4) HbA1c <8.0%：适用于预期生存期 >5 年、中等程度并发症及伴发疾病，有低血糖风险，应用胰岛素促泌剂类降血糖药或以多次胰岛素注射治疗为主的老年糖尿病患者。

(5) HbA1c 的控制标准可放宽在 8.5%：适用于预期生存期 <5 年、完全丧失自我管理能力等情况，尚需避免严重高血糖引发的糖尿病急性并发症和难治性感染等情况发生，影响患者的有效生存期。消除糖尿是老年糖尿病患者治疗的一个重要目标，有利于改善高血糖渗透性利尿和营养负平衡。

（三）老年糖尿病患者的血糖管理

老年糖尿病的治疗尽管个体化，但其治疗的目标是相同的：①急性合并症的预防。老年人中升血糖激素不足，血糖对胰岛素的反馈调节能力差，容易出现低血糖。低血糖是老年糖尿病患者治疗中最严重的并发症，故治疗中应使血糖逐步稳定降低。②慢性并发症防治。③老年糖尿病的综合防治包括饮食、运动、药物等，也包括戒烟、控

制体重、控制血压、调节血脂等。IDF 提出糖尿病治疗目标不能仅局限于控制血糖水平,还要将提高患者的生活质量作为重要指标。对于老年糖尿病患者的治疗需要各方面的努力,包括自我认知水平的提高和社会各方面的关注与帮助。

1. 老年糖尿病治疗的注意事项

(1) 根据患者情况确定个体化血糖控制目标,HbA1c 控制目标应适度放宽。

(2) 制订生活方式干预方案时应注意其并发症及伴发病、视力、听力、体力、运动耐力、平衡能力,是否有骨关节病变及心、肺等器官功能情况,推荐个体化的方案。

(3) 老年患者可能罹患多种疾病,会同时服用多种药物,药物间相互作用及肝功能、肾功能逐渐减退可能增加药物不良反应发生的风险。

(4) 老年患者进行糖尿病并发症筛查也应个体化,但应特别注意导致功能障碍的并发症。综合考虑患者获益时间及具体病情,对老年人的其他心血管疾病危险因素应给予治疗,在进行降血糖治疗时要注意血压、血脂、凝血机制等异常,根据异常情况做相关处理。

2. 糖尿病教育 重视老年患者的教育和管理是提高糖尿病治疗水平的重要举措。糖尿病教育的内容和形式同一般成年人糖尿病。

3. 饮食治疗

(1) 老年人能量代谢特点:人体进入老年阶段后,代谢水平随着年龄的增长而逐渐减少。部分老年患者存在长期能量摄入超标的现象,表现为内脏脂肪存储过多、肌肉存量衰减型肥胖;另有部分老年患者因多种原因合并食欲减退、味觉或嗅觉异常、吞咽困难、口腔或牙齿等问题及各种可能影响消化食物过程的功能障碍,导致体重过低和(或)少肌症的发生。不良的饮食习惯(饮食结构单一、进食方式欠合理)是促成血糖波动大的重要影响因素,而不恰当的饮食限制也会给老年糖尿病患者带来额外的风险。

(2) 老年人饮食管理原则:老年糖尿病患者的饮食管理应当保证所需热量供给、合理调配饮食结构(适当限制甜食,多进食能量密度高且富含膳食纤维、升血糖指数低的食物)和进餐模式(少吃多餐、慢吃、后吃主食），以保持良好的影响状况、改善生活质量。老年糖尿病患者的饮食结构中，碳水化合物供能应占 50%～60%，无肾病限制时，蛋白质的摄入量应为 1.0～1.3g/（kg·d），推荐以蛋、奶制品、动物肉类和大豆蛋白等优质蛋白为主。ADA 推荐膳食纤维的摄入量为 1.4g/（1000kcal·d）。

（3）不同老年人糖尿病的饮食管理

1）生活能够自理者：应鼓励并协助实现和维持健康的体重，计划规律的每餐碳水化合物的摄入量，避免过量的糖、饮料和果汁的摄入。

2）生活不能自理者：要保证足量的水分摄入，尤其是避免炎热天气过度失水，对护理保健专业人员进行教育和培训，每日为老人提供适当的个体化营养支持。

3）营养不良虚弱的老人：根据营养状态的评估，选择高蛋白、高能量的食物改善营养不良和虚弱的状态，对先前已有营养不良的患者，营养干预应尽早开始。

4）痴呆的患者：医疗保健人员或护理人员应根据实际情况选择适合进食方式管理饮食。

5）对于临终关怀的患者：可能需要管饲营养或静脉营养来满足营养需求，个人、家庭和护理人员应符合伦理要求，参与营养支持方案的建立。

4. 运动治疗

（1）运动的好处：运动可改善代谢和心血管病危险因素，同时能改善力量、韧性、平衡和功能。规律的运动能提高老年人及老年糖尿病患者的整体健康水平，有助于减轻体重，提高胰岛素敏感性，改善糖尿病患者胰岛素抵抗，促进葡萄糖的利用，降低血糖。

（2）个体化运动：应该鼓励老年糖尿病患者接受与其身体状况相适应的体育活动与锻炼，最好进行运动风险评估，选择适合的活动计划，运动时间和运动类型的选择也具备个体化。

1）每餐后 30～60min 开始散步，持续 30min，是糖尿病患者的运动良方，尤其适合老年患者，可作为首选方法。游泳、骑自行车等有氧运动也可以改善血糖、体重、血脂及高血压。联合规律的中等量的阻力训练能够增加肌肉肌力并提高葡萄糖的分解代谢率。但是，较长时间或不规则的运动锻炼反而是弊大于利，尤其是患有心血管疾病、接受胰岛素治疗的患者，还有足部感觉减退的患者，后者的局部组织可能受伤而未发觉。

2) 对于生活不能自理的老年糖尿病患者鼓励低强度以家庭为基础的运动计划，即使是足不出户只能在床上或椅子上的老年人也要由陪护人员进行手臂和腿部力量和灵活性的锻炼；体质虚弱的老年人通过平衡训练改善身体功能、下肢力量、运动功能状态以防止进一步恶化；对于痴呆患者，教育家庭成员和护理人员为其选择最安全有效的个人锻炼模式；临终关怀的人员选择的运动形式符合个人能力和身体状况。

5. 药物治疗的原则路径　　老年人的药物治疗需要考虑到与年龄相关的病理生理学、药代学、药效学知识，多种药物的使用，药物间的相互关系。比如，老年人药物新陈代谢受肝功能、肾功能减退的影响，低的瘦体重和药效学的改变使老年人对药物敏感性增加。老年人对低血糖的高脆弱性，认定低血糖的危险因素非常重要，特别是衰弱、营养不良、痴呆的老年人。2013 年，国际糖尿病联盟（IDF）发布的《老年 2 型糖尿病管理全球指南》中提出来根据功能分类控制血糖的用药原则（表 4-6）。

表 4-6　根据功能分类的老年糖尿病患者控制血糖的用药原则

功能分类	用药原则
功能独立患者（HbA1c 的目标：7.0%~7.5%）	一线治疗：除非有肾损伤或其他禁忌证，应考虑二甲双胍作为一线治疗药物。用药第 1 周逐渐调整剂量使胃肠道反应最小。密切监测肾功能（对于老年患者，使用 eGFR 比血肌酐更精确）。如果不能耐受二甲双胍或存在用药禁忌，可考虑磺酰脲类药物。选择低血糖风险低的磺酰脲类药物，避免使用格列本脲。如果有条件或可承担费用，可考虑 DPP-4 抑制药。餐后高血糖或饮食习惯不稳定的老年人可考虑格列奈类药物，但应注意其与其他药物的交互作用（比如非选择性 β 受体阻滞药、水杨酸类、非甾体抗炎药、大环内酯类抗生素、ACEI）

续表

功能分类	用药原则
	二线治疗：如果血糖没有达标，应在应用二甲双胍的基础上加用磺酰脲类（低血糖风险低的药物）。选择性加用 DPP-4 抑制药。如果不能耐受口服降血糖药或存在禁忌证，可选择使用长效基础胰岛素。 三线治疗：①选用 3 种口服药物，将其中一种降血糖药换成不同类别的药物。②基础胰岛素或预混胰岛素，不要推迟开始使用胰岛素的合适时机；使用预充型注射笔可以减少剂量错误；如果可以耐受且无禁忌证，应继续使用二甲双胍。③ GLP-1 RA，可能存在胃肠道反应、体重下降的不良反应，可能对衰弱、体重低的老年人不利
功能依赖患者（HbA1c 的目标：7.0%～8.0%）	与功能独立患者一样，但额外的预防措施是需要的。选择低血糖风险低的药物。使用低血糖风险低的简化的胰岛素给药方案。避免复杂的给药方案和高治疗成本以减少医疗错误的风险
虚弱患者（HbA1c 目标：提高到 8.5%）	避免或停止使用可能引起恶心或其他胃肠道症状或导致过度的体重减轻的药物（比如二甲双胍或 GLP-1 RA）。胰岛素可能有促进合成代谢的作用
痴呆患者（HbA1c 目标：提高到 8.5%）	应教育看护者和（或）家人认识低血糖隐匿的表现
临终关怀患者	控制目标是避免出现症状性高血糖。与功能依赖患者的预防措施相同。通过适当的个人管理减少低血糖和症状性高血糖的发生。在终末阶段，考虑适当的终止治疗，包括胰岛素

一般情况下，老年 2 型糖尿病降血糖药物选用路径见图 4-1。

6.各类降血糖药物应用注意事项

（1）非磺脲类促泌剂

1）二甲双胍：国内外指南均推荐二甲双胍作为 2 型糖尿病的首选或一线用药，较少的低血糖风险对老年人有一定益处，但药物带来的胃肠道反应与体重减轻对于瘦弱的老年患者可能不利。

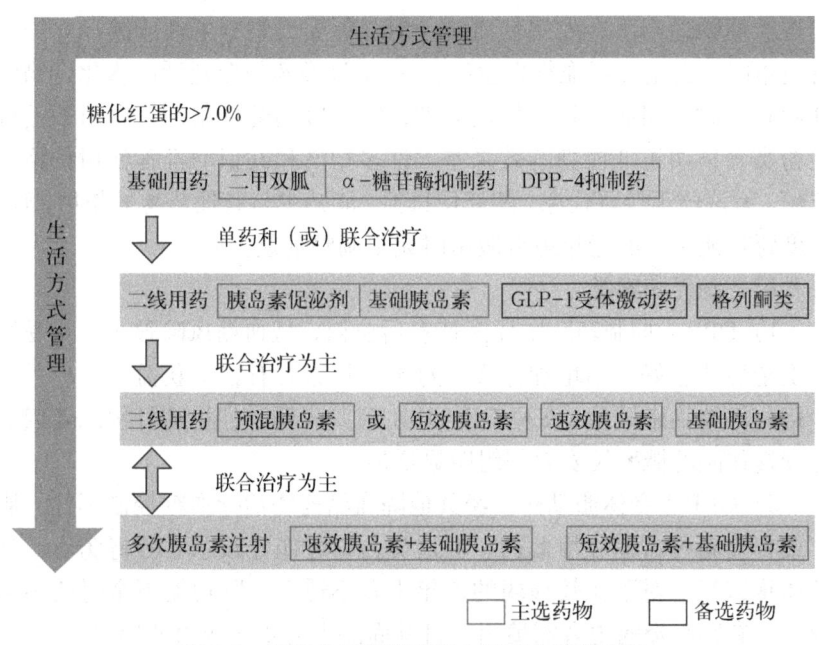

图4-1 老年2型糖尿病降血糖药物选用路径

患者的首选初始治疗药物,除非伴有心力衰竭或严重肾病,估算肾小球滤过率(eGFR)45～60ml/(min·1.73m^2)时二甲双胍应减量,eGFR＜45ml/(min·1.73m^2)时应停药。需注意二甲双胍的胃肠道反应与体重减轻对于瘦弱的老年患者可能不利。双胍类禁用于肝功能不全、心力衰竭、缺氧或接受大手术的患者,以避免乳酸性酸中毒的发生。影像学检查使用碘化造影剂时,应暂时停用二甲双胍。

2)噻唑烷二酮类:有增加体重、加重水肿、心力衰竭及骨折的风险,在老年患者中的应用存在一定的负面影响,除非老年早期或有特殊需求,一般不推荐在老年糖尿病患者中使用。

3)α-糖苷酶抑制药:餐后血糖升高是高龄老年2型糖尿病的血糖特征。α-糖苷酶抑制药主要降低餐后血糖且低血糖风险低,并可减少餐前反应性低血糖的风险,对于以碳水化合物为主要能量来源的老年糖尿病患者更为合适。服药后的胃肠道反应可能会影响此类药物的使用,采用小剂量开始,逐渐加量可以有效减少不良反应。单独服用本类药物通常不会发生低血糖,但与促胰岛素分泌剂或胰岛素类联合使用时,会增加低血糖发生率。由于该类药物会延缓碳水化合物的分解和吸收,因而一旦发生低血糖,需口服葡萄糖制剂,食用蔗糖或淀粉类食物纠正低血糖的效果差。许多指南和共识均推荐使用伏格列波糖,因该药不经肾代谢,随粪便排泄,能减少与其他药物的作用,轻、中度肾功能不全的老年患者服用时无须调整剂量。

(2) 肠促胰素类

1) DPP-4抑制药:主要降低餐后血糖,低血糖风险很小,耐受性和安全性比较好,不增加体重,对于老年患者有较多获益。一项关于沙格列汀的临床试验(SAVOR-TIMI 53)表明,沙格列汀组患者因心力衰竭住院的概率较安慰剂组明显增加。

2) GLP-1受体激动药:经其他降血糖药物治疗血糖控制不佳、肥胖或贪食者可考虑应用此药。但这类药物可能导致恶心等胃肠道不适及体重减轻,对于比较瘦弱的老年患者不适合。肾功能不全时药物需减量。有胰腺炎病史者需慎用。目前尚缺少老年人应用的经验。

(3) 胰岛素促泌剂

1) 磺脲类药物:老年患者服用该类药物低血糖发生风险相对较大,尤其是格列本脲,不宜用于老年患者。对于健康状况较好的老年患者,可考虑选用缓释或控释的磺脲类药物,体内药物浓度平缓,低血糖发生少。

2) 格列奈类:以降低餐后血糖为主,半衰期较短,在相同降血糖效果的前提下,格列奈类药物低血糖风险较磺脲类药物低。

(4) 胰岛素:根据病情需要需使用胰岛素的老年患者,应考虑老年人群的特殊性(如视力或手部灵活性问题可能是部分老年患者使用胰岛素的障碍),在使用胰岛素进行降血糖治疗前应认真考虑低血糖风险。与人胰岛素相比,胰岛素类似物发生低血糖的风险相对较低,但价格也更高。老年患者可能合并使用多种药物,很多药物可影响胰岛素的分泌或胰岛素的作用,应用或停用此类药物可导致血糖有较大的波动,应予以注意(具体药物影响见第3章第七节)。

(四)老年糖尿病患者合并多种代谢异常的综合治疗

老年糖尿病患者常合并其他代谢异常,除进行血糖控制外,还应在综合评估治疗风险的基础上,根据老年糖尿病的特点,选择合适的血压、血脂、血尿酸及体重的控制目标。国内《老年糖尿病诊疗措施的专家共识(2013年版)》推荐见表4-7。

表4-7 多代谢异常推荐控制标准

项目	常规控制标准	特殊情况控制标准	备注
体重	BMI 20~25kg/m²		可结合患者情况适当调整
血压	<140/80mmHg	脑梗死后,<150/85mmHg 糖尿病肾病,<130/80mmHg	降血压治疗起始"越早越好";ACEI或ARB首选药物
血低密度脂蛋白胆固醇	<2.6mmol/L	合并其他心血管病危险因素:<1.8mmol/L	异常者需长期服用他汀类药物
三酰甘油	<1.5mmol/L	贝特类、烟酸制剂应用指征:单纯高三酰甘油,饮食控制后仍>3.5mmol/L者加用;合并高低密度脂蛋白胆固醇者以饮食控制为主,三酰甘油>5mmol/L时考虑合用	无高尿酸血症者可选用烟酸制剂
血尿酸	<360μmol/L	有痛风发作的患者:<300μmol/L(发作急性期不宜过快降低血尿酸、缓解后逐渐降低)	生活方式干预点:男性>420μmol/L,女性>360μmo/L

1. **控制高血压** 已有大量临床试验证实降血压治疗可减少心血管疾病风险,使老年糖尿病患者获益,但老年患者血压并非控制得越低越好。据目前国内外心血管专业指南推荐,老年糖尿病合并高血压者血压控制目标为<140/80mmHg。可根据患者糖尿病病程、一般健康状况、有无心脑血管病变及尿蛋白水平等情况设置不同的血

压控制目标。

降血压治疗起始"越早越好"：ACEI 或 ARB 为首选和基础用药，次选 CCB 和（或）β 受体阻滞药，慎用利尿药，尤其是合并高尿酸血症者。提倡联合治疗，效益互补。

2. 控制血脂异常　　血清低密度脂蛋白胆固醇是老年糖尿病患者必须关注的指标。对仅有大血管粥样硬化相关检测指标异常者，低密度脂蛋白胆固醇也需降低至 < 2.6mmol/L，有其他心脑血管病变风险因素存在者低密度脂蛋白胆固醇 < 1.8mmol/L，未能达此标准者在除外肾病和甲状腺功能减退的影响后，应长期服用他汀类药物。

有对他汀类药物不耐受（出现肝酶、肌酶异常）需酌情调整治疗。如他汀类单药不能使低密度脂蛋白胆固醇达标时，推荐联合服用胆固醇吸收抑制药。合并单纯高三酰甘油血症者，首先控制脂肪的摄入量，如血清三酰甘油 ≥ 3.5mmol/L 可加用贝特类调节血脂药，无高尿酸血症者可选用烟酸制剂。

3. 体重管理　　老年人体重的管理以适中为好（BMI 20～25kg/m^2），不建议单纯以体重变化衡量管理是否达标。建议以就诊时的状态为参照，肥胖者适度控制热量摄入，体瘦者增加热量供给。两种情况均需进行饮食结构的调整，鼓励适度增加运动。

4. 控制高尿酸血症　　老年人以高尿酸血症为主，痛风发作和痛风石少于中、青年人。目前推荐的控制目标：血尿酸（SUA）< 300μmol/L。SUA 干预治疗切点：男性 > 420μmol/L，女性 > 360μmol/L。生活方式未能控制达标者，应服用降尿酸药物。老年人推荐服用抑制嘌呤合成类药物（别嘌醇和非布司他），逐步降低血尿酸水平至目标值。如用促尿酸排泄的药物苯溴马隆，需注意关注肾功能（肌酐清除率 < 60ml/min，苯溴马隆 ≤ 50mg/d）的变化和碱化尿液，可辅用碳酸氢钠（小量多次）维持尿 pH 在 6.5（6.2～6.9）左右。

5. 血管活性药物　　50% 以上的老年糖尿病患者合并动脉粥样硬化，阿司匹林是首选药物，为公认的对心血管有保护作用的抗血小板制剂，每日 75～100mg，避免空腹服用。如有纤维蛋白原增高、存在高凝状态或对阿司匹林不耐受者，可用硫酸氢氯吡格雷（50～75mg，每天 1 次）或西洛他唑（50～100mg，每天 2 次，下肢病变者优选）。

有明确大血管粥样硬化斑块形成者，尤其有下肢动脉闭塞症者，可酌情定期静脉输注具有扩张血管、改善微循环、抑制血小板聚集的药物前列腺素 E1 制剂（10～20μg/d，连续 10～20d 为 1 个疗程），也可长期口服贝前列腺素钠片。

6. 其他心血管病危险因素的控制　包括戒烟及纠正高同型半胱氨酸血症等。

（五）老年糖尿病合并症的防治及需要兼顾的问题

1. *心血管病变（冠状动脉粥样硬化性心脏病、心律失常、心力衰竭）*　对于老年糖尿病患者应早期开始干预和治疗心血管病变的危险因素，包括在糖尿病及高血压前期即开始管理、生活方式干预、及时启动降低密度脂蛋白胆固醇治疗等综合心血管病危险因素的管理措施。

对糖尿病合并高血压和（或）高低密度脂蛋白胆固醇血症者应关注血管病变的筛查，如颈动脉超声。有异常症状者适时行冠状动脉血管造影（CTA）可较早发现病变并及时处置。老年糖尿病患者因伴存心脏自主神经病变，可发生乏力、心悸、水肿等不典型症状或无症状性心肌梗死，易合并心律失常或心力衰竭，可导致心脏性猝死。需经心电图和心肌酶的动态监测确定诊断，及时治疗。

2. *缺血性脑梗死*　糖尿病合并的脑血管病变 90% 以上是缺血性脑梗死，近 1/3 卒中患者的病因与颈动脉狭窄有关。老年糖尿病患者脑梗死的一级预防包括积极控制血压、血糖、低密度脂蛋白胆固醇在理想水平，并戒烟。对心、脑血管高危患者，应定期检测颈动脉 B 超，如发现小斑块形成或颅脑 CT（或 MRI）检查发现小缺血灶，即要开始抗血小板药物治疗。低密度脂蛋白胆固醇控制在 < 2.0mmol/L，HbA1c < 7.0%，血压不宜控制过严，< 150/80mmHg 即可。

3. *下肢动脉闭塞*　外周动脉疾病（PAD）是糖尿病常见的大血管并发症，老年糖尿病患者多发，下肢动脉闭塞最常见。糖尿病合并高血压将增加 PAD 的发生及靶器官损伤。应用彩色多普勒超声筛查下肢动脉病变，可更早及准确检测血管损伤，并进行危险分层。对出现下肢疼痛症状者，临床上按疼痛程度分级（外周动脉疾病的 Fontaine

分期)。治疗上按照病变不同阶段各有侧重,单纯动脉管壁增厚伴散在斑块者,需加用抗血小板药物,下肢动脉管腔狭窄＞50%、足背动脉搏动缺失或有运动后下肢无力等症状,可联合西洛他唑长期服用(50～100mg,每天2次)。下肢动脉管腔狭窄＞75%、中重度间歇性跛行伴静息痛者,有条件需行介入治疗。

4. **糖尿病足** 发生糖尿病足病意味着同时存在全身动脉粥样硬化性改变,是发生心、脑血管严重病变的高风险信号,需对患者进行全面评估,综合治疗。病程长的患者,均需注意预防足部皮肤破损,认真处置足癣和甲癣。一旦发生足部皮肤溃烂,应尽早到足病专科就诊。

5. **糖尿病肾病与慢性肾衰竭** 老年糖尿病肾损伤常为多因素所致。遗传因素、高血压、高血糖、肥胖、高尿酸及肾毒性药物是老年慢性肾病进展的主要影响因素,糖尿病所致肾损伤仅占1/3。糖尿病肾病治疗原则见第5章第五节。

6. **糖尿病视网膜病变与失明** 老年糖尿病患者需定期进行眼底检查,及时发现病变,及早开始治疗获益最大。治疗方法见第5章第四节。

7. **糖尿病周围神经病变** 50%以上的老年糖尿病患者合并外周神经病变,以感觉神经、自主神经受损最为常见。由于老年患者伴存的骨关节病变、精神异常、认知障碍等病变在一些症状的发生中相互影响,诊断糖尿病周围神经病变时需要综合分析。

8. **老年骨质疏松与关节病变** 骨质疏松发于绝经后女性及老年人,预防跌倒、骨折是其治疗目标。老年糖尿病患者伴存的多种疾病均可导致跌倒及骨折的风险增高,对老年人定期进行跌倒风险及身体功能评估非常必要,同时应避免严重高血糖及低血糖导致跌倒风险的增加。

9. **联合用药需注意药物间的相互作用**

(1) 升高血糖的药物:降血压药CCB、利福平、喹诺酮类药物(加替沙星、莫西沙星)、淀粉酶及胰酶制剂。

(2) 降低血糖的药物:别嘌醇、喹诺酮类药物(加替沙星、莫西沙星)、质子泵抑制药(西咪替丁、雷尼替丁)。

(3) 升高尿酸的药物:噻嗪类利尿药;阿司匹林、烟酸类调节血脂药。

(4)降低尿酸药物：氯沙坦。

10.老年糖尿病患者存在的其他问题

(1)发生认知功能障碍的风险高于正常人：需借助简单的评估工具表对高龄、病程较长的患者进行筛查。

(2)糖尿病与抑郁症的患病率升高有关，未治疗的抑郁可能会增加发生死亡及痴呆的风险，需使用老年抑郁量表进行早期筛查。

(3)伴有腹型肥胖的老年患者阻塞性睡眠呼吸暂停综合征（OSAS）患病率增高，可伴有空腹高血糖、高胰岛素血症和清晨高血压，有增加晨时猝死的高风险，需及时检查、及时治疗，通过改善患者通气情况改善总体预后。

主要参考文献

[1] 顾清，张哲，陈敏，等.暂时性新生儿糖尿病临诊应对.中华内分泌代谢杂志，2016，32（6）：510-513.

[2] 巩纯秀，曹冰燕.新生儿糖尿病分子遗传学机制研究进展.中华实用儿科临床杂志，2015，30（20）：1521-1524.

[3] 陈家伦.临床内分泌学.上海：上海科学技术出版社，2011.

[4] 韩学尧.儿童青少年2型糖尿病患者的降糖治疗.药品与临床，2015，12（3）：21-25.

[5] 尹士男，江华.2013美国儿童和青少年2型糖尿病管理指南导读.中国医学前沿杂志（电子版），2013，5（8）：57-60.

[6] 潘长玉主译.糖尿病学.北京：人民卫生出版社，2006.

[7] 中华医学会糖尿病学分会，中国医师协会营养医师专业委员会.中国糖尿病医学营养治疗指南（2013）.中华糖尿病杂志，2015，7（2）：73-88.

[8] 中华医学会儿科分会内分泌遗传代谢学组，《中华儿科杂志》编辑委员会.儿童及青少年糖尿病的胰岛素治疗指南（2010年版），中华儿科杂志，2010，48（6）：431-435.

[9] 吴迪，巩纯秀.儿童及青少年1型糖尿病患者胰岛素治疗.药物与临床，2015，12（3）：16-20.

[10] 中国老年学学会老年医学会，老年内分泌代谢专业委员会老年糖尿病诊疗措施专家共识编写组.老年糖尿病诊疗措施专家共识(2013版).中华内科杂志，2014，53（3）：243-250.

第二节 特殊时期糖尿病的个体化治疗

一、糖尿病高危人群的血糖管理

糖尿病前期可以被认为是一种标志或分水岭，它的出现标志着将来发生心脑血管疾病、糖尿病、微血管病和肿瘤及痴呆等的危险性增高。现有研究已证明有效干预糖尿病前期可明显减少其转化为糖尿病。因此，及时发现血糖正常性糖尿病高危人群和糖尿病前期人群并进行有效管理是预防糖尿病发生的关键。

2008年CDS组织的糖尿病流行病学调查结果显示，20岁以上的人群中，糖尿病前期的患病率高达15.5%，人数在14 800万以上。调查发现，不论男女，糖耐量减低（IGT）的患病率均明显高于空腹血糖受损（IFG）和（IFG+IGT）。2010年完成的我国18岁以上成年人流行病学调查，估算的糖尿病前期患病率为50.1%。这两个大型研究说明我国糖尿病前期患病率高且以餐后高血糖为主。为此，中华医学会内分泌学分会于2013年制定《中国成人2型糖尿病预防的专家共识》，本章就共识主要知识点进行概括。

（一）糖尿病高危人群的定义

本共识将糖尿病发病风险高者定义为糖尿病高危人群，包括血糖正常性高危人群和糖尿病前期人群。因此，糖尿病高危人群与糖尿病前期是不同的概念。

1. *血糖正常性高危人群* 成年人（＞18岁）具有下列任何1个及以上的糖尿病高危因素，可定义为糖尿病高危人群：①年龄≥40岁；②既往有糖尿病前期病史；③超重、肥胖（体重指数≥24kg/m²），男性腰围≥90cm，女性腰围≥85cm；④静坐的生活方式；⑤一级亲属中有2型糖尿病家族史；⑥有巨大儿（出生体重≥4kg）分娩史，妊娠期显性糖尿病或妊娠糖尿病病史的妇女；⑦高血压[收缩压≥140mmHg和（或）舒张压≥90mmHg]或正在接受降血压治疗；⑧血脂异常（高密度脂蛋白胆固醇≤0.91mmol/L及三酰三油≥

2.22mmol/L，或正在接受调节血脂治疗）；⑨动脉粥样硬化性心血脑管疾病患者；⑩有一过性类固醇性糖尿病病史者；⑪多囊卵巢综合征患者；⑫严重精神病和（或）长期接受抗抑郁药物治疗的患者。

《2013版中国2型糖尿病防治指南》中对成年人糖尿病高危人群的定义同上，但该指南同时提出了儿童和青少年中糖尿病高危人群的定义。

在儿童和青少年（≤18岁）中，超重（BMI>相应年龄值、性别的第85百分位）或肥胖（BMI>相应年龄、性别的第95百分位）且合并下列任何1个危险因素者：①一级或二级亲属中有2型糖尿病家族史；②存在与胰岛素抵抗相关的临床状态（如黑棘皮病、高血压、血脂异常、多囊卵巢综合征）；③母亲妊娠时有糖尿病病史或被诊断为妊娠糖尿病。

2. 糖尿病前期人群　流行病学调查和循证医学证据均表明空腹血糖受损（IFG）、糖耐量受损（IGT）和IFG合并IGT这3类人群的糖尿病发病风险及未来心脑血管事件风险存在差异，因此，共识依据血糖谱将糖尿病前期分为IFG、IGT、IFG+IGT3种类型。并将糖尿病前期定义为：空腹血浆葡萄糖和（或）口服葡萄糖耐量试验（OGTT）2h血浆葡萄糖（2hPG）升高但未达到糖尿病的诊断标准，即存在IFG或IGT或两者兼具（IFG+IGT）。诊断标准见（表4-8）

糖调节异常者是最重要的2型糖尿病高危人群，每年有1.5%～10.0%的糖耐量减低患者进展为2型糖尿病。

表4-8　糖尿病前期的诊断参考标准

	中国成年人2型糖尿病预防的专家共识（2014版）		中国2型糖尿病防治指南（2013版）	
	FPG (mmol/L)	OGTT 2hPG (mmol/L)	FPG (mmol/L)	OGTT 2hPG (mmol/L)
IFG	5.6～6.9	<7.8	6.1～6.9	<7.8
IGT	<5.6	7.8～11.0	<6.1	7.8～11.0
IFG+IGT	5.6～6.9	7.8～11.0	6.1～6.9	7.8～11.0

IFG. 空腹血糖受损；IGT. 糖耐量受损

（二）糖尿病高危人群的筛查

1. 中国成年人 2 型糖尿病预防的专家共识的建议 无糖尿病病史者，首先根据高危因素进行初筛，对于具有一项危险因素者进一步进行 FPG 或任意点血糖（RPG）筛查。

（1）FPG：建议以 FPG ≥ 5.6mmol/L 作为行 OGTT 的切点。

（2）RPG：建议以 RPG ≥ 7.8mmol/L 作为行 OGTT 的切点。

（3）由于 FPG < 5.6mmol/L 或 RPG < 7.8mmol/L 的人群，特别是老年人群不能完全排除 IGT 及餐后血糖升高的糖尿病，因此，老年及其他高危者（确诊冠状动脉粥样硬化性心脏病或合并较多危险因素）也建议行 OGTT 以明确血糖代谢情况。

2. 2016 年 ADA 糖尿病诊疗标准建议

（1）无症状的成年人，如超重或肥胖（BMI ≥ 25kg/m^2 或亚裔美国人 BMI ≥ 23kg/m^2）且合并 1 个或以上其他糖尿病危险因素，应考虑从任何年龄开始检测评估未来糖尿病风险。对所有患者，尤其是那些超重或肥胖者，应从 45 岁开始筛查。

（2）如果检查结果正常，至少每 3 年复查 1 次。

（3）可使用 HbA1c、空腹血糖或 75gOGTT 2h 血糖筛查糖尿病前期。该指南以 HbA1c 5.7%～6.4% 用来作为糖尿病前期的切点。我国暂不推荐将 HbA1c 检测作为常规的筛查方法。

（4）对糖尿病前期人群，应评估并治疗其心血管疾病（CVD）危险因素。

（5）对超重或肥胖且合并 2 个或以上其他糖尿病危险因素的儿童和青少年，应考虑筛查糖尿病前期。

3. 2013 版中国 2 型糖尿病防治指南的推荐

（1）成年人糖尿病高危人群：不论年龄大小，宜及早进行糖尿病筛查，对于除年龄外无其他糖尿病危险因素的人群，宜在年龄 ≥ 40 岁时开始筛查。

（2）儿童和青少年糖尿病高危人群：宜从 10 岁开始筛查，但青春期提前的个体则推荐从青春期开始。首次筛查结果正常者，宜每 3 年至少重复筛查 1 次。

该指南同时提出了 2 型糖尿病的危险因素，见表 4-9。

表 4-9　2 型糖尿病的危险因素

不可改变的危险因素	可改变的危险因素
年龄	糖尿病前期（极高危）
家族史或遗传倾向	代谢综合征
种族	超重、肥胖、抑郁症
妊娠糖尿病史或巨大儿分娩史	饮食热量摄入过高、体力活动减少
多囊卵巢综合征	可增加糖尿病发生风险的药物
宫内发育迟缓或早产	致肥胖或糖尿病的社会环境

（三）糖尿病高危人群的管理

1. 血糖正常性糖尿病高危人群的管理

（1）健康教育：目前缺乏证据与共识。参考糖尿病健康教育，建议每位高危者和（或）家属（照护者）应接受系统性的教育，并做到每年巩固 1 次。教育的内容至少应包括糖尿病前期及糖尿病相关知识，如什么是糖尿病前期及糖尿病？医学营养治疗、运动和戒烟的基本知识等；此外，还应包括该人群的其他心脑血管疾病（CCVD）风险的管理知识。

（2）其他干预：①生活方式干预。这是干预的基础，应建议通过医学营养治疗和运动等强化生活方式干预减少发生糖尿病的风险。推荐肥胖或超重者控制至体重正常或 BMI $< 24kg/m^2$，或体重至少减少 5%～10%；每日饮食总热量至少减少 1680～2100kJ；饱和脂肪酸摄入占总脂肪酸摄入的 30% 以下；体力活动时间每周增加到 250～300min。开始生活方式干预后，须定期随访其执行度。②其他 CCVD 风险的管理，如血压、血脂同等重要，详细指标见控制目标部分。

（3）监测：开始生活方式干预后，须定期随访该人群的血糖变化情况，建议每年至少 1 次于医院行 FPG 和（或）OGTT 检查。

2. 糖尿病前期人群的管理 多项随机对照研究显示，糖耐量减低人群接受适当的生活方式干预可延迟或预防2型糖尿病的发生。

（1）健康教育：IFG、IGT人群的健康教育同血糖正常性糖尿病高危人群部分。IFG+IGT人群的教育频率应提高到每年至少1次。

（2）生活方式干预：IFG、IGT人群的生活方式及血糖外其他CCVD风险的管理同血糖正常性糖尿病高危人群部分。IFG+IGT人群应立即启动强化生活方式干预。

《2017版中国糖尿病诊治指南》建议，糖尿病前期患者应通过饮食控制和运动以降低糖尿病的发生风险，并定期随访，给予社会心理支持，以确保患者良好的生活方式能够长期坚持；定期检查血糖；同时密切关注其他心血管疾病危险因素（如吸烟、高血压、血脂紊乱等），并给予适当的干预措施。具体目标是：①使超重或肥胖者BMI达到或接近$24kg/m^2$，或体重至少减少5%～10%；②每日饮食总热量至少减少400～500kcal（1kcal = 4.184kJ）；③饱和脂肪酸摄入占总脂肪酸摄入的30%以下；④中等强度体力活动，每周至少保持在150min。

（3）降血糖药物干预：《2017版中国糖尿病诊治指南》指出：在糖尿病前期人群中进行药物干预的临床试验显示，二甲双胍、a-糖苷酶抑制剂、噻唑烷二酮类药物（TZDs）、GLP-1受体激动剂以及减肥药奥利司他等药物可以降低糖尿病前期人群发生糖尿病的风险。其中，二甲双胍和阿卡波糖在糖尿病前期人群中长期应用的安全性证据较为充分，而其他药物长期应用时则需要全面考虑花费、不良反应、耐受性等因素。由于目前尚无充分的证据表明药物干预具有长期疗效和卫生经济学益处，故国内外相关指南尚未广泛推荐药物干预作为预防糖尿病的主要手段。对于糖尿病前期个体，只有在强化生活方式干预6个月效果不佳，且合并有其他危险因素者，方可考虑药物干预，但必须充分评估效益/风险比和效益/费用比，并且做好充分的医患沟通和随访。

（4）监测

1）IFG人群：建议每年至少1次行FPG和（或）OGTT检查。

若已进行药物干预,每次随访时检测 FPG。定期监测体重及其他 CCVD 危险因素同样重要。

2) IGT 人群:重点监测 PPG,血糖监测频率和其他监测指标及频率同 IFG 人群。

3) IFG+IGT 人群:血糖监测频率每 6 个月至少 1 次,具体血糖监测指标及其他监测指标同 IGT 或 IFG 患者。

3. 特殊人群的管理　如已患 CCVD、老年或超老年、老年痴呆、精神障碍、脏器功能受损、预期寿命＜10 年及老年独居等糖尿病前期者,其病情差别较大,重点是健康教育、血糖外其他 CCVD 危险因素的控制与监测及血糖监测,一般不需要针对血糖做特别干预。

4. 控制目标

(1) 血糖控制目标:强调个体化,并根据其年龄与预期寿命、是否存在微血管和大血管疾病、CCVD 危险因素、是否存在可导致严重低血糖的疾病及危险因素,以及社会因素如医疗条件、经济条件和健康需求等制订血糖控制水平。

理想水平:FPG ≤ 6.1mmol/L,OGTT 2hPPG ≤ 7.8mmol/L,自然餐后 2h 血糖 ≤ 7.8mmol/L。

糖尿病前期人群理想的控制目标是将血糖水平逆转至糖耐量正常 (NGT) 水平。如无法逆转至 NGT 水平,至少应尽力维持在糖尿病前期,力争阻止或延缓其进展为糖尿病。

(2) 体重控制目标:肥胖或超重的糖尿病前期人群体重应减少 5%～10%,并使 BMI 长期维持在健康水平。

(3) 血糖以外其他 CCVD 危险因素的控制目标

1) 血压:收缩压＜140mmHg,舒张压＜90mmHg。

2) 低密度脂蛋白胆固醇:无 CCVD 风险或风险较小的患者 ≤ 2.6mmol/L;已存在 CCVD 或是多于 2 个危险因素患者 ≤ 1.8mmol/L。

3) 三酰甘油:＜2.3mmol/L。

4) 高密度脂蛋白胆固醇:男性＞1.0mmol/L,女性＞1.3mmol/L。

二、妊娠合并糖尿病的血糖管理

随着我国高龄孕产妇的增加,妊娠糖尿病患病率明显增高。如何在孕前、孕期控制血糖成为临床工作的重点。本篇将依据"2014 年中国妊娠合并糖尿病诊治指南"综合阐述妊娠糖尿病的诊断、控制目标和治疗方法等方面。

(一)定义

妊娠合并糖尿病包括孕前糖尿病(PGDM)和妊娠期糖尿病(GDM)。

1. PGDM 可能在孕前已确诊或在妊娠期首次被诊断,诊断标准见表 4-10。

表 4-10 孕前糖尿病(PGDM)诊断标准

诊断标准	静脉血浆葡萄糖水平(mmol/L)
①妊娠前已确诊为糖尿病的患者	
或	
②空腹血糖(FPG)	≥ 7.0
或	
③ 75g 口服 OGTT 2h 血糖	≥ 11.1
或	
④伴高血糖症状或高血糖危象,同时随机血糖	≥ 11.1
⑤ HbA1c	≥ 6.5%

符合表 4-10 中第 1 项或妊娠前未进行过血糖检查的孕妇,存在糖尿病高危因素,首次产检时需明确诊断,血糖升高达到第 2～5 项任何一项标准者即可诊断 PGDM。

糖尿病高危因素:肥胖(尤其是重度肥胖);多囊卵巢综合征;一级亲属患 2 型糖尿病;GDM 史或巨大儿分娩史;妊娠早期空腹尿糖反复阳性。

2. GDM 指妊娠期发生的糖代谢异常。

(1) 诊断方法和标准（表 4-11）：所有未被诊断为 PGDM 或 GDM 的孕妇，在妊娠 24～28 周及 28 周后应行 75gOGTT。

表 4-11　75g OGTT 诊断标准

诊断标准	静脉血浆葡萄糖水平（mmol/L）
①服葡萄糖前血糖 　或	≥ 5.1
② OGTT 1h 血糖 　或	≥ 10.0
③ OGTT 2h 血糖	≥ 8.5

注：OGTT 方法：空腹口服含 75g 葡萄糖的液体 300ml，分别抽取服葡萄糖前及服葡萄糖后 1h、2h 的静脉血糖。试验前连续 3d 每日进食碳水化合物 ≥ 150g

符合以上 3 项中任意一项者，可确诊为 GDM。

(2) 高危人群或缺乏医疗资源，建议妊娠 24～28 周首先检查 FPG。① FPG ≥ 5.1mmo/L，可直接诊断 GDM；② FPG < 4.4mmo/L，可暂不行 OGTT；③ FPG ≥ 4.4mmoL 且 < 5.1mmo/L 时，应尽早行 OGTT。

(3) 具有 GDM 高危因素，首次 OGTT 结果正常，可在妊娠晚期重复。

(4) 妊娠早期 FPG 水平不能作为 GDM 的诊断依据。

(5) 首次就诊时间在妊娠 28 周者，应尽早行 OGTT 或 FPG 检查。

(二) 妊娠期监测

1. 孕妇血糖监测

血糖监测方法

1) 自我血糖监测（SMBG）：新诊断的高血糖孕妇、血糖控制不良及妊娠期应用胰岛素治疗者，应每日监测血糖 7 次，包括三餐前血糖、三餐后 2h 血糖和夜间血糖；血糖控制稳定者，每周应至少行血糖轮廓试验 1 次，根据血糖监测结果及时调整胰岛素用量；不需要胰岛素治疗的 GDM 孕妇，在随诊时建议每周至少监测 1 次全天血糖，包括末梢空腹血糖及三餐后 2h 血糖，共 4 次。

2) 连续动态血糖监测（CGMS）：可用于血糖控制不理想的 PGDM 或血糖明显异常而需要加用胰岛素治疗的 GDM 孕妇。大多数 GDM 孕妇并不需要 CGMS，不主张将 CGMS 作为临床常规监测糖尿病孕妇血糖的手段。

2. HbA1c 水平的测定　多用于 GDM 初次评估。应用胰岛素治疗的孕妇，推荐每 2 个月检测 1 次。

3. 尿酮体的监测　尿酮体有助于及时发现孕妇碳水化合物或能量摄取的不足，也是早期糖尿病酮症酸中毒的一项敏感指标，孕妇出现不明原因的恶心、呕吐、乏力等不适或血糖控制不理想时应及时监测尿酮体。

4. 尿糖的监测　由于妊娠期间尿糖阳性并不能真正反映孕妇的血糖水平，不建议将尿糖作为妊娠期常规监测手段。

（三）妊娠期血糖控制目标

治疗的目标是保证母亲和胎儿的健康。具体标准见表 4-12。

表 4-12　妊娠期血糖控制目标

	空腹血糖 (mmol/L)	餐后 1h 血糖 (mmol/L)	餐后 2h 血糖 (mmol/L)	餐后血糖 (mmol/L)	HbA1c
GDM	3.3～5.3	≤7.8	≤6.7		<5.5%
PGDM	3.3～5.6			5.6～7.1	<5.5%

无论 GDM 还是 PGDM，经过饮食和运动管理，妊娠期血糖达不到上述标准时，应及时加用胰岛素或口服降血糖药进一步控制血糖。

（四）个体化治疗

1. 妊娠前

(1) 一般建议：①建议所有计划妊娠的糖尿病、糖耐量受损（IGT）或空腹血糖受损（IFG）的妇女，进行妊娠前咨询。②有 GDM 史者再次妊娠时发生 GDM 的可能性为 30%～50%，因此，产后 1 年以上计划妊娠者，最好在计划妊娠前行 OGTT 或至少在妊娠早期行 OGTT。如血糖正常，也仍需在妊娠 24～28 周再行 OGTT。③ PGDM 妇女需在计划妊娠前评价是否存在并发症，如糖尿病视网膜病变（DR）、糖尿病肾病（DKD）、神经病变和心血管疾病等。已存在糖尿病慢性并发症者，妊娠期症状可能加重，需在妊娠期检查时重新评价。

（2）糖尿病并发症的评价

1）糖尿病视网膜病变：糖尿病患者计划妊娠或明确妊娠时应进行一次眼科检查，并评价可能加重或促使糖尿病视网膜病变进展的危险因素。有适应证时，如增生型糖尿病视网膜病变，采取激光治疗可减少糖尿病视网膜病变加重的危险。妊娠期应密切随访眼底变化，直至产后1年。

2）糖尿病肾病：妊娠可造成轻度糖尿病肾病患者暂时性肾功能减退。肾功能不全对胎儿的发育有不良影响；较严重的肾功能不全患者（血清肌酐 > 265 μmol/L）或肌酐清除率 < 50ml/（min·1.73m^2）时，妊娠可对部分患者的肾功能造成永久性损害。因此，不建议这部分患者妊娠。糖尿病肾病肾功能正常者，如果妊娠期血糖控制理想，对肾功能的影响则较小。

3）糖尿病的其他并发症：糖尿病神经相关病变包括胃轻瘫、尿潴留及直立性低血压等，可进一步增加妊娠期间糖尿病管理的难度。如潜在的心血管疾病未被发现和处理，妊娠可增加患者的死亡风险，应在妊娠前仔细检查心血管疾病证据并给予处理。计划妊娠的糖尿病妇女的心功能应达到能够耐受运动试验的水平。

（3）妊娠前药物的合理应用：PGDM妇女妊娠前应停用妊娠期禁忌药物。

1）降血压药：妊娠期禁忌使用ACEI及ARB。如果妊娠前应用ACEI，一旦发现妊娠，应立即停用。有证据表明，拉贝洛尔、钙离子通道阻滞药等药物均不明显增加胎儿致畸风险，可以在妊娠前及妊娠期应用。

2）糖尿病患者妊娠前和妊娠早期应补充含叶酸的多种维生素。

3）应用二甲双胍的2型糖尿病患者，需考虑药物的可能益处或不良反应。如果患者愿意，可在医师指导下继续应用。

（4）妊娠前血糖控制：血糖控制不理想的糖尿病孕妇妊娠早期流产及胎儿畸形的发生风险明显增加，妊娠前理想的血糖控制可显著降低上述风险,但目前尚无确切的降低上述风险的血糖阈值标准。推荐计划妊娠的糖尿病患者应尽量控制血糖,使 HbA1c < 6.5%,使用胰岛素者 HbA1c < 7.0%。

2. 妊娠期

(1) 医学营养治疗:医学营养治疗的目的是使糖尿病孕妇的血糖控制在正常范围,保证孕妇和胎儿的合理营养摄入,减少母儿并发症的发生。一旦确诊 GDM,应立即对患者进行医学营养治疗和运动指导,并进行如何监测血糖的教育等。医学营养治疗和运动指导后,FPG 及餐后 2h 血糖仍异常者,推荐及时应用胰岛素。

(2) 营养摄入量推荐

1) 每日摄入总能量:应根据妊娠前体重和妊娠期的体重增长速度而定。妊娠早期摄入的总能量应保证不低于 1500 kcal/d,妊娠晚期不低于 1800 kcal/d。

2) 碳水化合物:推荐饮食碳水化合物摄入量占总能量的 50%~60% 为宜,每日碳水化合物不低于 150g,对维持妊娠期血糖正常更为合适。

3) 蛋白质:推荐饮食蛋白质摄入量占总能量的 15%~20% 为宜,以满足孕妇妊娠期生理调节及胎儿生长发育之需。

4) 脂肪:推荐饮食脂肪摄入量占总能量的 25%~30% 为宜。

5) 维生素及矿物质:妊娠期铁、钙、叶酸和维生素 D 的需求量均明显增加。因此,建议妊娠期有计划地增加富含维生素 B_6、钙、钾、铁、锌、铜的食物,如瘦肉、家禽、鱼、虾、奶制品、新鲜水果和蔬菜等。

(3) 餐次的合理安排:少量多餐、定时定量进餐对血糖控制非常重要。早、中、晚三餐的能量应控制在每日摄入总能量的 10%~15%、30%、30%,每次加餐的能量可以占 5%~10%,有助于防止餐前过度饥饿。医学营养治疗过程应与胰岛素应用密切配合,防止发生低血糖。

(4) GDM 的运动疗法

1) 运动治疗的作用:运动疗法可降低妊娠期基础胰岛素抵抗。

2) 运动治疗的方法:选择一种低至中等强度的有氧运动。步行是常用的简单有氧运动。

3）运动的时间：可自 10min 开始，逐步延长至 30min，其中可穿插必要的间歇，建议餐后运动。

4）运动的频率：适宜的频率为每周 3～4 次。

5）运动治疗的注意事项

①运动前行心电图检查以排除心脏疾病，并需确认是否存在大血管和微血管的并发症。

② GDM 运动疗法的禁忌证：1 型糖尿病合并妊娠、心脏病、视网膜病变、多胎妊娠、宫颈功能不全、先兆早产或流产、胎儿生长受限、前置胎盘、妊娠期高血压疾病等。

③防止低血糖反应和延迟性低血糖：进食 30min 后再运动，每次的运动时间控制在 30～40min，运动后休息 30min。运动时应随身携带饼干或糖果，有低血糖征兆时可及时食用。

④运动期间出现以下情况应及时就医：腹痛、阴道出血或流水、憋气、头晕眼花、严重头痛、胸痛、肌无力等。

⑤避免清晨空腹未注射胰岛素之前进行运动。

(5) 胰岛素治疗

1) 常用的胰岛素制剂及其特点

①超短效人胰岛素类似物：门冬胰岛素已被我国国家食品药品监督管理局（SFDA）批准可用于妊娠期。其特点是起效迅速，药效维持时间短，不易发生低血糖，用于控制餐后血糖水平。

②短效人胰素：可静脉注射使用，故可用于抢救糖尿病酮症酸中毒。

③中效胰岛素：其特点是起效慢，药效持续时间长。

④长效胰岛素类似物：地特胰岛素也已经被 SFDA 批准应用于妊娠期，可用于控制夜间血糖和餐前血糖。

2) 胰岛素应用时机：糖尿病孕妇经饮食治疗 3～5d 后，测定 24h 的末梢血糖，包括三餐前血糖、三餐后 2h 血糖、夜间血糖及尿酮体。如果空腹血糖或餐前血糖 ≥ 5.3mmol/L，或餐后 2h 血糖 ≥ 6.7mmol/L，或调整饮食后出现饥饿性酮症，增加热量摄入后血糖又超过妊娠期标准者，应及时加用胰岛素治疗。

3）胰岛素治疗方案：最符合生理要求的胰岛素治疗方案为基础胰岛素联合餐前超短效胰岛素或短效胰岛素。应根据血糖监测结果，选择个体化的胰岛素治疗方案。

①基础胰岛素治疗：选择中效胰岛素或长效胰岛素睡前皮下注射，适用于空腹血糖高的孕妇。

②餐前超短效胰岛素或短效胰岛素治疗：餐后血糖升高的孕妇，进餐时或餐前 30min 注射超短效胰岛素或短效人胰岛素。

由于妊娠期餐后血糖升高显著，一般不推荐常规应用预混胰岛素。

4）妊娠期胰岛素应用的注意事项

①胰岛素初始使用时应从小剂量开始，每天 0.3～0.8U/kg。每天计划应用的胰岛素总量应分配到三餐前使用，分配原则是早餐前最多，中餐前最少，晚餐前用量居中。每次调整后观察 2～3d 判断疗效，每次以增减 2～4U 或不超过胰岛素每天用量的 20% 为宜，直至达到血糖控制目标。

②胰岛素治疗期间清晨或空腹高血糖的处理：夜间胰岛素作用不足、黎明现象和 Somogyi 现象均可导致高血糖的发生。前两种情况必须在睡前增加基础胰岛素用量，而出现 Somogyi 现象时应减少睡前基础胰岛素的用量。

③妊娠过程中机体对胰岛素需求的变化：妊娠中、晚期对胰岛素需要量有不同程度的增加；妊娠 32～36 周胰岛素需要量达高峰，妊娠 36 周后稍下降，应根据个体血糖监测结果，不断调整胰岛素用量。

(6) 口服降血糖药在 GDM 孕妇中的应用：大多数 GDM 孕妇通过生活方式的干预即可使血糖达标，不能达标的 GDM 孕妇应首先推荐应用胰岛素控制血糖。目前，口服降血糖药二甲双胍和格列本脲在 GDM 孕妇中应用的安全性和有效性不断被证实，但我国尚缺乏相关研究，且这两种口服降血糖药均未纳入我国围妊娠期治疗糖尿病的注册适应证。对于胰岛素用量较大或拒绝应用胰岛素治疗的孕妇，应用上述口服降血糖药的潜在风险远远小于未控制的妊娠期高血糖本身对胎儿的危害。因此，在知情同意的基础上，部分 GDM 孕妇可慎用口服降血糖药。

1) 格列本脲：是临床应用最广泛的治疗 GDM 的口服降血糖药，作用靶器官为胰腺，99%以蛋白结合的形式存在，极少通过胎盘屏障。目前临床研究显示，妊娠中、晚期 GDM 孕妇应用格列本脲与胰岛素治疗相比，疗效一致，但前者使用方便，且价格便宜。但用药后发生子痫前期和新生儿黄疸需光疗的风险升高，少部分孕妇有恶心、头痛及低血糖反应。

2) 二甲双胍：可增加胰岛素的敏感性。目前的资料显示，妊娠早期应用该药对胎儿无致畸性，在多囊卵巢综合征的治疗过程中对早期妊娠的维持有重要作用。由于该药可以透过胎盘屏障，妊娠中、晚期应用对胎儿的远期安全性尚有待证实。

(五) 分娩时机及方式

1. 分娩时机

(1) 无须胰岛素治疗而血糖控制达标的 GDM 孕妇，如无母儿并发症，在严密监测下可待预产期，到预产期仍未临产者，可引产终止妊娠。

(2) PGDM 及胰岛素治疗的 GDM 孕妇，若血糖控制良好且无母儿并发症，在严密监测下，妊娠 39 周后可终止妊娠；若血糖控制不满意或出现母儿并发症，应及时收入院观察，根据病情决定终止妊娠时机。

(3) 糖尿病伴发微血管病变或既往有不良产史者，需严密监护，终止妊娠时机应个体化。

2. 分娩方式　糖尿病本身不是剖宫产指征。决定阴道分娩者，应制订分娩计划，产程中密切监测孕妇的血糖、宫缩、胎心率变化，避免产程过长。择期剖宫产的手术指征为糖尿病伴严重微血管病变或其他产科指征。妊娠期血糖控制不好、胎儿偏大（尤其估计胎儿体质量≥4250g 者）或既往有死胎、死产史者，应适当放宽剖宫产指征。

(六) 特殊情况下的处理

1. 分娩期及围术期胰岛素的使用

(1) 胰岛素使用原则：手术前后、产程中、产后非正常饮食期间应停用所有皮下注射胰岛素，改用胰岛素静脉滴注，以避免出现高血糖或低血糖。应给孕产妇提供足够的葡萄糖，以满足基础代谢需要和应激状态下的能量消耗；供给胰岛素，防止糖尿病酮症酸中毒的发生、控制高血糖、提高葡萄糖的利用。

（2）产程中或手术前的检查：必须检测血糖、尿酮体水平。择期手术还需检查电解质、血气分析和肝功能、肾功能。

（3）胰岛素使用方法：每1～2小时监测1次血糖，根据血糖值维持小剂量胰岛素静脉滴注。妊娠期应用胰岛素控制血糖者在分娩前一天睡前正常使用基础胰岛素；分娩当天停用早餐前胰岛素；正式临产或血糖水平＜3.9mmol/L时，将静脉滴注5%葡萄糖注射液或乳酸林格液，并以100～150ml/h的速度滴注，以维持血糖水平在5.6mmol/L；如血糖水平＞5.6mmol/L，则采用5%葡萄糖注射液加短效胰岛素，按1～4U/h的速度静脉滴注。血糖水平采用快速血糖仪每小时监测1次，用于调整胰岛素或葡萄糖输液的速度。

2. 妊娠合并糖尿病酮症酸中毒的处理

（1）发病诱因：妊娠期间漏诊、未及时诊断或治疗的糖尿病；胰岛素治疗不规范；饮食控制不合理；产程中和手术前后应激状态；合并感染；使用糖皮质激素等。

（2）治疗原则：给予胰岛素降低血糖，纠正代谢和电解质紊乱，改善循环，去除诱因。

（3）治疗具体步骤及注意事项

1）血糖过高者（＞16.6mmol/L），先给予胰岛素0.2～0.4U/kg一次性静脉注射。

2）胰岛素持续静脉滴注：0.9%氯化钠注射液＋胰岛素，按胰岛素0.1U/（kg·h）或4～6U/h的速度输入。

3）监测血糖：从使用胰岛素开始每小时监测1次血糖，根据血糖下降情况进行调整，要求平均每小时血糖下降3.9～5.6mmol/L。达不到此标准者，可能存在胰岛素抵抗，应将胰岛素用量加倍。

（4）当血糖降至13.9 mmol/L时，将0.9%氯化钠注射液改为5%葡萄糖注射液或葡萄糖氯化钠注射液，每2～4克葡萄糖加入1U胰岛素，直至血糖降至 11.1mmol/L 以下，当尿酮体阴性，平稳过渡到餐前皮下注射治疗时停止补液。

(5) 注意事项

1) 补液原则：先快后慢、先盐后糖，注意出入量平衡。

2) 开始静脉胰岛素治疗且患者有尿后要及时补钾，避免出现严重低血钾。

3) 当 pH < 7.1、二氧化碳结合力 < 10mmol/L、HCO_3^- < 10mmol/L 时可补碱，一般用 5%碳酸氢钠 100ml+ 注射用水 400ml，以 200ml/h 的速度静脉滴注，至 pH ≥ 7.2 或二氧化碳结合力 > 15mmol/L 时停止补碱。

(七) 产后处理

1. 产后胰岛素的应用 产后血糖控制目标及胰岛素应用，参照非妊娠期血糖控制标准。

2. 产后复查 产后 FPG 反复 ≥ 7.0mmol/L，应视为 PGDM，建议转内分泌专科治疗。

(八) GDM 孕妇的产后随访

GDM 孕妇及其子代均是糖尿病患病的高危人群。推荐所有 GDM 妇女在产后 6～12 周进行随访。随访时建议进行身高、体重、体重指数、腰围及臀围的测定，同时了解产后血糖的恢复情况，建议所有 GDM 妇女产后行 OGTT，测定空腹及服葡萄糖后 2h 血糖水平。

三、围术期的血糖管理

血糖异常增高是围术期的常见问题。一方面，手术创伤应激诱发机体分泌儿茶酚胺、皮质醇和炎性介质等胰岛素拮抗因子，促使血糖增高。另一方面，合并糖尿病、代谢综合征等胰岛素抵抗或胰岛素分泌障碍疾病的患者更容易发生围术期高血糖。另外，围术期经常使用的激素、含糖营养液等进一步增加高血糖的风险。值得注意的是，长时间禁食和不恰当的降血糖治疗也有引起患者低血糖和血糖剧烈波动的可能。

大量证据表明，围术期血糖异常（包括高血糖、低血糖和血糖波动）

增加手术患者的死亡率，增加感染、伤口不愈合及心脑血管事件等并发症的发生率，延长住院时间，影响远期预后。合理的血糖监测和调控是围术期管理的重要组成部分，应当得到重视。

（一）围术期血糖管理的基本原则

1. 识别围术期血糖异常的高危人群　围术期血糖异常以高血糖为主，可分为合并糖尿病的高血糖和应激性高血糖两类。一般手术围术期高血糖以合并糖尿病者居多。目前我国糖尿病患病率逐年增高，合并糖尿病的外科手术患者也日趋增多，其中相当比例的患者术前并未得到正确诊断和有效控制。与普通人群相比，合并糖尿病尤其是未发现、未治疗的糖尿病患者血糖升高更加显著，围术期死亡率和并发症发生率更高，应当在术前加以识别。而单纯由于应激导致血糖显著增高者往往提示手术应激很强，或合并感染、败血症等并发症，可能为危重患者。

2. 合理的血糖控制目标　大量循证医学证据表明，血糖控制有利于减少外科重症患者术后感染等并发症，但控制过于严格（如降至"正常"范围）则增加低血糖风险，对降低总死亡率并无益处。尽管目前的结论主要来源于对ICU重症患者及体外循环心脏手术患者的研究，对一般外科手术患者的理想血糖值尚缺乏高级别的研究证据，但采用适当宽松的血糖控制目标已得到广泛的共识。

3. 围术期血糖管理的要点　围术期血糖管理的要点在于控制高血糖，同时避免发生低血糖，维持血糖平稳。因禁食、降血糖方案未及时调整或降血糖治疗中断等因素造成的围术期血糖波动比稳定的高血糖危害更大。严密的血糖监测、及时调整降血糖治疗方案是保持围术期血糖平稳的关键。应根据患者术前血糖水平、治疗方案、有无并发症、手术类型等进行全面评估，制订个体化的管理方案。

（二）围术期血糖监测和控制目标

1. 围术期血糖测量方法

(1) 床旁快速血糖仪测指血血糖：用于血流动力学稳定的患者。严重低血糖时血糖仪所测得的数值可能偏高，应与中心实验室测量的静脉血结果进行对照。

(2) 动脉或静脉血气分析：是围术期血糖监测的金标准。在低血压、组织低灌注、贫血及高血脂、高胆红素血症等代谢异常的情况下，指血血糖准确性下降，应使用动脉血气监测血糖。生理情况下，动脉血糖较毛细血管血糖高 0.3mmol/L。

2. 围术期血糖监测频率

(1) 正常饮食的患者监测空腹血糖、三餐后血糖和睡前血糖。

(2) 禁食患者每 4～6 小时监测 1 次血糖。

(3) 术中血糖波动风险高，低血糖表现难以发现，应每 1～2 小时监测 1 次血糖。

(4) 危重患者、大手术或持续静脉输注胰岛素的患者，每 0.5～1 小时监测 1 次血糖。

(5) 体外循环手术中，降温复温期间血糖波动大，每 15 分钟监测 1 次血糖。

(6) 血糖 ≤ 3.9mmol/L 时每 5～15 分钟监测 1 次血糖直至低血糖得到纠正。

(7) 病情稳定的门诊手术患者，如手术时间 ≤ 2h，在入院后和离院前分别监测 1 次血糖。

3. 围术期血糖控制目标

(1)《2013 年中国成人住院患者高血糖管理目标专家共识》的推荐：血糖控制目标分层如下。

1) 一般控制：空腹血糖（FBG）或餐前血糖（PMBG）6～8 mmol/L；餐后 2h 血糖（2hPBG）或不能进食时任意时点血糖水平 8～10mmol/L。

2) 宽松控制：FBG 或 PMBG 8～10 mmol/L。2hPBG 或不能进食时任意时点血糖水平为 8～12mmol/L，特殊情况可放宽至 13.9mmol/L。

3) 严格控制：FBG 或 PMBG 4.4～6.0mmol/L。2hPBG 或不能进食时任意时点血糖水平为 6～8mmol/L。

择期手术的糖尿病患者，术前因不同手术对血糖控制有不同目标(表 4-13)。急诊手术由于情况紧急，无论是否已确诊为糖尿病，都很难在术前对血糖水平进行理想干预，但术中及术后的高血糖应予以控制。

表 4-13　中国成年人围术期住院患者高血糖管理目标

病情分类	血糖控制目标		
	宽松控制	一般控制	严格控制
普通手术	√	*	
精细手术（如整形）			√
器官移植手术		√	

*. 普通手术对非老年患者，如身体状况良好，无心脑血管并发症风险或单纯应激性高血糖，可采用一般标准

（2）围术期血糖管理专家共识的推荐

1）推荐围术期血糖控制在 7.8～10.0mmol/L，不建议控制过严。正常饮食的患者控制餐前血糖≤7.8mmol/L，餐后血糖≤10.0mmol/L。

2）术后 ICU 住院时间≥3d 的危重患者，推荐血糖目标值≤8.4mmol/L。

3）根据患者手术类型、术前血糖水平、脏器功能，建立围术期血糖控制的个体化目标。整形手术对伤口愈合要求高，血糖目标降低至 6.0～8.0mmol/L，有利于减少术后伤口感染。脑血管疾病患者对低血糖耐受差，血糖目标值可适当放宽至≤12.0mmol/L。高龄、有严重合并症、频繁发作低血糖的患者，血糖目标值也可适当放宽。原则上血糖最高不宜>13.9mmol/L。

（三）血糖术前评估与术前准备

1. 术前评估

（1）糖化血红蛋白：HbA1c 可用于术前筛查糖尿病和评价血糖控制效果。对既往无糖尿病病史者，如果年龄≥45 岁或 BMI≥25kg/m^2，同时合并高血压、高脂血症、心血管疾病、糖尿病家族史等高危因素，行心脏外科、神经外科、骨科、创伤外科、器官移植等高危手术者，推荐术前筛查 HbA1c。注意贫血、近期输血等因素可能干扰 HbA1c 测量的准确性。

1）HbA1c≥6.5% 即可诊断糖尿病。

2）既往已有明确糖尿病病史的患者，HbA1c≤7% 提示血糖控

制满意,围术期风险较低。

3) HbA1c > 8.5% 者建议考虑推迟择期手术。

4) 单纯应激性高血糖者 HbA1c 正常。

(2) 对合并糖尿病的患者,术前还应了解糖尿病类型、病程、目前的治疗方案、低血糖发作情况,特别是有无糖尿病并发症。

1) 合并糖尿病酮症酸中毒、高渗综合征是非急诊手术的禁忌。

2) 病程长的糖尿病患者可能并发冠状动脉粥样硬化性心脏病等心脑血管疾病,且心肌缺血症状往往不典型、容易漏诊,应引起警惕。

(3) 手术类型与围术期高血糖风险相关:手术越大、应激越强,血糖增高越明显。与局部麻醉比较,全身麻醉特别是吸入性麻醉药刺激血糖升高的作用更显著,但目前并没有证据证明糖尿病患者必须首选局部麻醉。急诊手术主要评估血糖水平,有无酸碱、水及电解质平衡紊乱,如果存在,应及时纠正。

2. 术前准备

(1)《2017 年中国 2 型糖尿病防治指南》的推荐

1) 对于口服降血糖药后血糖控制不佳的患者,应及时调整为胰岛素治疗。

2) 口服降血糖药治疗的患者在接受小手术的术前当晚及手术当天应停用口服降血糖药,接受大、中手术者应在术前 3d 停用口服降血糖药,均改为胰岛素治疗。

3) 术前控制餐前血糖 ≤ 7.8mmol/L,餐后血糖 ≤ 10.0mmol/L。

(2) 围术期血糖管理专家共识的推荐:术前将原有降血糖方案过渡至胰岛素治疗,并根据禁食情况减去控制餐后血糖的胰岛素剂量。

1) 糖尿病患者手术当日停用口服降血糖药和非胰岛素注射剂。①磺脲类和格列奈类口服降血糖药可能造成低血糖,术前应至少停用 24h。②二甲双胍有引起乳酸酸中毒的风险,肾功能不全者术前停用 24~48h。③停药期间监测血糖,使用常规胰岛素控制血糖水平。术前住院时间 > 3d 的患者可在入院后即换用短效胰岛素皮下注射控制血糖,术前调整到适合的剂量。④无须禁食、水的短小局部麻醉手术可保留口服降血糖药。

2）入院前长期胰岛素治疗者，方案多为控制基础血糖的中、长效胰岛素联合控制餐后血糖的短效胰岛素皮下注射。长时间大手术、术后无法恢复进食的糖尿病患者，手术日换用短效胰岛素持续静脉泵注控制血糖。短小门诊手术者，手术当日可保留中、长效胰岛素，剂量不变或减少 1/3～1/2 量，停用餐前短效胰岛素。

3）术前血糖水平：术前控制餐前血糖≤7.8mmol/L，餐后血糖≤10.0mmol/L。手术风险越高，术前血糖控制达标的重要性越强。术前血糖长期显著增高者，围术期血糖不宜下降过快。因此，应当综合评估风险，合理选择手术时机，可适当放宽术前血糖目标上限至空腹血糖≤10.0mmol/L，随机血糖或餐后 2h 血糖≤12.0mmol/L。

4）避免术前不必要的长时间禁食，糖尿病患者择期手术应安排在当日第 1 台进行。禁食期间注意血糖监测，必要时输注含糖液体。由于术前精神紧张应激，手术患者发生低血糖的风险低于普通住院患者。

（四）术中血糖管理

1. 2017 年中国 2 型糖尿病防治指南的推荐　对于仅需单纯饮食治疗或小剂量口服降血糖药即可使血糖控制达标的 2 型糖尿病患者，在接受小手术时，术中不需要使用胰岛素。

在大、中型手术术中，需静脉应用胰岛素，并加强血糖监测，血糖控制的目标为 5.0～11.0mmol/L。术中可输注 5% 葡萄糖注射液 100～125ml/h，以防止低血糖。葡萄糖-胰岛素-钾联合输入是代替分别输入胰岛素和葡萄糖的简单方法，需根据血糖变化及时调整葡萄糖与胰岛素的比例。

2. 围术期血糖管理专家共识的推荐

（1）高血糖

1）糖尿病患者围术期需要输注葡萄糖者，建议液体中按糖（g）：胰岛素（U）=（3～4）：1 的比例加用胰岛素中和。肠内、外营养的患者应注意营养液中的糖负荷，选用糖尿病专用型制剂，适当降低糖与脂肪的比例，缓慢输注，通过降低糖类总量、减慢吸收速度，降低血糖峰值，减少血糖波动。

2）尽量避免引起血糖升高的其他因素。地塞米松常用于预防术后恶心、呕吐，可升高血糖水平。使用其他糖皮质激素、儿茶酚胺类药物、生长抑素和免疫抑制药也可能造成血糖增高。

3）血糖＞10.0mmol/L 开始胰岛素治疗。静脉给胰岛素起效快，方便滴定剂量，术中和术后 ICU 期间适宜静脉给药。持续静脉泵注胰岛素有利于减少血糖波动，糖尿病患者和术前已经使用静脉胰岛素的患者术中首选持续静脉泵注胰岛素。应激性高血糖的患者可选择单次或间断静脉推注胰岛素，如血糖仍高，则给予持续泵注。通常使用短效胰岛素加入生理盐水，浓度1U/ml 配泵，参照患者的血糖水平、术前胰岛素用量、手术刺激大小等因素来确定胰岛素的用量，密切监测，根据血糖升降适当调整泵速，注意个体化给药，避免发生低血糖。胰岛素皮下注射适合病情稳定的非重症患者，常用于术前、术后过渡；注意避免短时间内反复给药造成降血糖药效叠加。

4）严重高血糖可能造成渗透性利尿，引起高渗性脱水和低钾血症，应注意维持水、电解质平衡。术中由于大多数患者血糖水平增高，一般输注无糖液体。术后和过长时间的手术当中，为了减少酮体合成和酸中毒风险，在血糖＜13.9mmol/L 的前提下，静脉泵注胰岛素的同时可泵注加入中和比例胰岛素的含糖液体，根据测得的血糖水平调节泵速。胰岛素＋糖双泵同时输注有利于减少血糖波动，但可能促使钾向细胞内转移，进一步加重低钾血症。因此，持续静脉泵注胰岛素时应注意监测血钾，可预防性补钾。

（2）低血糖

1）低血糖的危害超过高血糖。血糖＜2.8mmol/L 时出现认知功能障碍，长时间≤2.2mmol/L 的严重低血糖可造成脑死亡。发生一次低血糖，围术期死亡率即可增加。

2）低血糖重在预防和及时发现。衰弱、严重感染、肝功能和（或）肾功能不全的患者低血糖风险增加。长期未得到有效控制的糖尿病患者可能在正常的血糖水平即发生低血糖反应。脑损伤患者难以耐受 5.6mmol/L 以下的血糖水平。需要警惕的是，全身麻醉镇静患者的低血糖症状可能被掩盖，不易及时发现。

3）静脉输注胰岛素的患者血糖≤5.6mmol/L 应重新评估，调整泵速。血糖≤3.9mmol/L立即停用胰岛素，开始升血糖处理。可进食的清醒患者立即口服10～25g快速吸收的碳水化合物（如含糖饮料），不能口服者静脉注射50%葡萄糖注射液20～50ml，之后持续静脉滴注5%或10%葡萄糖注射液维持血糖，每5～15分钟监测1次直至血糖≥5.6mmol/L。仔细筛查引起低血糖的可能原因。

（五）血糖术后管理

1.2013年中国2型糖尿病防治指南的推荐

（1）在患者恢复正常饮食以前仍给予胰岛素静脉输注，恢复正常饮食后可给予胰岛素皮下注射。

（2）对于术后需要重症监护或机械通气的患者，如血浆葡萄糖＞10.0mmol/L，通过持续静脉胰岛素输注将血糖控制在7.8～10.0mmol/L比较安全。

2.围术期血糖管理专家共识的推荐

（1）术后早期管理

1）术后因疼痛应激、感染、肠内外营养液输注，是血糖波动的高危时期，也是血糖管理的重要时期。

2）术中持续静脉泵注胰岛素者，建议术后继续泵注24h以上。机械通气和应用血管活性药物的ICU患者容易出现血糖波动，胰岛素应静脉泵注。

3）病情稳定后过渡到皮下注射胰岛素。根据过渡前静脉泵速推算皮下胰岛素剂量。皮下注射和静脉泵注应有2h左右的重叠，便于平稳过渡。积极预防术后恶心、呕吐，尽早恢复正常饮食，根据进食情况逐步增加餐前短效胰岛素剂量。

（2）出院前准备

1）长期胰岛素治疗的患者在出院前1～2d恢复原有治疗方案。

2）饮食正常规律、器官功能稳定后，如无禁忌证，可恢复口服降血糖药治疗。二甲双胍在肾功能稳定后加用，并且不早于术后48h。

3）对于围术期新发现的糖尿病患者和调整治疗方案的患者，应进行出院前宣教，安排内分泌科随诊。

4）门诊手术患者术后监测直至排除低血糖风险后方可离院。皮下注射速效胰岛素 1.5h 内、常规胰岛素 4h 内有发生低血糖的危险。离院途中应随身携带含糖饮料。

常规降血糖治疗需推迟到恢复正常饮食以后。

四、危重患者的血糖管理

(一) 危重患者血糖管理的难点

"危重症"患者的血糖管理一直以来备受争议。2001 年 Van den Bergher 等研究发现，强化血糖控制（4.4～6.1mmol/L）可降低外科 ICU 患者死亡率和并发症发生的风险。然而，之后的研究发现，过量使用胰岛素与不良结局间存在相关性，也增加低血糖的发生率。2009 年一项多国参与的多中心、大样本随机对照试验（NICE-SUGAR 研究）发现，常规血糖控制组的患者病死率、低血糖发生率明显低于胰岛素强化治疗组。但强化血糖控制对创伤患者（相比非创伤患者）和使用糖皮质激素患者（相比不使用糖皮质激素者）可能有潜在的益处。同期一篇荟萃分析，纳入了胰岛素强化治疗和常规治疗的随机对照试验（包括 NICE-SUGAR 研究），结果发现强化血糖控制虽然不能使 ICU 患者生存获益，并能增加其低血糖风险，但却能降低外科 ICU 患者的死亡率。

近年来，也有若干临床研究表明，在发生高血糖的危重患者中，既往无糖尿病病史的高血糖患者发生不良结局的概率较有糖尿病病史的患者为高，无糖尿病病史的患者接受胰岛素强化治疗较有糖尿病病史者获益更高。

因此，就给危重患者的血糖管理提出了很多难题。何为"适宜"的血糖控制目标？外科 ICU 高血糖患者的血糖控制是否应更严格？既往有、无糖尿病病史的 ICU 高血糖患者血糖控制目标是否应区别对待？降血糖目标是不是应视患者具体情况而定，ICU 患者血糖控制管理应个体化？

(二) 危重症患者血糖管理的推荐意见

1. 2009 年美国临床内分泌医师协会（AACE）和美国糖尿病学会（ADA）联合发布《有关住院患者糖尿病与血糖控制的共识》声明

建议大多数危重症患者的血糖应控制在 7.8～10.0mmol/L，患者血糖 < 6.1mmol/L 或 > 10.0mmol/L 都是不可接受的。尽管外科 ICU 患者可能较内科患者更可能从强化治疗中获益的原因尚不清楚，但 AACE/ADA 指出，降血糖目标应视患者具体情况而定，如部分原来周身器官功能较好的外科患者宜较严格的控制血糖，使血糖范围在 6.1～10.0mmol/L，由此提出了个体化血糖管理策略。

2.美国危重病医学会制定的《危重症患者静脉使用胰岛素控制高血糖指南》建议　心脏手术后实施适度的血糖控制[血糖 < 8.3mmol/L（150mg/dl）]，以降低胸部伤口感染的风险和病死率。ICU 严重创伤患者，在血糖 > 8.3mmol/L 时应开始胰岛素治疗，使用标准的治疗方案将血糖控制在 8.3mmol/L 以下，要绝对保持在 10.0mmol/L（180mg/dl）以下，并尽量避免发生低血糖[≤3.9mmol/L（70mg/dl）]，以降低感染率和缩短 ICU 住院时间。收住 ICU 的缺血性脑卒中、脑出血、动脉瘤性蛛网膜下腔出血、外伤性脑损伤患者，在血糖 ≥8.3mmol/L 时给予胰岛素治疗，将血糖控制在 10.0mmol/L 以内并尽量避免低于 5.55mmol/L（100mg/dl），以减少高血糖的不良反应。对于脑损伤患者，胰岛素治疗过程中应避免血糖低于 5.55mmol/L。

3.《中国糖尿病医学营养指南》的建议　基于以上研究的证据，我国修订的 2013 版《中国糖尿病医学营养指南》建议静脉输入胰岛素以控制危重病患者的应激性高血糖：危重症患者需要进行胰岛素干预的血糖水平设定为 10mmol/L。胰岛素治疗的目标为：控制血糖水平在 7.8～10.0mmol/L。需要干预的低血糖标准为 3.9mmol/L。合并糖尿病的危重症患者，其血糖相关的风险与无基础糖尿病的患者相似，控制标准同无糖尿病患者。

2016 年 ADA 糖尿病医学诊疗标准大致类似：血糖持续高于 10mmol/L 的高血糖患者，应起始胰岛素治疗。一旦开始胰岛素治疗，推荐大多数危重症患者血糖控制在 7.8～10.0mmol/L。只要无明显低血糖，更严格的目标，如 6.1～7.8mmol/L 对某些患者可能也是合适的。

（三）危重症患者的营养治疗

危重症患者经口进食受限，无法满足机体能量和蛋白质的需求，常需接受营养支持治疗（MNT），通常采用肠内营养（PN）和肠外营养（EN）。无论是何种方式，本质上都是给患者输入包括糖、脂肪和蛋白质在内的营养素。这些外源性可产能物质的输入，均会对人体的糖代谢产生影响。营养治疗策略对血糖会造成什么影响？什么样的营养支持策略既能满足代谢需要，同时对血糖影响最小？中国糖尿病医学营养指南推荐如下。

1. 危重病患者接受营养支持治疗时，早期肠内营养有助于应激性高血糖的控制。荟萃分析证实，肠内营养支持方式可更好地控制血糖，接受肠内营养支持治疗的高血糖发生率及胰岛素需要量均低于肠外营养治疗组。

2. 合并糖尿病的危重病患者接受肠内营养治疗，推荐使用糖尿病适用型肠内营养制剂。随机对照研究显示，高单不饱和脂肪酸肠内营养制剂组的空腹血糖及餐后2h血糖明显低于研究前和对照组。

3. 对于接受肠外营养的糖尿病患者，推荐葡萄糖占供能比以50%～60%为宜。其血糖控制主要取决于控制碳水化合物的输注速度，葡萄糖输注速度不应超过4mg/（kg·min）。

（四）危重症患者低血糖的管理

低血糖是病死率增加的独立危险因素。《危重症患者静脉使用胰岛素控制高血糖指南》建议，当血糖＜3.9mmol/L（70mg/dl）[神经损伤者＜5.55mmol/L（100mg/dl）]应立即停止输注胰岛素并静脉注射10～20g高渗糖，15min后复测血糖，如需要可重复注射葡萄糖，以达到血糖＞3.9mmol/L，并避免医源性高血糖。

（五）危重症患者的血糖监测

危重症患者静脉使用胰岛素控制高血糖指南推荐：对于绝大多数接受胰岛素治疗的患者，建议每1～2小时监测1次血糖。建议对于休克、应用升压药、严重外周组织水肿和长期静脉输注胰岛素的患者，选用动脉或静脉的全血标本而不是指尖毛细血管的标本检测血糖。不推荐或反对在危重症患者中使用血糖传感器持续监测血糖。

（六）胰岛素给药方式

指南建议胰岛素持续输注（1U/ml），输注前以配好的普通胰岛素溶液 20ml 预充输液管。部分 ICU 患者皮下注射胰岛素可能是一种替代治疗方案。ICU 内血糖稳定的患者在停止胰岛素输注前过渡到按照既定方案给予基础量或单次量的治疗，根据患者静脉输注胰岛素的病史和碳水化合物的摄入量计算基础胰岛素和单次胰岛素的使用量。

但"危重症"是一大类复杂疾病的集合，其内环境依其诊断、并发症和治疗策略等内、外因素不同而变化很大。探索并制订特定危重症条件下的最佳血糖控制标准仍亟待解决。人工监测血糖和基于经验的使用胰岛素对抗血糖，使得临床实践中的血糖监测和控制很难稳定达标。还有胰岛素对血糖调控的时滞效应，这些使得危重症患者的血糖管理变得更加复杂。因此，有学者提出建立血糖 - 营养支持治疗 - 外源性胰岛素间相互变化的精确数据描述，以模拟处于变化中的临床决策过程。同时将上述研究结果转化为智能化且简便易行的辅助决策工具，以使得医师能够准确地监测危重症营养治疗中的血糖变化，评估营养输注途径、营养剂对血糖波动的影响，并适时调整胰岛素剂量。这一种解决方法的提出和实施，将极大地改进 ICU 患者的血糖和营养管理，并节约大量的卫生投入。

主要参考文献

[1] 童南伟，母义明，李光伟，等.中国成人 2 型糖尿病预防的专家共识.中华内分泌代谢杂志，2014，30（4）：277-283.

[2] 中华医学会糖尿病学分会.中国 2 型糖尿病防治指南（2013 版）.中华内分泌代谢杂志，2014，30（4）：893-942.

[3] 苏杭，周健，贾伟平.2016 年 ADA 糖尿病医学诊疗标准解读.中国医学前沿杂志（电子版），2016，8（1）：24-28.

[4] 中华医学会妇产科学分会产科分组/围产医学分会妊娠合并糖尿病协作组.妊娠合并糖尿病诊治指南（2014）.糖尿病临床，2014，8（11）：489-498.

[5] 中华医学会内分泌学分会.中国成人住院患者高血糖管理目标专家共识.中华内分泌代谢杂志，2013，29（3）：189-195.

[6] 中华医学会麻醉学分会.围术期血糖管理专家共识.临床麻醉学杂志，2016，32（1）：93-95.

[7] 中华医学会糖尿病学分会,中国医师协会营养医师专业委员会.中国糖尿病医学营养治疗指南(2013).中华糖尿病杂志,2015,7(2):73-88.
[8] 刘伟.重症监护病房患者的个体化血糖管理.中华内分泌代谢杂志,2010,26(6):437-439.
[9] 江华.危重症患者的应激性高血糖、营养治疗与血糖管理.中华糖尿病杂志,2015,7(2):71-72.
[10] 王沈华,张茂编译.危重症患者静脉使用胰岛素控制高血糖指南.中华急诊医学杂志,2013,22(8):838-839.

第三节 糖尿病合并其他疾病的个体化治疗

一、糖尿病合并慢性肝病

肝功能不全是指各种导致肝损伤因素使肝实质细胞及肝组织正常结构长期、反复地遭受破坏,最终严重影响肝的各种生理功能,导致肝的物质代谢、胆汁合成与分泌、解毒及免疫功能的障碍。

(一)肝功能不全评分标准

1. Child-Turcotte-Pugh(CTP)评分 CTP评分是临床广泛使用的肝功能不全分级系统,以腹水、脑病、营养状况、血清胆红素和血清清蛋白等5项指标为依据。FDA和EMA分别于2003年和2005年发布了肝功能不全药动学研究指南,推荐采用CTP评分评价肝功能(表4-14)。

表4-14 CTP评分方法

项目	1分	2分	3分
肝性脑病	无	1或2	3或4
腹水	无	易消退	难消退
总胆红素(μmol/L)	<34	34~51	>51
清蛋白(g/d)	>35	28~35	<28
凝血酶原时间延长(s)	<4	4~6	≥6

5项指标的分值之和为CTP分值;5~6分为CTP评分A级或轻度肝功能不全;7~9分为CTP评分B级或中度肝功能不全;10~15分为CTP评分C级或重度肝功能不全

对于尚无肝功能不全患者药动学研究资料的药物，Delco 等建议：① CTP 评分 A 级患者应用该药物时剂量减半；② CTP 评分 B 级患者剂量减 75%，同时还应考虑根据药效和毒性调整剂量；③ CTP 评分 C 级患者应使用经临床试验证实安全性好或药动学不受肝病影响或可进行有效监测的药物。

2. 临床常用生化指标　　这些指标包括：谷丙转氨酶（ALT）、谷草转氨酶（AST）、总蛋白（TP）和总胆红素（TBIL）。一般认为：①当 ALT > 3ULN（ULN，正常范围上限）时作为肝损害的敏感而特异指标，若 ALT > 8～10ULN 或 ALT > 3ULN 且 TBIL > 2ULN 时为严重肝损害。②在排除其他因素后，应用药物后如果 ULN < ALT 或 AST 或 TP 或 TBIL ≤ 3ULN 考虑减少药物剂量或加保肝药如葡醛内酯、肌苷等，并进行密切监测。③而当 ALT 或 AST 或 TP 或 TBIL ≥ 3ULN 时，则应考虑停药，并禁用化学结构类似的药物。

（二）糖尿病与肝病的关系

1. 慢性肝病和糖尿病常协同存在　　一方面，2 型糖尿病是非酒精性脂肪肝病（NAFLD）的重要病因，并且糖尿病还可促进其他肝病（肝硬化、肝细胞癌等）的进展；另一方面，慢性肝损伤也可导致糖耐量减退甚至发生显性糖尿病。糖尿病合并肝损害或慢性肝病合并糖尿病既可能为一个病因在两个系统的表现，也可能是链式恶性循环的两个环节。

糖尿病患者需常规检查并随访肝功能和肝 B 超，及时发现糖尿病相关肝损害；肝病患者需常规检查和监测血糖与胰岛素。

2. 糖尿病对慢性肝病的影响　　2 型糖尿病患者中，高达 24% 患者的肝酶水平超过正常上限，其中最普遍的原因是 NAFLD。糖尿病患病中 NAFLD 患病率为 34%～74%，在肥胖糖尿病患者中，患病率为 100%。而非酒精性脂肪肝病可能是隐源性肝硬化最常见的原因。

糖尿病患者急性肝衰竭的风险显著高于普通人群，不管是何种原因的糖尿病，均可促进肝病患者肝纤维化的进程，从而增加肝硬化和肝癌的患病率。作为原发性肝癌的独立危险因素，糖尿病与酒精滥用和乙肝病毒、丙肝病毒感染有协同致癌作用。

糖尿病可增加肝移植术后感染、动脉粥样硬化的患病率，并成为影响肝移植患者寿命和生活质量的重要因素。

3. 慢性肝病对血糖的影响　在肝硬化患者中，60%的患者有糖耐量异常，20%的患者表现为显性糖尿病，糖尿病患病率为12.3%～57%。与乙型肝炎肝硬化相比，丙型肝炎肝硬化和隐源性肝硬化更易并发糖耐量异常和糖尿病。研究也提示，丙肝病毒使患者易患糖尿病，而非肝病本身。

（1）肝源性糖尿病：肝病引起的胰岛素抵抗和高血糖症。

1）原因：酶类活性（糖酵解及三羧酸循环的多数酶类）减弱、内生胰岛素有抵抗、肠道吸收的葡萄糖通过侧支循环直接进入腔静脉等。

2）特点：发现糖尿病时通常已有5年以上的肝病史，一般无糖尿病家族史；大多数患者有营养不良表现，而体重超标和腹型肥胖者少见；主要表现为餐后血糖升高，仅10%的患者同时有空腹血糖升高。餐后2h血糖与空腹血糖比值、空腹血胰岛素水平等显著高于2型糖尿病。因此，肝病合并糖尿病诊断时不能只看空腹血糖，亦应重视随机血糖或餐后血糖。

尽管糖尿病是肝硬化的常见并发症，但其糖尿病通常是亚临床型；空腹血糖水平很少＞11.2mmol/L，高血糖相关症状不明显；糖尿病相关并发症相对少见；因并存肝功能不全，在降血糖治疗时更易发生低血糖。尽管合并糖尿病的肝病患者预期寿命缩短，但主要死于肝硬化的并发症，罕见糖尿病和心血管疾病相关死亡。

（2）低血糖：原因包括①肝组织广泛破坏，肝糖原储备严重不足。②糖原异生能力减弱。③肝清除胰岛素能力减低。肝硬化时通过侧支循环胰岛素进入体循环增多，使血浆胰岛素水平偏高（C肽水平偏低）。④肝组织缺氧可选择性地抑制调节葡萄糖的酶类，可引起低血糖。⑤若同时有肾衰竭，则肾不能代偿肝异生。

（三）糖尿病合并慢性肝病的治疗

1. 治疗原则　肝病合并糖尿病时，应仔细分析其内在联系并判断影响患者预后的主要因素是肝病还是糖尿病。控制血糖的措施和血糖控制程度需权衡利弊因人而异。饮食运动的个体化治疗；积极治疗肝病，注意肝炎药物对糖代谢的影响；血糖控制不宜过低，注意防治低血糖；注意糖尿病药物对肝的影响。原则上先治疗肝病。

2. 生活方式改善　活动性肝病患者进食差，肝硬化尤其是失代偿期患者常合并营养不良，而肝病的修复需要足够的营养，这与糖尿病患者要控制饮食相互矛盾，因此，病毒性肝炎相关性糖尿病患者在饮食控制策略上要考虑患者的肝病程度，做到两者兼顾。运动是控制血糖的重要环节，尤其在控制餐后血糖方面极其重要，但适合于普通2型糖尿病患者的运动方式和活动量对病毒性肝炎相关性糖尿病患者就可能过度了，一方面这种活动不利于肝病恢复；另一方面，活动性肝病或失代偿期肝病患者亦无法做到足够的活动量。因此，指导病毒性肝炎相关性糖尿病患者活动时要适度。避免低脂饮食；推荐富含单不饱和脂肪酸和低碳水化合物饮食。禁酒。

3. 合理选择降血糖药物

（1）口服降血糖药物：较轻的患者可以通过饮食治疗和口服降血糖药物控制血糖，常用口服降血糖药物选择见表4-15。

表4-15　糖尿病合并肝功能不全口服降糖药物选择

肝功分级 药物	CTP 分级		
	轻度(5～6,A级)	中度（7～9, B级）	重度（10～15, C级）
二甲双胍	ALT＞3ULN 或肝硬化失代偿期禁用		
格列本脲	禁用		
格列吡嗪	禁用		
格列喹酮	酌情应用		
格列齐特	酌情使用		禁用
格列美脲	酌情使用		禁用
瑞格列奈	慎用		禁用
那格列奈	无须调整剂量		慎用
吡格列酮或罗格列酮	活动性肝病或 ALT＞2.5ULN 或 AST＞2.5ULN 禁用		

续表

肝功分级	CTP 分级		
药物	轻度（5～6，A 级）	中度（7～9，B 级）	重度（10～15，C 级）
阿卡波糖	CTP ≥ 5 或 ALT > 2ULN 或 AST > 2ULN 慎用		
伏格列波糖	慎用		
米格列醇	无须调整剂量		
西格列汀	无须调整剂量		无经验
沙格列汀	无须调整剂量	慎用	不推荐
维格列汀	CTP ≥ 5 或 ALT > 3ULN 或 AST > 3ULN 禁用		
利格列汀	无须调整剂量		
阿格列汀	慎用		

1）双胍类：肝功能严重受损会明显限制乳酸的清除能力，建议血清转氨酶超过 3 倍正常上限或肝硬化失代偿期应避免使用，血清转氨酶轻度升高的患者使用时应密切监测肝功能。

2）磺脲类：结合磺脲类药品说明书，对肝功能不全患者的限制如下：①格列本脲、格列吡嗪，禁用于肝功能不全患者。②格列齐特、格列美脲，禁用于严重肝功能不全患者。③格列喹酮，肝功能不全的患者酌情使用。

3）格列奈类：①那格列奈，轻、中度肝损伤患者无须调整剂量，严重肝病患者应慎用。②瑞格列奈，其对肝的安全性较高，但仍禁用于重度肝功能异常患者。

4）α-糖苷酶抑制药：①阿卡波糖，肝功能受损患者慎用，如转氨酶轻度升高（不超过正常值的 2 倍），可用小剂量，但需密切随访肝功能，如有恶化趋势，则立即停药。②伏格列波糖，药品说明书要求严重肝功能不全患者慎用。③米格列醇，与健康受试者相比，肝硬化患者米格列醇药动学没有改变，因为米格列醇不经肝代谢，肝的生物转化功能没有影响。

5）噻唑烷二酮类：活动性肝病或转氨酶升高超过正常上限 2.5 倍者禁用。

6) DPP-IV 抑制药：①西格列汀，用于轻度或中度肝功能不全的患者，不需要进行剂量调整；尚无严重肝功能不全患者使用的临床经验。②维格列汀，不推荐用于开始给药前血清谷丙转氨酶或谷草转氨酶大于正常上限 3 倍的患者；罕见有肝功能障碍（包括肝炎）的报道，需要进行定期检测肝酶；对于用药中发生肝酶异常者，在肝功能检测恢复正常后，不建议重新使用。③沙格列汀，用于中度肝功能不全的患者时需谨慎，不推荐用于重度肝功能不全的患者。④利格列汀，在不同程度肝功能不全的患者中使用，均不需要调整剂量。⑤阿格列汀，在肝功能检查结果异常的患者中应慎重使用。如果患者报告发生可能提示肝损伤的症状，应迅速进行肝功能检查。如果患者出现具有临床意义的肝酶升高和肝功能检查异常结果持续或恶化，应停用阿格列汀。如果未发现引起肝功能检查异常的其他原因，不要在此类患者中再次使用阿格列汀。

(2) 胰岛素

1) 胰岛素适应证：胰岛素不但可有效降低血糖，还有利于肝细胞修复和肝功能恢复。肝储备功能差的患者应尽早应用胰岛素。ALT ≥ 2.5 倍正常高限时，宜用胰岛素治疗；严重肝病合并糖尿病时，宜用胰岛素治疗。

2) 胰岛素应用注意事项：①胰岛素剂量。在失代偿的肝病患者中，由于肝糖异生和肝对胰岛素的分解能力下降，需要的胰岛素剂量减少。但是，对于肝功能受损的患者，由于胰岛素抵抗的作用，胰岛素剂量有可能有需要增加。因此，肝病患者对胰岛素剂量的需求变化很大，需要严格监测血糖和频繁调整胰岛素剂量。②胰岛素种类。应尽量选用人短效胰岛素或速效胰岛素类似物，剂量由小到大并注意监测血糖的变化以调整胰岛素的用量。若空腹血糖不达标，可以联合小剂量中效胰岛素或长效胰岛素睡前注射。预混胰岛素或类似物也可以直接用于初始治疗，起始从小剂量开始。③糖尿病教育。所有开始胰岛素治疗的患者都应接受低血糖危险因素、症状和自救措施的教育。

4. 病毒性肝炎相关性糖尿病的抗病毒治疗 由于干扰素抗病毒治疗可以引起血糖的波动，血糖控制水平会影响干扰素抗病毒疗效，因此，临床医师应根据患者的糖异常程度、肝损伤程度及该类患者抗病毒治疗的特点,慎重选择抗病毒方案。

(1)慢性乙型肝炎:目前慢性乙型肝炎抗病毒治疗药物选择分为干扰素类和核苷(酸)类似物。慢性乙型肝炎尚未出现肝硬化的糖尿病患者,符合干扰素抗病毒指征者可以应用干扰素或聚乙二醇化(PEG)干扰素抗病毒治疗。但干扰素可能存在使糖尿病病情加重的风险,对血糖控制不满意的患者,建议先将血糖控制在较满意的水平,再考虑干扰素治疗。

对于已经进展到肝硬化患者的抗病毒治疗方案推荐应用核苷(酸)类似物,治疗期间同样要注意定期监测和耐药管理。但应用核苷(酸)类似物要注意评估并发症,尤其是否出现了糖尿病肾损害,如出现肾功能不全,应避免使用阿德福韦酯。其他核苷类药物在肌酐清除率下降时需要调整药物剂量或用药间隔。

(2)慢性丙型肝炎:慢性丙型肝炎抗病毒治疗方案为聚乙二醇化干扰素或普通干扰素联合利巴韦林。

对于代偿期、肝功能损害较轻、血糖控制满意的患者,可使用常规剂量的干扰素治疗,但必须严密监测患者的肝功能、血糖变化和干扰素不良反应,随时调整治疗方案。推荐指征可根据肝功能代偿情况进行区分:CTP评分A级患者推荐治疗,CTP评分B级患者慎重治疗,而CTP评分C级患者原则上不推荐治疗。

患者肝功能代偿情况处于动态变化过程,评分差的患者经治疗后可得到一定程度的改善,对未达到评分要求的患者可先积极改善肝功能,控制血糖,待肝功能好转,血糖有所控制再评估是否进行抗病毒治疗,在干扰素应用指南中将未控制的糖尿病列为相对禁忌证,血糖应控制后再进行干扰素治疗,但血糖控制到什么标准,目前尚无循证医学证据支持。

临床中还可以观察到慢性丙型肝炎患者在获得病毒学应答后,血糖较出现应答前明显下降,有的要降低降血糖药物用量,尤其是胰岛素的剂量。慢性丙型肝炎相关性糖尿病患者良好的血糖控制也可以提高抗病毒疗效。应用干扰素或PEG干扰素建议从小剂量开始,在密切观察下逐渐增加剂量,达到临床能耐受的抗病毒治疗剂量,尽可能完成抗病毒疗程。对只能接受小剂量干扰素治疗的患者可以适当延长疗程，以期获得较满意的疗效。

二、糖尿病合并慢性肾病

糖尿病并发慢性肾病不仅仅包括糖尿病肾病，还包括其他原因引起的慢性肾病。在诊断还不明确时，对糖尿病并发慢性肾病患者的评估应包括肾病的病因诊断。

糖尿病合并慢性肾病的筛查和诊断

1.2型糖尿病合并慢性肾病诊断与分期　慢性肾病（CKD）是指肾结构或功能异常持续时间超过3个月，其诊断标准见表4-16。目前国内外大部分指南是根据肾小球滤过率（glomerular filtration rate，GFR）来进行慢性肾病的肾功能分期（表4-17）。

表4-16　慢性肾病的诊断标准

以下任何一种表现持续时间超过3个月	
肾受损的标志（1个或更多）	清蛋白尿[尿清蛋白排泄率（UARE）＞30mg/24h；尿清蛋白肌酐比值（UARC）＞30mg/g（3mg/mmol）] 尿沉渣异常 由于肾小管功能紊乱导致的电解质及其他异常 组织学检测异常 影像学检查有结构异常 有肾移植病史
GFR降低	GFR＜60ml/（min·1.73m^2） （GFR分期的3a～5期）

GFR. 肾小球滤过率

表4-17　慢性肾病的肾功能分期

分期	特点描述	GFR [ml/（min·1.73m^2）]
1期	GFR增加或正常伴肾损伤	≥90
2期	GFR轻度降低伴肾损伤	60～89
3期a	GFR轻、中度降低	45～59

续表

分期	特点描述	GFR [ml/(min·1.73m^2)]
3期b	GFR中、重度降低	30～44
4期	GFR重度降低	15～29
5期	肾衰竭	<15或透析

GFR.肾小球滤过率

当肾功能减退时，慢性肾病分期便于指导临床用药。伴有慢性肾病的糖尿病患者应用口服药物治疗时，均应注意其肾安全性。绝大多数降血糖药、调节血脂药和降血压药对于处于慢性肾病1～2期的患者是安全的。

2.糖尿病肾病的筛查 2型糖尿病确诊后应立即开始筛查。1型糖尿病在确诊5年后进行初筛。最基本的检查是尿常规，检测有无尿蛋白。这种方式有助于发现明显的蛋白尿及其他一些非糖尿病性肾病，但是会遗漏微量清蛋白尿。所有的成年糖尿病患者，建议筛查随机尿清蛋白／肌酐（ACR）和血清肌酐，并估算肾小球滤过率（eGFR）和评价慢性肾病的分期情况。

ACR增高时应排除尿路感染，并在3～6个月收集2次晨尿标本重复检测。微量清蛋白尿ACR为30～300mg/g，大量清蛋白尿ACR>300mg/g，3次标本检测结果有2次达到标准则可确诊。推荐晨尿为最佳检测标本。影响尿清蛋白的因素很多：代谢紊乱（酮症、高血糖）和血流动力学因素（体育运动、蛋白摄入、利尿药使用、尿路感染）等，因此，大多数学者推荐以3次检测结果作为确诊依据，且尿样均应取自晨尿。

糖尿病肾病的诊断、分期和防治详见第5章第五节。

3.糖尿病合并慢性肾病的血压管理 大量的临床观察证实，严格控制高血压能明显减少糖尿病肾病患者尿蛋白水平，延缓肾功能损害的进展。强化血压控制还可使心血管病终点事件风险下降20%～30%。

（1）血压控制目标

1)《糖尿病肾病防治专家共识（2014年版）》提出：糖尿病患者

的血压控制目标为 140/90mmHg，对年轻患者或合并肾病者的血压控制目标为 130/80mmHg。

2)《2012 年 KDIGO 慢性肾病血压管理临床实践指南》（KDIGO 指南）则根据蛋白尿水平的不同而制定了不同的血压靶目标值，即尿清蛋白排泄率（UAER）< 30mg/24h 的非透析慢性肾病患者，无论是否合并糖尿病，若收缩压和（或）舒张压持续 > 140mmHg 和（或）> 90mmHg，则推荐使用降血压药维持血压 ≤ 140/90mmHg（1B）。30mg/24h ≤ UAER ≤ 300mg/24h（2D）和 UAER > 300mg/24h（2C）的非糖尿病非透析慢性肾病患者及 UAER > 30mg/24h（2D）的糖尿病非透析慢性肾病患者，若收缩压和（或）舒张压持续 > 130mmHg 和（或）> 80mmHg，则推荐使用降血压药维持血压 ≤ 130/80mmHg。

(2) 降血压药的选择

1) ACEI 或 ARB：①糖尿病肾病患者降血压的首选，使用其中一种，不能耐受时以另一种替代。除控制血压外，ACEI 和 ARB 类药物还可通过减少尿蛋白排泄延缓肾病进程。②使用期间应监测血清肌酐及血钾水平。③ ACEI 或 ARB 降血压效果不理想时，可联合使用钙通道阻滞药（CCB）、噻嗪类或袢利尿药、β 受体阻滞药等降血压药。④ KDIGO 指南推荐，当 30mg/24h ≤ UAER ≤ 300mg/24h 或 UAER > 300mg/24h 时，需要降血压治疗的非糖尿病或合并糖尿病的非透析慢性肾病患者使用 AECI 或 ARB（2D）。

2) CCB：①非二氢吡啶类钙拮抗药地尔硫䓬和维拉帕米能够减少蛋白尿；二氢吡啶类钙拮抗药能维持和增加肾血流量，改善 Ccr 和 GFR；可以抑制内皮素对肾的影响及预防肾肥大。②在肾功能受损时，长效钙通道阻滞药无须减低剂量。③尤其适用于合并冠状动脉粥样硬化性心脏病、肾动脉狭窄、重度肾功能不全、存在 ACEI 或 ARB 使用禁忌的患者。

3) 利尿药：①噻嗪类利尿药具有代谢相关不良反应，用于存在代谢综合征风险者需慎重；②袢利尿药治疗水肿及替代或联用噻嗪类利尿药用于治疗 CKD 4~5 期患者高血压尤为有效；③保钾利尿药中的氨苯蝶啶和阿米洛利降低细胞外容量的能力不如噻嗪类利尿药和袢利尿药且易致高血钾，应尽量避免用于CKD患者。

4) β受体阻滞药：第二类代表药物有美托洛尔、比索洛尔。美托洛尔主要经肝代谢，5%以原形经肾排泄，用于肾功能损害者无须调整剂量。比索洛尔，50%通过肝代谢为无活性的代谢产物然后从肾排出，剩余50%以原形药的形式从肾排出。轻、中度肾功能不全患者应用该药时无须调整，当$GFR < 20ml/(min \cdot 1.73m^2)$时每日剂量不超过10mg，肾透析患者使用经验较少。第三类主要代表药物有卡维地洛、拉贝洛尔。拉贝洛尔55%~60%的原形药物和代谢产物由尿排出，血液透析和腹膜透析均不易清除，应慎用于肾功能不全者。

5) 中枢α肾上腺素能受体激动药：通过减少交感神经冲动传出，舒张血管实现降低血压的目的。临床常用的此类药物包括甲基多巴、可乐定、莫索尼定。此类药物因其不良反应而限制了用药剂量，但它与其他降血压药和免疫抑制药相互作用极小，在CKD难治性高血压中具有重要价值。

6) α受体阻滞药：可用于ACEI、ARB、利尿药、CCB、β受体阻滞药不耐受或降血压不达标的CKD患者。

7) 直接血管舒张药肼屈嗪治疗CKD慢性高血压的价值甚微，而米诺地尔常用于难治性高血压的治疗，在CKD高血压中治疗具有重要意义。

(3) 降血压药的联合用药

1)《糖尿病肾病防治专家共识（2014年版）》指出：糖尿病肾病患者在血压控制不佳时，可在ACEI或ARB的基础上选择其他降血压药物联合使用。但不推荐联合应用ACEI和ARB。

2) 2012年"KDIGO指南"指出：①限制钠盐摄入量或加用利尿药可以增强ACEI和ARB的降血压及降尿蛋白作用。此外，ACEI和ARB还可联用β受体阻滞药和CCB。ACEI和ARB与非甾体抗炎药（NSAIDs）、环氧合酶2（COX-2）抑制药或保钾利尿药联用时应谨防高钾血症。②醛固酮拮抗药为保钾利尿药，宜与排钾利尿药联用，当与AECI、ARB和其他保钾利尿药联用时需高度谨慎。③不推荐β受体阻滞药联用其他可降低心率的药物，如非二氢吡啶类钙通道阻滞药。

④ CCB,尤其是二氢吡啶类易致液体潴留,宜避免联用其他血管扩张药。此外,二氢吡啶类还可影响代谢,并能与环孢素及他克莫司相互作用。非二氢吡啶类与β受体阻滞药联用易致严重缓慢性心律失常,在进展性 CKD 中尤为明显。⑤中枢α肾上腺素能受体激动药与噻嗪类联用可减轻血管舒张所致液体潴留,而与其他药物联用时虽无特殊限制,但联用具有相似不良反应的药物时仍需慎重。⑥α受体阻滞药与其他药物联用的数据相对较少。因其可致周围性水肿,宜与利尿药联用。⑦直接血管舒张药可致心动过速和液体潴留,常与β受体阻滞药和袢利尿药联用。

(4) 特殊人群的血压管理

1) 肾移植患者的血压管理:2012 年"KDIGO 指南"推荐,肾移植患者若存在高血压,可给予 CCB、利尿药、ACEI、ARB 或β受体阻滞药,控制血压≤130/80mmHg,从而降低心血管疾病风险。指南建议,<18 岁的未成年人,血压靶目标值小于年龄、性别、身高所对应参考值范围的第 90 百分位数(90th)。关于降血压治疗,指出可以运用任何种类的降血压药,但必须密切监测不良反应、药物相互作用等;年龄≥18 岁且尿蛋白排泄率(UPCR)>1000mg/24h 以及年龄<18岁且 UPCR>600mg/24h 者,可将 ACEI 或 ARB 作为一线降血压药。

2) 儿童的血压管理:CKD 患儿(0~18 岁)常合并高血压,由于该类患者出现 CKD 和高血压的年龄较小,故在一生中出现高血压相关并发症的风险较高。KDIGO 指南建议非透析慢性肾病患儿血压持续超过 90th 即开始降血压治疗,并指出非透析慢性肾病患儿(尤其是合并蛋白尿者),在不出现低血压相关症状和体征的情况下,尽量维持血压≤50th。降血压治疗方面,KDIGO 指南指出,无论是否存在蛋白尿,均建议非透析慢性肾病患儿在接受降血压治疗时选用 ACEI 或 ARB。

3) 老年人的血压管理:2012 年"KDIGO 指南"指出,老年人可以参照成年 CKD 患者的降血压靶目标,但需根据患者的年龄、并发病及所接受的治疗,逐渐增加治疗力度,并严密关注降血压治疗相关不良反应,包括电解质紊乱、急性肾功能恶化和直立性低血压。虽然暂未提出明确的老年 CKD 降血压目标下限值,但已有研究发现年龄>

60岁者，无论是否给予降血压治疗，CKD的发生率与血压之间均存在J形曲线关系，故在降血压治疗时应谨防降血压过度。

4. 糖尿病合并慢性肾病的血脂管理　高脂血症不仅直接参与糖尿病胰岛素抵抗和心血管并发症的发生，低密度脂蛋白胆固醇还可通过作用于肾小球系膜细胞上的低密度脂蛋白受体，导致系膜细胞和足细胞的损伤，加重蛋白尿和肾小球及肾小管间质纤维化的进展。糖尿病患者出现肾病综合征和肾功能不全，又会进一步加重高脂血症。

(1) 血脂控制目标值：糖尿病肾病患者血脂干预治疗切点，血低密度脂蛋白胆固醇＞3.38mmol/L（130mg/d1），三酰甘油＞2.26mmol/L（200mg/d1）。

治疗目标：低密度脂蛋白胆固醇水平降至2.6mmol/L以下（并发冠状动脉粥样硬化性心脏病至1.8mmol/L以下），三酰甘油降至1.5mmol/L以下。

(2) 降脂药物的选择：2012年"KDIGO指南"推荐使用降低低密度脂蛋白胆固醇的药物（他汀类或他汀类联合依折麦布）来降低糖尿病和CKD患者动脉粥样硬化事件，包括肾移植患者；不推荐接受透析治疗的糖尿病患者起始他汀类药物治疗。

1) 他汀类：轻至中度肾功能患者无须调整辛伐他汀、氟伐他汀等他汀类药物的用量，但在重度肾功能不全（如Ccr＜30ml/min）时需减量或禁用。肾病不影响阿托伐他汀的血浆浓度和其降低低密度脂蛋白胆固醇的效果，故肾功能不全患者均无须调整其用药剂量；同时，由于阿托伐他汀与血浆蛋白的广泛结合，血液透析并不能显著提高其清除率，但目前由于缺乏其在透析患者中的用药经验，故仍需谨慎用药。

2) 胆汁酸螯合剂：包括考来烯胺、考来替泊，胆汁酸螯合剂在肠道内不吸收，不参与肾代谢。

3) 烟酸：烟酸可导致糖代谢异常或糖耐量恶化，一般不推荐在糖尿病患者中使用，若必须使用，应定期监测血糖水平。烟酸和阿昔莫司在肾功能减退患者中应用证据有限，应谨慎或减量使用。

4) 贝特类：肾功能减退的糖尿病患者应根据其GFR水平减少非诺贝特、吉非贝齐及苯扎贝特等贝特类药物剂量，并在严重的肾功能不全患者中禁用。如非诺贝特不能用于透析，且当 GFR ＜ 50ml/ (min·1.73m^2) 时禁用。当患者的 GFR ＜ 60 ml/ (min·1.73m^2) 时应将吉非贝齐的用量减至 600mg/d，当 GFR ＜ 15ml/ (min·1.73m^2) 禁用吉非贝齐。

5）胆固醇吸收抑制药：依折麦布在不同的肾功能水平下均无须调整剂量。

5. 糖尿病合并慢性肾病蛋白尿的管理

（1）2012"KDOQI 指南"推荐：①血压正常无蛋白尿的糖尿病患者不推荐 ACEI 或 ARB 药物；②血压正常且尿蛋白水平≥ 30mg/g 的糖尿病患者使用 ACEI 或 ARB 药物。

（2）《中国 2 型糖尿病防治指南（2013 版）》：自肾病变早期阶段（微量与蛋白尿期），不论有无高血压，首选 ACEI 或 ARB，能减少尿清蛋白。在开始使用这些药物的 1 ~ 2 周应检测血肌酐和钾浓度。不推荐血肌酐＞ 265.2μmol/L（3mg/dl）的肾病患者应用 ACEI 类药物。

（3）《ADA 糖尿病诊疗标准》：除妊娠期间外，建议 ACEI 或 ARB 类药物用于治疗中度升高尿白蛋白排泄（30 ~ 299mg/d）和强烈推荐用于尿白蛋白排泄＞ 300mg/d 的患者和（或）eGFR ＜ 60ml/ (min·1.73m^2) 的患者。

糖尿病患者如果血压和 ACR ＜ 30mg/g 及 eGFR 正常，不推荐应用 ACEI 或 ARB 类药物作为糖尿病肾病的一级预防。

6. 肾替代治疗　肾替代治疗包括血液透析、腹膜透析和肾移植等。

（1）指南推荐肾替代治疗的时机：《中国 2 型糖尿病防治指南（2017 版）》推荐，一般肾小球滤过率降至 15 ~ 20ml/min 或血清肌酐水平＞ 442μmol/L（5mg/dl）时应积极准备透析治疗。有条件者可行肾移植或胰 - 肾联合移植。

《糖尿病肾病防治专家共识（2014 年版）》推荐：GFR ＜ 15ml/ (min·1.73m^2) 的糖尿病肾病患者在条件允许的情况下可选择肾替代治疗。

《ADA 糖尿病诊疗标准》：当估计 GFR（eGFR）＜ 30ml/ (min·1.73m^2) 时，应转诊进行肾替代治疗评估。

《2015年欧洲肾最佳临床实践关于糖尿病合并慢性肾病3b期或更高阶段临床管理指南》：建议对于糖尿病合并终末期肾病患者启动透析治疗的指征和时机应与非糖尿病的终末期肾病患者一致。透析方式应根据患者的一般情况及个人意愿个体化地选择，指南认为糖尿病对于终末期肾病患者透析方式的选择无特殊影响，尚无足够的研究证明某一种方式优于另一种。

（2）糖尿病合并终末期肾病患者肾移植方式的选择（《2015年欧洲肾最佳临床实践关于糖尿病合并慢性肾病3b期或更高阶段临床管理指南》建议）：对于糖尿病合并CKD 4期或CKD 5期适合行肾移植的患者应进行教育和建议，告知患者不同移植方式的差异及其预期预后。

对于1型糖尿病合并终末期肾病的患者，为了提高患者的生存率，指南建议行活体捐肾肾移植、胰肾联合移植，而不建议肾移植术后行胰岛移植或肾移植术后行胰腺移植。

对于2型糖尿病合并终末期肾病的患者，指南不建议行胰腺移植或胰肾移植，而糖尿病本身不作为肾移植的手术禁忌证。

7. 其他治疗药物应用、研制及展望

（1）微循环扩张药

1）胰激肽原酶肠溶片（怡开）：有改善微循环作用。主要用于微循环障碍性疾病，如糖尿病引起的肾病、周围神经病、视网膜病。脑出血及其他出血性疾病的急性期禁用。

2）羟苯磺酸钙（导升明）可用于糖尿病性微血管病变、视网膜病及肾小球硬化症（基-威综合征），严重肾功能不全需透析的患者应减量。

（2）探索中药和中西医结合治疗糖尿病肾病：中药抽提物（如大黄酸、雷公藤甲素等）及中成药（如复方血栓通胶囊、金水宝等）对降低尿清蛋白及改善肾功能有一定的疗效，目前正在积累更多的循证医学依据。

（3）开发针对糖尿病肾病发病机制的药物：如抗AGE药物Pyridorin、抗纤维化类药物舒洛地昔、内皮受体拮抗药阿曲生坦进入临床试验，但其应用尚缺乏经验。

三、糖尿病合并心血管疾病

（一）心血管疾病和糖尿病的关系

2006年的"中国心脏调查"发现，慢性稳定型心绞痛和急性冠脉综合征的住院患者中，约80%的患者存在不同程度的糖代谢异常，其中糖尿病占52.9%，糖尿病前期占26.4%。中国医院门诊高血压患者中，糖尿病患病率为24.3%。中华医学会糖尿病学分会慢性并发症调查组报道，1991—2000年部分三甲医院住院的2型糖尿病患者合并高血压者占34.2%，合并其他心血管疾病者占17.1%。荟萃分析表明，HbA1c＞5%的患者，HbA1c每增加1%，心血管事件风险增加21%。

血糖控制情况也影响心血管疾病患者的预后。UKPDS研究提示，早期严格控制血糖可降低大血管并发症发生率。而随机对照研究如VADT、ACCORD、ADVANCE进行的荟萃分析，均未发现口服降血糖药物强化降血糖治疗可降低心血管事件风险，同时强化血糖控制会增加低血糖事件发生率。

UKPDS研究中患者糖尿病病史较短，血糖控制尤其是早期控制更为重要；而后3项研究中患者病史相对较长。所以，对于糖尿病病程较短、无并发症的患者，强化血糖控制可带来更多的血管并发症获益；而对于病史较长、合并症较多的患者，强化血糖控制并不能带来更多的心血管获益。糖尿病治疗的目的要兼顾心血管获益和用药安全，合并心血管疾病的糖尿病患者，一旦发生低血糖可诱发心肌梗死及卒中等，因此，对于这类人群应尽量避免在低血糖的情况下使血糖控制达标。综合循证医学研究结果，并充分平衡风险和血管获益，结合患者的年龄、糖尿病病程和心血管疾病病史等，将血糖控制目标个体化。

（二）糖尿病合并心血管疾病的血糖控制目标

在治疗之初或血糖未达标时，应每3个月进行1次HbA1c的测定，血糖控制达标者至少每6个月进行1次HbA1c测定。

1. 已证实HbA1c＜7.0%可减少糖尿病患者微血管并发症，故推荐血糖控制目标：HbA1c＜7.0%，FPG＜7.0mmol/L，2hPG＜10.0mmol/L，避免低血糖。

2. 糖尿病病史较短、预期寿命较长、无并发症的患者，在不发生低血糖的情况下可考虑将 HbA1c 控制在 6.5% 以下。

3. 有严重低血糖病史或预期寿命较短，或有显著微血管或大血管并发症的患者，可放宽血糖目标值：HbA1c < 7.5%～8.0%。

4. 慢性疾病终末期（如心功能 NYHA Ⅲ～Ⅳ级、慢性肾功能不全、恶性肿瘤伴转移、中重度认知功能障碍等）患者的 HbA1c 可放宽至 < 8.5%。

（三）糖尿病合并心血管疾病的血糖管理

1. **糖尿病筛查**　对于动脉粥样硬化性心脑血管疾病患者需进行糖尿病筛查。可通过空腹静脉血糖、OGTT 试验进行筛查。

2. **口服降血糖药用药原则**　常用降血糖口服药、一线药物治疗和联合用药方法同一般 2 型糖尿病。

（1）一线药物治疗：国内外指南均推荐，若无禁忌且能耐受，二甲双胍是 2 型糖尿病患者的基础用药。UKPDS 还显示二甲双胍可减少超重或肥胖 2 型糖尿病患者的心血管事件发生率和死亡率。若存在禁忌或不能耐受，可考虑应用胰岛素促分泌药或 α-糖苷酶抑制药。对于血糖较高的患者，如果 HbA1c > 10.0% 或血糖 > 16.7mmoL/L，需应用胰岛素治疗。

（2）联合用药：若起始 HbA1c ≥ 9.0%，单药治疗很难使血糖达标，需联合口服降血糖药治疗；若生活方式干预联合一线口服降血糖药单药治疗 3 个月不能使血糖达标，需考虑联合用药，根据患者的情况选择联合用药方案。餐后血糖升高为主者，可优先选用格列奈类降血糖药、α-糖苷酶抑制药或 DPP-4 抑制药。若两种口服降血糖药联合治疗 3 个月不能使患者的血糖达标，可考虑联合第 3 种口服降血糖药，或联合胰岛素或 GLP-1 受体激动药治疗。

（3）特殊情况说明

1）急性冠脉综合征（ACS）：若血糖 > 10.0mmol/L，可使用以胰岛素为基础的治疗方案，使血糖水平控制在 7.8～10.0 mmol/L，同时注意避免低血糖发生。应激情况下可出现暂时性血糖升高，对于既往没有糖尿病病史（特别是 HbA1c 在正常范围者），不能以此血糖值诊断糖尿病,须在应激消除后复查,必要时行 OGGT 明确。

2)经皮冠状动脉介入治疗(PCI):肾功能正常的患者使用对比剂前可不停用二甲双胍,但应密切监测肾功能,若 48h 内肾功能恶化,应立即停用二甲双胍,直至肾功能恢复至基础水平,方可恢复使用。

3)冠状动脉旁路移植术(CABG):围术期不推荐口服降血糖药,应使用胰岛素治疗。

4)心力衰竭:急性心力衰竭伴有缺氧情况者,禁用双胍类药物、噻唑烷二酮类药物。对于慢性心力衰竭患者,需根据肾功能、血氧状态及基础心功能等情况选择降血糖药,还应注意监测血清乳酸水平和血气分析指标。心功能 NYHA Ⅱ~Ⅳ级的患者,应避免使用 TZD 类药物。DPP-4 抑制药在心衰患者临床经验有限,应慎用或禁用。利拉鲁肽可降低心血管死亡的风险,且不增加心衰住院风险,恩格列净可降低心血管死亡的风险及心衰住院风险。

四、2 型糖尿病合并肥胖

随着生活方式的改变及人口老龄化的加速,2 型糖尿病和肥胖的患病率呈快速上升趋势,并且已成为全球性公共卫生问题。肥胖和 2 型糖尿病关系密切,中国超重与肥胖人群的糖尿病患病率分别为 12.8% 和 18.5%;而在糖尿病患者中超重比例为 41%、肥胖比例为 24.3%、腹型肥胖[腰围≥90cm(男)或≥85cm(女)]患者高达45.4%。与白种人相比,中国人肥胖程度较轻,而体脂分布趋向于腹腔内积聚,更易形成腹型肥胖。

我国临床内分泌学专家根据当前中国 2 型糖尿病和肥胖患者的流行病学特征及现有的临床证据,制订出《中国 2 型糖尿病合并肥胖综合管理专家共识》。

(一)2 型糖尿病合并肥胖管理的意义

体重增加是 2 型糖尿病发生的独立危险因素。体重或腰围增加均可加重胰岛素抵抗,增加 2 型糖尿病的发生风险及血糖控制的难度。与单纯肥胖的患者相比,2 型糖尿病合并肥胖患者减重并维持体重更加困难。

首先，肥胖患者的胰岛素水平显著增高，而胰岛素具有抑制脂肪分解、促进脂肪合成的作用。

其次，肥胖本身与糖尿病患者存在的其他代谢异常协同作用可加重2型糖尿病的胰岛素抵抗，而内脏脂肪增加可能是肥胖患者发生胰岛素抵抗的主要原因。减轻体重可以改善胰岛素抵抗、降低血糖和改善心血管疾病的危险因素，超重和肥胖2型糖尿病患者减重3%～5%，即能产生血糖、HbA1c、血压、三酰甘油均显著降低等具有临床意义的健康获益，并且提高患者的生活质量。在一定范围内，减重越多，获益越大。

肥胖与糖尿病存在的其他代谢异常协同作用可进一步加剧2型糖尿病患者慢性并发症的发生。肥胖是糖尿病肾病的独立危险因素，可导致慢性肾病的恶化。减轻体重有利于减少慢性肾病患者的蛋白尿，延缓肾功能衰退进程。2型糖尿病合并肥胖使心脑血管疾病患病风险升高。因此，针对2型糖尿病合并肥胖患者，在降血糖的同时加强体重管理，对于预防糖尿病并发症、提高患者的生活质量具有重要意义。

（二）2型糖尿病合并肥胖的诊断标准

2型糖尿病的诊断标准与分型参考 WHO 1999 年标准；肥胖诊断标准参考《中国成年人肥胖症防治专家共识》和《中国2型糖尿病防治指南（2013年版）》腹型肥胖的标准。符合两种疾病诊断的患者即可按照2型糖尿病合并肥胖进行管理。肥胖的诊断标准见表 4-18。

表 4-18 肥胖的诊断标准

评分指标		分值
BMI（kg/m^2）	超重	≥ 24
	肥胖	≥ 28
或		
腰围（cm）：腹型肥胖	男性	≥ 90
	女性	≥ 85

BMI. 体重指数

(三) 2 型糖尿病合并肥胖的管理

1. 2 型糖尿病合并肥胖患者的综合控制目标　见表 4-19。

表 4-19　2 型糖尿病合并肥胖患者的综合控制目标

指标	目标值
HbA1c（%）	< 7.0
血糖（mmol/L）	
空腹	4.4～7.0
非空腹	< 10.0
BMI（kg/m^2）	< 24
腰围（cm）	
男性	< 85
女性	< 80
血压（mmHg）	< 140/90
总胆固醇（mmol/L）	< 4.5
HDL-C（mmol/L）	
男性	> 1.0
女性	> 1.3
三酰甘油（mmol/L）	< 1.7
LDL-C（mmol/L）	
未合并冠状动脉粥样硬化性心脏病	< 2.6
合并冠状动脉粥样硬化性心脏病	1.8

HDL-C. 高密度脂蛋白胆固醇；LDL-C. 低密度脂蛋白胆固醇

2. 2 型糖尿病合并超重或肥胖管理流程　见图 4-2。

3. 饮食、运动和心理干预　生活方式干预应当作为所有 2 型糖尿病合并肥胖治疗的基础性措施并长期坚持。

（1）医学营养治疗

1）控制总能量：高于正常体重的 2 型糖尿病患者，推荐按照 25～30 kcal/（kg·d）计算，再根据患者身高、体重、性别、年龄、活动量、应激状况等调整为个体化能量标准。不推荐长期 < 800 kcal/d 的极低能量膳食。

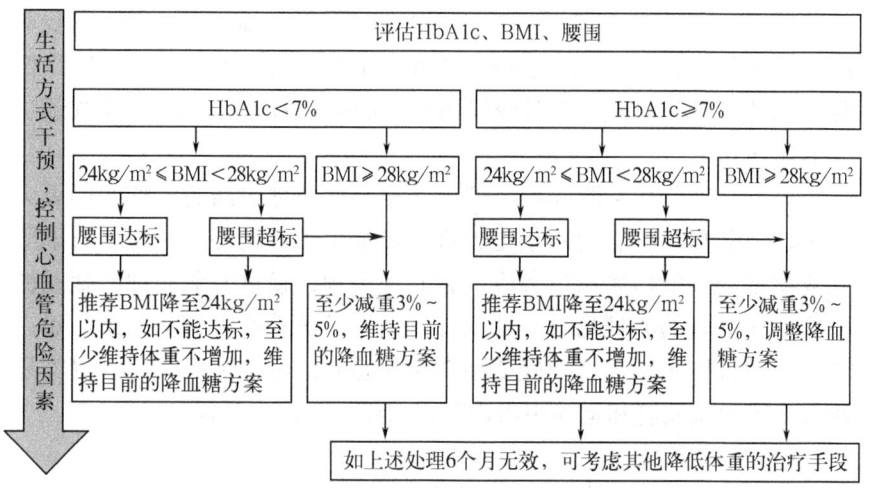

图 4-2 2 型糖尿病合并超重或肥胖管理流程

2)培养营养均衡的膳食习惯:蛋白质摄入量在总能量的 15%~20%、脂肪在总能量的 30% 以下、碳水化合物在总能量的 45%~60%。①碳水化合物要注重食物品种的选择,不能单纯降低谷类主食量,以避免低血糖或酮症的发生。推荐增加低升糖指数(GI)食物的比例。②不建议超重或肥胖人群长期食用高蛋白质膳食;乳清蛋白有助于促进胰岛素分泌、改善糖代谢和短期内减轻体重。③应限制饱和脂肪酸与反式脂肪酸的摄入量,增加植物脂肪占总脂肪摄入的比例;膳食中宜增加富含 ω-3 多不饱和脂肪酸的植物油;每日胆固醇摄入量不宜超过 300 mg。④保证丰富的维生素、矿物质和膳食纤维摄入,推荐每日膳食纤维摄入量为 25~30g 或 10~14g/1000kcal。

(2)运动治疗:合理运动可改善胰岛素敏感性、骨骼肌功能、改善代谢紊乱,对改善生活质量有正反馈作用。

1)运动治疗前进行医学评估,严格把握适应证和禁忌证。

2)根据病程、严重程度、并发症等,并综合考虑患者年龄、家庭状况、运动习惯、文化背景等多种因素,制订个体化运动处方。运动处方应包括运动频率、运动强度、运动时间、运动类型和运动量五大要素。运动类型应以有氧运动为主。

3）注意事项：运动前、后监测血糖以预防低血糖，关键是自我监测与医师指导。如运动前血糖＜4.2mmol/L 或有低血糖反应，应降低降血糖药的使用剂量。2 型糖尿病合并肥胖患者，运动时应注意预防关节疼痛和不适。

（3）心理干预：肥胖和 2 型糖尿病共存使糖尿病的治疗变得更为复杂。肥胖和糖尿病的双重压力进一步加重患者的心理负担。对于肥胖或超重的 2 型糖尿病患者应加强心理干预，通过专业心理医师或糖尿病专科医师的心理指导，帮助患者循序渐进地改善生活方式，建立自信。降低体重不仅会减轻 2 型糖尿病患者的心理障碍，而且更容易使很多患者从减肥和运动中再次获得自信，提高生活满意度。

（4）药物治疗

1）总体治疗原则：①在选择降血糖药时，应优先考虑有利于减轻体重或对体重影响中性的药物。②需要胰岛素治疗的 2 型糖尿病合并肥胖患者，建议联合使用至少 1 种其他降血糖药，如二甲双胍、GLP-1 受体激动药、α-糖苷酶抑制药、DPP-4 抑制药等，从而减轻因胰岛素剂量过大而引起的体重增加。③体重控制仍不理想者，可短期或长期联合使用对糖代谢有改善作用且安全性良好的减肥药。

2）常用降血糖药对血糖、体重的影响见表 4-20。

表 4-20 常用降血糖药对血糖、体重及内脏脂肪的作用

分类	HbA1c	体重	内脏脂肪
胰岛素	↓↓↓	↑↑	—
噻唑烷二酮类	↓	↑	↓
磺脲类药物	↓↓	↑	—
格列奈类药物	↓↓	↑	—或↓
GLP-1 受体激动药	↓↓	↓↓	↓↓
二甲双胍	↓↓	↓	—
α-糖苷酶抑制药	↓	←→或↓	—
DPP-4 抑制药	↓	←→	←→
SGLT-2 抑制药	↓	↓↓	↓

↓.降低；↑.增加；←→.中性；—.不明确

2型糖尿病合并肥胖患者在选择降血糖药时，应兼顾血糖和体重，尽可能选择降血糖效果肯定且同时不增加体重的药物。

①降血糖同时增加体重的药物有胰岛素、噻唑烷二酮类（TZDs）、磺脲类药物。

胰岛素的增重效应呈剂量依赖性和个体差异性，但不同的胰岛素种类在增重方面有所差异，如基础胰岛素类似物——地特胰岛素具有体重增加较少的优势。

TZDs引起的体重增加主要为水钠潴留。

②降血糖同时减轻或不增加体重的降血糖药物主要有GLP-1受体激动药、二甲双胍、α-糖苷酶抑制药、DPP-4抑制药和钠-葡萄糖协同转运蛋白2（SGLT-2）抑制药。

GLP-1受体激动药主要通过激活GLP-1受体发挥作用，因其降血糖作用具有葡萄糖浓度依赖性，因此低血糖发生率极低。利拉鲁肽无论单药治疗或联合治疗，均能显著降低HbA1c 1.1%～1.6%，降低体重1.0～3.2kg，持久地缩小患者腰围，且基线体重、腰围值越大，降低体重、缩小腰围的效果越显著。LEAD-2研究中，利拉鲁肽1.2mg或1.8mg治疗使患者内脏脂肪分别减少17.1%和16.4%。另一种GLP-1受体激动药艾塞那肽，与利拉鲁肽头对头比较的临床研究显示，降血糖效果略差，减重效果类似。此外，利拉鲁肽（3.0 mg/d）在美国、加拿大、欧盟已经被正式批准作为减肥药。

SGLT-2抑制药主要通过减少肾对葡萄糖的重吸收、增加葡萄糖排泄而降低血糖水平。SGLT-2抑制药可使HbA1c降低0.5%～1.0%，同时减轻患者体重（平均减少1.8kg）。由于SGLT-2抑制药增加尿糖排出，会导致代偿性的食欲旺盛，故其减重作用需要配合控制饮食或其他类似手段。

（四）手术治疗

对于采取非手术治疗减重或血糖控制效果不理想的2型糖尿病合并肥胖患者，可以考虑手术治疗。减重手术可以改善2型糖尿病合并肥胖患者的血糖控制，甚至使部分患者糖尿病"缓解"。手术治疗2型糖尿病的前提是患者尚具备足够的胰岛B细胞功能。严格选择患者及适合的手术方式，充分进行术前评估和术前准备，并加强术后随访和营养、运动指导，是提高手术治疗 2 型糖尿病有效性和安全性的关键。

1. 适应证

（1）年龄在 18～60 岁，一般状况较好，手术风险较低，经生活方式干预和各种药物治疗难以控制的 2 型糖尿病患者（HbA1C > 7.0%）。

（2）根据患者的 BMI 和临床情况来判断是否行手术治疗。①积极手术：BMI $\geq$ 32kg/m^2，无论是否存在其他合并症（阻塞性睡眠呼吸暂停综合征、非酒精性脂肪性肝炎、高尿酸血症、多囊卵巢综合征、肾功能异常等）；②慎重手术：BMI 28～32kg/m^2，至少符合额外的 2 个代谢综合征组分，或存在合并症；③暂不推荐：BMI 25～28kg/m^2。如果患者合并腹型肥胖，且至少符合额外的 2 个代谢综合征组分，可酌情提高手术推荐等级。

腹腔镜袖状胃切除术（laparoscopic sleeve gastrec-tomy，LSG）是中、重度 2 型糖尿病合并肥胖的首选术式；胃旁路术（roux-en-Y gastric bypass，RYGB）适用于 2 型糖尿病病程相对较长、需要减重更多的患者。

2. 禁忌证

（1）滥用药物、酒精成瘾、患有难以控制的精神疾病患者，以及对减重手术的风险、益处、预期后果缺乏理解能力的患者。

（2）明确诊断为 1 型糖尿病的患者。

（3）胰岛 B 细胞功能已明显衰竭的 2 型糖尿病患者。

（4）外科手术禁忌者。

（5）BMI < 25kg/m^2。

（6）妊娠糖尿病及其他特殊类型的糖尿病。

（五）血糖和体重监测

1. 血糖监测　HbA1c 反映近 2～3 个月血糖平均水平，是评价长期血糖控制的金标准，也是指导临床调整治疗方案的重要依据。在治疗初期建议每 3 个月检测 1 次，一旦达到治疗目标可每 6 个月检查 1 次。

2. 体重监测

（1）作为一种慢性疾病，为了预防体重再次增加和防治并发疾病，体重长期监测必不可少。

（2）有效性评估：建议糖尿病合并肥胖患者体重降幅至少 > 3%。采用药物治疗 3 个月后对疗效进行评价：体重下降 2% ～ 3% 为不显著；体重下降 3% ～ 5% 为显著；体重下降 > 5% 为非常显著。

（3）在 6 个月时间达到 5% ～ 15% 的体重下降；重度肥胖患者（如 BMI > 35kg/m^2）可能需要更多（20% 或以上）的体重减轻。

（4）对于接受手术治疗的患者，在术后第 1 年至少要进行 3 次门诊随访，还需要更多的电话或其他方式的随访。对于可调节胃绑带术的患者，门诊随访的次数可能需要增加，以便对绑带进行适当的调节。

（六）2 型糖尿病合并肥胖心血管病风险因素的控制

2 型糖尿病及肥胖确诊后，至少每年评估 1 次心血管病变的风险因素，评估的内容包括心血管病既往史及现状、年龄、有无心血管病风险因素（吸烟、血脂紊乱、高血压和家族史等）、肾损害（尿清蛋白排泄率增高等）、心房颤动（可导致卒中）。全面评估和控制心血管疾病风险因素，并进行合理的降低血压、调节血脂和抗血小板治疗，可显著改善糖尿病患者心脑血管病变和死亡发生的风险。联合使用其他药物时应注意：β 受体阻滞药增加体重、他汀类药物升高血糖、某些抗抑郁焦虑药物增加体重等。

五、糖尿病合并甲状腺功能亢进症

糖尿病和甲状腺功能亢进症有共同的遗传免疫学基础，同属于内分泌系统，加上环境、情绪因素的影响而发病，两者先后或同时发病临床上并不少见。1A 型糖尿病、Graves 甲状腺功能亢进症在自身免疫性多发性内分泌腺病综合征中可同时出现，系多个腺体的自身免疫性疾病。在 2 型糖尿病中，甲状腺功能亢进症的患病率也比正常人高。

（一）甲状腺功能亢进症对糖尿病的影响

1. 甲状腺功能亢进症时，甲状腺激素分泌增多，后者可加速肝糖原分解和糖原异生，同时甲状腺功能亢进症往往合并交感神经兴奋，儿茶酚胺分泌增多，后者系胰岛素拮抗激素，可对抗胰岛素的作用，导致血糖升高。

2. 甲状腺功能亢进症时胃肠蠕动增加，促进肠道对葡萄糖的吸收，使餐后血糖升高。

3. 甲状腺功能亢进症患者分解代谢旺盛，胰岛素降解加速，导致体内胰岛素相对不足，通过以上因素导致糖耐量异常或糖尿病加重。

（二）糖尿病合并甲状腺功能亢进症的症状

1. 当糖尿病病情突然加重，"三多一少"加重，并出现用糖尿病无法解释的心慌、出汗、低热、情绪不稳、烦躁易怒、手颤等症状。

2. 患者血糖控制较好，但仍有明显的乏力、消瘦、多食善饥症状。

3. 血糖控制较好，且无严重心血管疾病，但有不明原因的心动过速。

4. 患者直系亲属有甲状腺功能亢进症患者或既往曾患过甲状腺功能亢进症。

凡出现以上情况，都要警惕是否合并了甲状腺功能亢进症。

（三）糖尿病合并甲状腺功能亢进症的治疗（两者兼顾）

1. 饮食上适当放宽，主食应比单纯糖尿病患者增加 50～100g，还要多吃富含蛋白质和维生素的食物。

2. 运动要适量，运动量要比单纯糖尿病患者相应减少，防止消耗过多能量，加重甲状腺功能亢进症。

3. 糖尿病病情较轻者可口服降血糖药，可选用促泌剂或 α-糖苷酶抑制药，慎用二甲双胍（加重消瘦）及噻唑烷二酮类（加重突眼、水肿）；重者可采用胰岛素。糖尿病合并甲状腺功能亢进症的患者药物用量一般较单纯糖尿病患者要大。甲状腺功能亢进症控制后，口服降血糖药或胰岛素用量要及时减少，以免发生低血糖。

第四节 继发性糖尿病的个体化治疗

一、类固醇糖尿病

类固醇糖尿病（steroid diabetes mellitus，SDM）是指由于体内糖皮质激素过多（肾上腺皮质过度分泌或外源性应用）所导致的糖代谢障碍，在糖尿病分型中属继发性糖尿病范畴。糖皮质激素的药理特性犹如一把"双刃剑",在发挥治疗作用的同时也可能产生一系列严重不良反应,如感染、骨质疏松、消化性溃疡、并发糖尿病等。与2型糖尿病相比,类固醇糖尿病有其自己的临床和治疗特点。

(一) 流行病学

60%～90%的库欣综合征患者可出现糖耐量减退,30%～40%的患者伴随SDM。但外源性糖皮质激素导致的SDM患病率,因研究对象的年龄、原发疾病、激素用量及方法、研究随访时间长短不同等原因,报道的患病率不一致,但患病率普遍较高。目前认为,使用糖皮质激素治疗者糖尿病的发生率主要与下列因素有关:①年龄;②性别;③糖尿病家族史;④肥胖;⑤糖皮质激素的剂量、疗程和制剂种类;⑥原发疾病的种类。

(二) 发病机制

糖皮质激素导致糖尿病的发病机制类似于2型糖尿病,即胰岛素抵抗-B细胞功能受损-糖耐量减低(IGT)/糖尿病两步曲。过量糖皮质激素导致糖耐量异常的主要机制有以下几种。①促进肝糖原异生:一方面糖皮质激素促进氨基酸、脂肪酸和三酰甘油的释放,使得糖异生的底物增多,葡萄糖利用受到抑制;另一方面,糖皮质激素能增强糖异生过程中的限速酶——烯醇化酶的表达,加强糖异生。②抑制外周组织对葡萄糖的摄取和利用:研究显示,过多的糖皮质激素不仅抑制胰岛素与其受体结合,还会损伤外周组织胰岛素受体后葡萄糖转运系统的作用。③糖皮质激素对生长激素、肾上腺素、胰高血糖素的升糖效应有"协同"和"允许"作用。④糖皮质激素除了有诱导胰岛素抵抗的作用外,近年来的研究更进一步揭示了其对胰岛功能还很可能有损害作用。

(三) 临床特点

SDM临床表现与2型糖尿病类似,但也有其特殊之处。

1. 病情发展较快:有研究报道提示给予健康志愿者泼尼松龙30mg/d口服,6d后即损害空腹状态下胰岛素的脉冲分泌节律,同时出现胰岛素第一时相的高分泌。有关研究显示健康人应用糖皮质激素2～3周可出现糖耐量异常,而SDM可发生在治疗的任何阶段,平均时间为 6 周。

2. 血糖高峰和激素作用高峰一致，且有可逆性：根据糖皮质激素的药动学，其致高血糖的作用多在停药后 48h 后明显削弱甚至消失，临床上常可见到糖皮质激素减量或停用及库欣综合征患者祛除病因后糖尿病逐渐缓解，未缓解者往往提示病情不可逆转。

3. 血糖值和尿糖值不成比例：由于糖皮质激素减少肾小管对葡萄糖的吸收，结果肾排糖阈值降低，可导致尿糖值与血糖值不成比例。

4. 临床症状不明显，早期易漏诊：患者多无明显特殊不适，部分患者出现多饮多食、饥饿感，常被误认为糖皮质激素的不良反应而忽视。

5. 对胰岛素治疗敏感性存在差异，部分患者存在胰岛素抵抗现象，需较大剂量的胰岛素才能起到较好控制血糖的效果。

（四）诊断标准

既往无糖尿病病史，激素治疗过程中出现血糖升高，同时达到糖尿病标准者即可诊断为 SDM。

（五）血糖特点

一般来说，常用的中效类糖皮质激素制剂如甲泼尼龙作用最强的阶段是在用药后 4～8h，短效和长效类糖皮质激素制剂作用时间有所差别。

每日 1 次的给药模式，患者的血糖水平是以餐后升高为主，尤其是下午——睡前血糖难以控制，空腹血糖多为正常或轻微升高，因此，早期诊断 SDM 要注意查餐后血糖。严重者空腹血糖和餐后血糖均明显升高。临床上除针对性治疗外，也可将全日糖皮质激素剂量分为上、下午 2 次使用以避免下午血糖过高。

应用较大剂量糖皮质激素治疗的患者在 10～14d 时其内源性皮质醇分泌完全被抑制，患者体内从 4:00～10:00 既无内源性也无外源性皮质激素的作用，此期间由于无皮质激素的糖异生作用而发生低血糖者并非少见，其原因是所用的口服降血糖药或胰岛素的作用时间超过了糖皮质激素所产生的抗胰岛素作用时间。因此，在治疗较大剂量、长疗程糖皮质激素导致的糖尿病时，应注意清晨和上午易发生低血糖，而下午多为高血糖这一特点。

（六）治疗策略

一方面，严格掌握糖皮质激素的适应证及禁忌证，选择糖皮质激素时要充分权衡患者获益/风险比值，选择最合理的激素种类及给药方式。糖尿病高危因素（年龄＞40岁、腹型肥胖、有糖尿病家族史）同样是SDM的危险因素，对拥有这些高危因素的患者，在应用糖皮质激素治疗后需加强动态血糖监测，及时发现并处理高血糖。另一方面，曾接受过糖皮质激素治疗的患者属于糖尿病高风险人群，需每年接受至少一次以上的血糖筛查。

SDM的治疗原则同2型糖尿病，包括生活方式干预、选择合理的降血糖药等，但有其自身的治疗特点。

1. **非药物干预治疗** 对轻度高血糖患者，一些研究者建议在考虑药物治疗之前至少应观察2周，期间给予合理饮食和适量运动，往往胰岛功能可逐渐恢复，随之高血糖自行缓解。其他措施包括随着原发病好转糖皮质激素要及时减量或停用，以及对库欣综合征的根治等。

2. **口服降血糖药治疗** 单纯饮食、运动治疗血糖效果不好，白天血糖＞10mmol/L时，应考虑应用口服降血糖药治疗。目前所有类型的口服降血糖药都可以用于SDM患者，如何选择要根据患者的BMI、血糖特点、年龄、肝功能和（或）肾功能等状况决定，单一药物控制不佳时，可采用不同作用机制药物的联合治疗。

3. **胰岛素治疗** 因为胰岛素有拮抗激素的作用，并能增加免疫功能，防止感染，纠正代谢紊乱，可作为治疗SDM的首选药物。邢小燕等建议，出现下列任何一种情况应考虑胰岛素治疗：口服降血糖药治疗效果不好，空腹血糖＞11.1mmol/L，肝功能、肾功能损害，患者处在发热、感染等应激状态。胰岛素剂型及治疗模式可据患者临床情况选择。

4. **胰高血糖素样肽（GLP）-1类似物** 长期应用糖皮质激素能增加食欲，增加体质量，增加腹部脂肪，导致血脂紊乱。而GLP-1类似物能抑制食欲、减轻体质量、减少腹部脂肪、改善血脂紊乱等。Van Raahe等研究提示，健康人群中GLP-1受体激动药能阻止糖皮质激素诱导的糖代谢异常及胰岛细胞功能障碍,因此,GLP-1 受体激动药可能会成为治疗 SDM 的新的策略。

5. **血糖监测和控制目标** 在应用糖皮质激素治疗中常规监测血糖。有研究建议:①既往无糖尿病病史者,每 2 日测空腹血糖 1 次。②空腹血糖 > 6.1mmol/L 者,每日测空腹血糖 1 次。③空腹血糖 > 8.3mmol/L 者,隔日测空腹血糖及(午)餐后 2h 血糖。④接受降血糖药治疗者,如血糖稳定应隔日测空腹血糖及(午)餐后 2h 血糖。⑤接受降血糖药治疗者,如血糖不稳定应每日测空腹血糖、餐后血糖及睡前血糖。

血糖控制目标是:空腹血糖 < 6.1mmol/L,餐后 2h 血糖 < 10.0mmol/L,睡前血糖 < 7.8mmol/L。老年人、对低血糖反应迟钝的患者及应用糖皮质激素短疗程治疗的患者的血糖控制目标可以适当放宽。

二、移植术后糖尿病

移植术后糖尿病(post-transplantation diabetes mellitus,PTDM)指器官移植前无糖尿病,术后出现糖代谢紊乱、空腹血糖受损、糖耐量减低甚至发生糖尿病,是移植术后常见并发症之一,其患病率因诊断标准、随访时间、人种、地区不同而报道不一,总体在 2%~53%,移植术后高血糖可导致术后反复感染、移植物失功能,增加心脑血管疾病发生率,严重影响患者的生活质量和长期存活率。

(一)发病机制

1. **PTDM 的危险因素** 大量的临床数据显示,PTDM 的危险因素有人种(黑种人)、糖尿病家族史、年龄 > 40 岁、超重(或肥胖)、丙肝病毒感染、巨细胞病毒感染及免疫抑制药的应用。在上述 PTDM 危险因素中,家族遗传史、年龄、性别、体重是不可控因素,这些因素导致高危人群,而免疫抑制药是可干预的。

2. **免疫抑制药诱发高血糖的机制** 糖皮质激素类药物通过加重胰岛素的抵抗引起血糖升高。糖皮质激素增强肝组织的糖异生作用,抑制外周组织对葡萄糖的摄取和利用,对生长激素、肾上腺素、胰高血糖素的升血糖效应具有"允许"和"协同"作用。"二次打击学说"认为,如果患者在接受移植之前已经存在胰岛素抵抗,那么移植后糖皮质激素的应用则会导致胰岛素抵抗进一步加重。有证据表明,糖皮质激素导致胰岛素抵抗呈剂量依赖性,激素剂量减少时,患者的胰岛素抵抗也会随之改善。

目前认为钙调磷酸酶抑制药通过以下几个方面导致高血糖:①损伤胰岛 B 细胞;②抑制胰岛素的分泌;③增加胰岛素抵抗。但是,通过何种途径或哪些因子参与了上述 3 种机制,尚不清楚。动物实验发现,他克莫司能够使胰腺导管退化,B 细胞数量减少,胞质肿胀、空泡形成及细胞凋亡,电镜下看到 B 细胞的内分泌颗粒减少或完全消失,凋亡小体增加。

(二) 移植后糖尿病的预防及治疗

1. PTDM 的诊断标准　2003 年,国际糖尿病专家小组制订了 PTDM 的诊治指南。指南推荐 PTDM 的定义及诊断应基于 WHO 及 ADA 对糖尿病、IFG、IGT 的定义,因此,我国 PTDM 的诊断应参照《中国 2 型糖尿病防治指南》,包括糖尿病、IFG、IGT 的诊断标准。

2. PTDM 的防治　包括两个阶段:①移植前的评估;②移植后的管理。

(1) 移植前的评估:PTDM 危险因素的筛查作为移植术前糖尿病风险评估的一个重要部分,用于指导制订个体化的免疫抑制方案。PTDM 的危险因素有高龄(> 40 岁)、高风险种族(非洲裔美洲人、西班牙人)、超重(BMI ≥ 25kg/m^2)、家族糖尿病史、丙肝病毒感染。对于移植前危险因素较多的患者,应考虑移植后选用对血糖影响小的免疫抑制药或减少其使用量。

(2) 移植后的管理

1) PTDM 的防治措施:见表 4-21。

2) 血糖的检测:2003 年的国际诊疗指南建议移植患者于移植后的前 4 周应每周进行 1 次 FPG 检测,于第 3、第 6、第 12 个月行 FPG 检测,此后可每年检测 1 次。移植后出现 IFG 的患者应进一步行 OGTT 试验。糖化血红蛋白(HbA1c)水平不推荐为诊断标准,可作为评价疗效的指标。

表 4-21 移植后糖尿病的防治措施

防治原则	具体措施
生活方式的改变	膳食：减少碳水化合物及饱和脂肪酸的摄入 运动：有氧运动、减肥；保持理想体重
修改免疫抑制方案	减少皮质类固醇药物。减少或改变钙调磷酸酶抑制药治疗方案。使用"节制激素疗法"免疫抑制治疗方案
非胰岛素降血糖药治疗	二甲双胍、噻唑烷二酮类、磺脲类、格列奈类
胰岛素降血糖治疗	基础胰岛素：低精蛋白胰岛素，甘精胰岛素，地特胰岛素 胰岛素类似物：赖脯人胰岛素、门冬胰岛素、赖谷胰岛素
心血管病危险因素的管理	高血压、血脂异常的治疗，阿司匹林，戒烟
PTDM 并发症的筛查	视网膜病变筛查，肾病变筛查，神经病变筛查，糖尿病足筛查，大血管病变筛查

3) 修改免疫抑制方案：对于 PTDM 高风险的患者尽可能快地减少糖皮质激素的剂量，但是会相应增加移植器官排斥反应的风险。临床研究显示，环孢素的致糖尿病作用要弱于他克莫司，所以，应用他克莫司治疗的 PTDM 患者改用环孢素。Ghisdal 等回顾性分析 54 例肾移植后 PTDM，其中 34 例应用环孢素代替他克莫司，其余 20 例沿用他克莫司。经过 12 个月的随访，环孢素组 42% 的 PTDM 患者血糖恢复正常，他克莫司组为 0%。笔者指出环孢素代替他克莫司是安全的，随访期间患者的移植器官功能均保持稳定。

4) 采用与 2 型糖尿病相似的降血糖模式

①改变生活方式：分析武警总医院肝移植受者移植术后的胰岛素分泌特点，发现移植术后糖耐量正常的患者与正常人相比，已经出现胰岛素分泌高峰的延迟，胰岛素分泌指数明显升高，提示肝移植后血糖正常的患者已存在明显的胰岛素抵抗，应对其采取相应的干预措施。

PTDM 及 2 型糖尿病第一阶段的推荐治疗方案均为生活方式干预即加强锻炼、减轻体重。一项由 Sharif 等指导的研究，评估了生活方式干预对 PTDM 及 IGT 患者的作用，生活方式干预使 15% 的 IGT 患者餐后2h血糖得到改善，44%的IGT患者糖耐量恢复正常，只有4%的IGT患者发展为PTDM。58%的PTDM患者病情缓解（29%的患者缓解为IGT，29%的患者恢复正常）。

如果非药物治疗无法得到满意的疗效，则需采取药物治疗。参照2型糖尿病诊疗指南，可单独使用一种口服降血糖药也可联合其他口服降血糖药或胰岛素。口服降血糖药的安全性及耐受性是移植患者选择降血糖药的重要参考因素。

②胰岛素增敏剂：胰岛素抵抗是PTDM的发病机制，所以胰岛素增敏剂是PTDM患者的推荐药物。二甲双胍作为一种胰岛素增敏剂，被推荐为无禁忌证的2型糖尿病患者的初始治疗药物。一项回顾性研究分析了肾移植后PTDM或肾移植前已患2型糖尿病的患者在术后服用二甲双胍（$n=24$）或噻唑烷二酮类（TZDs，$n=31$）的长期安全性及有效性。结论是：在为期16个月的随访中，二甲双胍对于肾移植后PTDM患者是安全的，但对于移植前已患2型糖尿病的患者应谨慎使用；TZDs在为期32个月的随访观察中对两者都是安全的。

大量的观察性研究对TZDs治疗PTDM的安全性及有效性进行了评价，尤其是罗格列酮，因为其代谢主要路径为P450同工酶2C8，次要路径为CYP2C9。而吡格列酮主要通过CYP3A4代谢，与环孢素和他克莫司的代谢存在相互作用。研究认为，罗格列酮在PTDM的治疗中安全、有效。TZDs的常见不良反应有水肿、体重增加、黄斑水肿、心力衰竭及骨折的风险。在应用罗格列酮治疗PTDM时，应关注其不良反应，特别是心力衰竭。

③胰岛素促泌剂和胰岛素：减轻胰岛素抵抗的治疗并不对所有患者有效，对于存在严重的胰岛素分泌不足的PTDM患者，适于应用胰岛素促泌剂或胰岛素治疗。

胰岛素促泌剂有磺脲类药物及格列奈类药物。磺脲类药物有格列本脲、格列吡嗪、格列美脲和格列齐特。磺脲类药物可增加低血糖风险，特别是对于肝、肾功能不全的患者，目前尚没有关于磺脲类药物治疗PTDM的有效性及安全性的公开数据。

格列奈类药物包括那格列奈和瑞格列奈。作为短效胰岛素促泌剂，格列奈类药物与磺脲类相比可减低低血糖发生的风险。Türk 等比较瑞格列奈和罗格列酮的安全性及有效性，得出结论：这两种药物在 PTDM 人群中均具有安全性及有效性。未有数据显示瑞格列奈与环孢素或他克莫司的代谢间存在相互作用。

PTDM 患者应用胰岛素治疗的指征：严重高血糖，口服降血糖药治疗失败或不耐受。起始治疗是基础胰岛素，通常的治疗方案是长效的胰岛素类似物加口服降血糖药治疗，也可采用短效胰岛素类似物结合膳食疗法。对于每日进行甾类激素治疗的患者注射中效胰岛素如精蛋白锌胰岛素十分必要，可抑制激素治疗带来的高血糖。应用胰岛素治疗可使体重增加 2～4kg，应用胰岛素治疗也可导致低血糖风险。

根据指南，结合笔者观察到的临床数据和动物实验，即在钙调神经磷酸酶抑制药诱导的高血糖中存在胰岛素分泌不足和胰岛素抵抗，制订了补充基础胰岛素的甘精胰岛素联合瑞格列奈治疗糖尿病的方案，设计了该方案在我国肝移植后糖尿病、肾移植后糖尿病患者中的疗效和安全性的试验，得出结论：甘精胰岛素联合瑞格列奈的降血糖方案对我国器官移植术后的糖尿病患者疗效肯定且安全。

④肠促胰素类药物：美国食品与药品管理局和欧洲药物管理局批准了胰高血糖素样肽 1（GLP-1）激动药艾塞那肽及二肽基肽酶Ⅳ抑制药（DPP-Ⅵ抑制药）的使用。艾塞那肽是 GLP-1 的一种激动药，其可抗 DPP-Ⅳ的分解，所以较人自身 GLP-1 具有更长的作用时间。艾塞那肽主要通过降低餐后血糖使 HbA1c 下降 1%～1.5%，使体重下降，30%～45% 的患者出现恶心、呕吐或腹泻。DPP-Ⅳ抑制药能抑制 GLP-1 的分解，可使 HbA1c 下降 0.6%～0.9%，不影响体重，较易耐受。这些药物单独使用不会导致低血糖。从理论上讲，肠促胰岛素基础治疗适用于 PTDM 的治疗，但有效性及安全性的数据仍然有限。DPP-Ⅵ抑制药包括西格列汀、利格列汀和维格列汀等，用于 PTDM 的治疗仅见于个案报道。

5）糖尿病慢性并发症的预防：PTDM 患者应在确诊后 3～5 年进行微血管并发症的筛查。每年检测血肌酐、尿蛋白或尿肌酐生成率，检查眼底，评估足部的神经病变。应对 PTDM 患者的心血管疾病风险进行评估和管理。PTDM 患者的理想血压 < 130/80mmHg，低密度脂蛋白胆固醇 < 2.6mmol/L（100mg/dl），阿司匹林治疗作为心血管病风险增加患者的一级预防措施，是心血管疾病患者的二级预防措施。建议所有 PTDM 患者戒烟。

第五节　不同类型高血糖的管理

一、空腹高血糖

（一）空腹高血糖的定义

空腹血糖指 8～10h 无任何热量摄入，于次日清晨 7-9 时抽取静脉血测得的血糖水平。正常人空腹血糖为 3.9～6.0mmol/L。超过上述标准值既空腹高血糖。

（二）空腹血糖的来源

禁食状态下血糖的稳定状态完全依赖于内源性葡萄糖的释放。内源性葡萄糖的来源有以下几种。①肝糖原分解并释放：肝是唯一能够储存糖原又能在禁食状态下释放葡萄糖入体循环而调节血糖的器官。禁食状态下，释放入血液循环的糖 50% 来源于肝糖原分解，其余来自糖异生。②糖异生：肝糖异生使肝释放入血中的葡萄糖不断得到补充；肾在禁食状态下虽也释放很少量的葡萄糖，但对禁食时保持血糖稳定所做贡献甚微，只在低血糖纠正过程中发挥重要作用。因 80%～85% 释放入血的葡萄糖由肝输出，故肝是禁食状态下调节血糖的主要器官。

（三）空腹高血糖的意义

空腹血糖反映基础状态的血糖水平，其水平由基础胰岛素决定。故空腹血糖升高，说明基础胰岛素分泌明显受损。

（四）空腹高血糖常见原因及处理

1. 黎明现象　指睡前或夜间血糖控制良好，也无低血糖发生，仅在黎明前一段时间出现高血糖。主要是由于体内糖皮质激素、生长激素等分泌增多引起，而与食物摄入和活动无关。可以在白天口服降血糖药的基础上睡前加用 NPH 或长效胰岛素，或睡前加服二甲双胍。中效胰岛素、长效胰岛素作用高峰出现在黎明时间，减轻或消除黎明现象，使血糖得以控制。

2. 降血糖药物的使用剂量不足　临床上最常见。其特点为全天血糖均高，晚餐后或晚睡后血糖持续高于正常水平，次日清晨的空腹血糖显著升高。这种情况发生的原因是晚餐前或临睡前所使用的降血糖药物（包括胰岛素或胰岛素促分泌剂）等剂量不足，处理方法是合理加大降血糖药物的用量，重新调整治疗方案。

3. Somogyi 现象　指晚餐后或睡觉前血糖控制很好，夜间（多见于 0:00～3:00）发生低血糖，反跳性引起清晨高血糖，主要由于凌晨时晚餐前注射的中效胰岛素、长效胰岛素出现高峰阶段，而且此时处于胰岛素抵抗最低点，两者相叠加诱发低血糖发生。Somogyi 现象就其本身来说是有利的。低血糖发生后身体会调动一些内分泌激素，如肾上腺素、生长激素等，使血糖升高，帮助身体度过危险期。若不能发生此反应就很危险。但是在出现反应后，血糖明显升高持续相当一段时间又有其不利的一面，应减少中效胰岛素、长效胰岛素剂量。睡前检测血糖或改为晚餐前注射短效胰岛素，将中效胰岛素移到睡前皮下注射，使血糖得到很好控制。

二、餐后高血糖

中国的大部分 2 型糖尿病患者伴有餐后血糖（PPG）升高。流行病学筛查诊断的糖尿病患者中，单纯 PPG 升高患者的比例达 50%，糖尿病前期中的 70% 为单纯性 IGT。PPG 增高是导致 HbA1c 升高的主要原因之一，PPG 升高与糖尿病慢性并发症发生发展有相关性。

（一）餐后高血糖的定义

1. 餐后血糖　随着碳水化合物的吸收，进餐 10min 后，血糖开始升高。正常人，进餐后 0.5～1h 血糖达峰，正常值＜7.8mmol/L，2～3h 回复至餐前水平。虽然血糖已回复，碳水化合物在餐后 5～6h 继续被吸收。

2. 餐后高血糖　指食物消化吸收过程中的血糖峰值超越正常范围（摄食后 1h 血糖水平＞7.8mmol/L），反映餐后状态。另一为食物消化吸收完毕后的基础血糖值高于正常，一般由空腹血糖测知，反映吸收后血糖。

人的一生中相当部分时间都处于餐后状态，因而餐后血糖水平升高大都代表一天中血糖的最高点，一日内血糖高峰多于餐后 1～2h 出现。

（二）餐后高血糖的病理生理基础

餐后高血糖与早相（第一时相）胰岛素分泌缺陷、外周组织胰岛素敏感性下降、胰高血糖素分泌在进餐后不受抑制及餐后肝糖输出持续增高相关。

此外，还与餐前血糖水平、饮食成分（碳水化合物、脂肪、乙醇）、进餐持续时间、胃肠消化吸收功能有关。

（三）餐后高血糖的特点

1. 糖尿病患者 1d 内可有 2/3～3/4 的时间处于餐后高血糖状态。

2. 餐后高血糖具有慢性血糖增高和急性血糖波动的双重特点，因此，不仅要关注血糖增高的程度，还要注意慢性血糖增高持续时间及单位时间内血糖波动情况。

3. 餐后（负荷后）2h 血糖并非餐后血糖峰值，因此对餐后血糖峰值的估测方法仍有待完善。

4. 餐后高血糖可引起餐后代谢紊乱和组织细胞功能异常，一次餐后高血糖对个体可能是一次危害负荷。

（四）餐后高血糖临床意义

随着研究的深入发展，PPG 对糖尿病的诊断、处理并达标及并发症的防治上的重要性日益为人们重视。2007 年 IDF 发布以循证医学为基础的全球首个《餐后血糖管理指南》，2011 年在此基础上进行更新，进一步强调餐后血糖的重要性。

1. 餐后高血糖的危害

（1）餐后高血糖与糖尿病微血管并发症发生的风险增高有关：餐后高血糖较 HbA1c 能更好地预测糖尿病视网膜病变的发生发展，可能的机制是快速升高的 PPG 造成血糖波动，导致视网膜血管内皮功能下降、血管反应性增加。

（2）餐后高血糖与糖尿病大血管并发症发生的风险增高有关：流行病学研究显示，餐后血糖或糖负荷后血糖与心血管疾病风险及其结局相关。PPG 预测心血管事件的作用优于 FPG。多项流行病学的观察性研究发现，2hPG 是全因死亡和心血管死亡的独立危险因素和预测因素。餐后高血糖与心血管疾病风险增加相关的机制可能与血糖波动有关。急性血糖升高会快速抑制内皮型一氧化氮释放及内皮依赖性血管扩张，增加可溶性黏附分子水平，并可能激活血栓形成。急性血糖波动比慢性持续性高血糖更显著地促进氧化应激和损害内皮功能。如果能降低餐后高血糖，则可改善氧化应激、炎症和内皮细胞功能，有可能降低血栓形成的风险。

（3）餐后高血糖与多项心血管疾病的危险因素相关：餐后高血糖升高渗透压，可增加血小板反应性，激活血小板，与餐后高凝状态相关。餐后高血糖可减少心肌血容量及心肌血流。餐后高血糖与血糖波动与颈动脉内 - 中膜厚度（CIMT）增加相关。

（4）餐后高血糖对机体的其他不良影响：随病程进展，胰岛 B 细胞功能减退及餐后血糖逐渐升高，而增高的餐后血糖及血糖波动可使胰岛 B 细胞功能进一步恶化。此外，餐后高血糖及 PPG 波动与老年人整体认知、执行和注意力障碍有关。

2. **餐后高血糖是最早反映血糖紊乱的敏感指标** 一些患者在疾病的某个阶段，可能只表现为 PPG（或负荷后高血糖）升高，如果只检测 FPG 而忽略 PPG，则容易漏诊。糖尿病筛查，选择应用 2hPG 要优于单独应用空腹血糖。PPG 可在糖尿病确诊之前早已存在，并启动血管并发症的发生。IGT 及早干预预防并延缓 2 型糖尿病的发生。

3. **反映血糖控制的重要指标** HbA1c 反映近 2～3 个月平均的血糖水平，其水平是由 FPG 及 PPG 共同决定。横断面流行病学研究显示，HbA1c 越接近正常值，PPG 对其形成的贡献就越大，当 HbA1c < 7.3% 时，PPG 的贡献占 70%；HbA1c 7.3%～9.2% 时，PPG 的贡献占 50%；即使 HbA1c > 9.3% 时，PPG 的贡献仍占 40%。但上述研究对临床研究的指导价值尚需前瞻性临床研究验证（表 4-22）。

表 4-22 不同水平 HbA1c 对应 FPG 及 PPG 水平

HbA1c（%）	平均 PG(mmol/L)	平均 FPG（mmol/L）	平均 PPG（mmol/L）
6.00	7.0	—	—
＜6.50	—	6.6	8.0
6.50～6.99	—	7.7	9.1
7.00	8.6	—	—
7.00～7.49	—	8.4	9.8
7.50～7.99	—	8.6	10.5
8.00	10.2	—	—
8.00～8.50	—	10.5	11.4

PG. 血糖；FPG. 空腹血糖；PPG. 餐后血糖

4.控制餐后高血糖的获益情况　针对 IGT 进行干预的 STOP-NIIDM 研究发现，使用阿卡波糖可显著降低 IGT 患者心血管疾病和高血压风险。而 HEART2D 研究，对 2 型糖尿病合并急性心肌梗死的患者，餐后血糖管理组和空腹血糖管理组之间对于心血管的风险无显著差异。所以，指南得出结论：早期强化控制餐后血糖比在较晚阶段控制餐后血糖获益更多。

5.餐后血糖达标更有利于妊娠糖尿病的母体和胎儿　应用胰岛素控制妊娠糖尿病患者餐后 1h 的血糖，其结果优于控制空腹血糖。HbA1c 水平更理想，剖宫产、巨大胎儿及新生儿低血糖的发生率低。

（五）需监测餐后血糖的情况

1.妊娠糖尿病患者。

2.怀疑有餐后高血糖的患者——任何 HbA1c 不达标的 2 型糖尿病患者，尤其是 FPG 达标，而 HbA1c 不达标。

3.低血糖风险较高的患者，如使用促泌剂或胰岛素治疗、进餐不规律或餐后剧烈运动者。

4.对于正在接受控制餐后血糖治疗的患者——如短效胰岛素、非磺脲类促泌剂等。

5. 餐后出现低血糖者。

(六) 餐后高血糖的管理

1. **餐后高血糖的控制目标** HbA1c、PPG 目标值的设定应根据患者年龄、病程、预期寿命、并发症严重程度、低血糖发生风险等因素个体化确定（表 4-23）。

表 4-23 2 型糖尿病患者 PPG 控制目标

目标人群	HbA1c (%)	PPG (mmol/L)
常规目标	< 7.0	< 10.0
严格目标*	≤ 6.5	≤ 7.8

*. 新诊断、病程较短、年龄较轻，且无糖尿病并发症和严重伴发疾病的 2 型糖尿病患者

2. **控制 PPG 的方法**

(1) 生活方式干预

1) 严格控制饮食的摄入，做到均衡、合理、有规律、定时定量、杜绝暴饮暴食。

2) 在控制总热量的基础上少食多餐；进餐时细嚼慢咽，延长进餐时间。

3) 避免高热量、高脂肪食物，多食用含较多膳食纤维的食品。膳食纤维可延长胃排空和肠道运送速度，延缓食物中碳水化合物的摄取，使进餐后血糖不会急剧上升。

4) 高血糖生成指数饮食可导致 PPG 升高，且增加血糖曲线下面积。分别摄入低血糖生成指数饮食与高血糖生成指数饮食可使 HbA1c 相差 0.5%～0.7%。大多数淀粉类食物血糖生成指数较高，包括马铃薯、面包、米饭、谷类等；血糖生成指数较低的食物有豆类食物、大部分水果。有研究提示，根据血糖生成指数制订的饮食计划可改善餐后血糖水平及降低心血管事件的风险。

5) 餐后运动可降低 2 型糖尿病患者 PPG，降低幅度与运动持续时间和频率密切相关，但较少影响 FPG。

(2) 以降低餐后高血糖为主的药物

1) α- 糖苷酶抑制药：延缓碳水化合物吸收，降低餐后高血糖

和减少血糖波动；α-糖苷酶抑制药可降低 HbA1c 约 0.5%。在中国人群中开展的 MARCH 研究表明，新诊断 2 型糖尿病患者使用阿卡波糖 300mg/d，HbA1c 降幅达 1.1%（可能包括部分安慰剂效应）并可减低体重。单独应用一般不发生低血糖，甚至可以减少反应性低血糖。

2）短效磺脲类促泌剂：格列吡嗪和格列喹酮，降低 HbA1c 约 1.0%。磺脲类药物可导致低血糖，更易在老年及肝功能和（或）肾功能不全的患者中发生。磺脲类药物可增加体重，肾功能不全者可考虑选用格列喹酮。

3）非磺脲类促泌剂：刺激 B 细胞快速、短暂地分泌胰岛素，降低 HbA1c 0.5%～1.0%。

4）GLP-1 类似物和 DPP4 抑制药：刺激血糖依赖的胰岛素分泌，抑制胰高血糖素释放，延缓胃排空及增加饱腹感。

5）短效胰岛素：餐前 15～30min 皮下注射。

6）超短效胰岛素类似物：起效快、达峰早、持续时间短，符合生理胰岛素分泌模式。

7）预混胰岛素。

3. 特殊人群餐后高血糖控制药物的选择

（1）老年 2 型糖尿病患者：已确诊的老年 2 型糖尿病患者，且 HbA1c＞7.0% 时，需考虑口服单药或联合药物治疗。二甲双胍为基础用药，但以降低 FPG 为主；α-糖苷酶抑制药或 DPP-4 抑制药主要降低 PPG，这两种药物都不增加低血糖发生率，且耐受性较好。老年人在使用胰岛素促泌剂或胰岛素之前应认真考虑低血糖的风险。

（2）2 型糖尿病合并心血管疾病：2 型糖尿病合并心血管疾病患者 PPG 较高时可选用 α-糖苷酶抑制药、DPP-4 抑制药、格列奈类或短效促泌剂。MeRIA 研究证实阿卡波糖的治疗与 2 型糖尿病患者的心血管预后改善相关。大型临床研究 TECOS、EXAMINE、SAVOR 和 ELIXA 结果分别证实西格列汀、阿格列汀、沙格列汀和利司那肽与安慰剂比较，不增加心血管不良事件的风险。当 HbA1c＞9.0% 时，可根据患者情况选择联合用药的方案。如果两种口服降血糖药 3 个月以上血糖仍不达标，可考虑起始胰岛素治疗或 GLP-1 受体激动药或 3 种口服降血糖药联合治疗。

三、血糖波动大

（一）血糖波动的危害比高血糖更大

近年研究表明，糖尿病慢性并发症的发生与发展不仅与整体血糖水平升高密切相关，而且与血糖波动性也密切相关。

基础研究证实，组织细胞对于稳定的高血糖环境具有一定的适应能力，而当处于反复波动的高血糖环境时，这种适应能力欠缺，从而导致血管内皮细胞的损伤及凋亡，促进血管并发症的发生与发展。

临床研究证实，血糖反复波动，容易导致治疗过程中频繁发生低血糖，使交感神经兴奋性异常增高，从而增加心脑血管疾病的发生率及死亡率。一般来说，血糖波动性越大，慢性并发症的发生率越高、预后越差。

（二）血糖的生理调节与异常波动

1. 血糖的生理调节　正常生理状态下，血糖值也并非恒定不变，一天当中的不同时间或非同日的同一时间，血糖往往都有一定的波动，只是波动的幅度不大，血糖曲线相对平缓，这主要依赖于机体具有非常精细的神经内分泌调节系统，使血糖在一定范围内保持相对稳定。一般来说，凌晨 2:00～3:00 血糖处于最低点，但不会低于 3～3.6mmol/L，之后血糖逐渐升高，一般空腹血糖 3.6～6.0mmol/L，餐后较高，餐后 2h 血糖＜7.8mmol/L。

2. 血糖大幅度波动的原因

（1）内因：患者自身胰岛功能衰竭，体内胰岛素水平很低，对血糖调节能力很差，此类患者对药物非常敏感，稍微一点影响，血糖就会大起大落，临床上常见于 1 型糖尿病患者和晚期重症 2 型糖尿病患者。

（2）外因：饮食和运动不规律、用药方案不合理、治疗依从性差、情绪激动、失眠、酗酒、感染发热等疾病状态，这些因素均引起血糖显著波动。

3. **血糖异常波动的特点** 血糖异常波动主要表现为全天24h血糖曲线波动明显,尤其餐后血糖显著上升;非同日测定的空腹血糖、餐后血糖的变异度也显著增加。

(三) 血糖控制的新理念——精细降糖,平稳达标

国内外大量循证医学试验证实,严格控制血糖对于减少糖尿病慢性并发症,尤其是对微血管并发症具有十分重要的意义。但血糖控制越严格,相伴而来的低血糖风险也越高,血糖波动的幅度也相应增加,前者益处在一定程度上被后者所抵消。为了趋利避害,取得最佳的临床效益,国际上提出了"精细降糖、平稳达标"这一新的治疗理念。按照这个理念,血糖控制应包含两层含义:一是对血糖总体水平的控制(即糖化血红蛋白要达标);二是对血糖波动性的控制。不可片面强调对血糖的严格控制,而忽视对血糖平稳的要求。

(四) 全天候监测血糖波动

糖化血红蛋白是监测血糖总体(量的方面)控制水平的一项良好指标,但不能很好地反映血糖波动(质的方面)的情况,两个患者糖化血红蛋白相同,但其血糖波动幅度可以相去甚远,预后也截然不同。

过去主要采用通过频繁采集静脉血测定血糖来评价日间血糖的波动性,这种方法对于评价全天血糖波动性有很大的局限性。动态血糖监测系统(CGMS)通过测定组织间液葡萄糖浓度来计算血糖浓度,能够准确记录24h血糖波动情况;连续72h的血糖监测可以获得平均血糖、血糖标准差、高血糖和低血糖时间百分比等多项评价血糖波动性的指标,为评价日常血糖波动性提供更详细和更有说服力的数据资料,而且还可以及时发现导致血糖波动性大的诱因。

(五) 血糖波动的管理

减少血糖的波动,除了进食要定时定量、少量多餐,避免暴饮暴食外,合理选择降血糖药及给药方式也非常重要。

1. **降低空腹血糖的波动性** 以往通常采用睡前注射中效胰岛素作为补充基础胰岛素不足的手段,但由于中效胰岛素作用时间相对较短(不能覆盖24h),尤其是注射后仍有血药浓度高峰,容易导致夜间低血糖和清晨空腹血糖波动性增加。而长效胰岛素类似物(甘精胰岛素),

则在很大程度上克服了中效胰岛素的上述缺点。它能更好地模拟基础胰岛素分泌，没有明显的血药浓度高峰，作用平稳而持久，对于降低空腹血糖波动性效果较好，不仅能使血糖得到严格控制，而且低血糖的危险性显著降低。

2. **降低餐后血糖的波动性** 非磺脲类促泌剂、α-糖苷酶抑制药、超短效胰岛素类似物等对于降低餐后血糖的波动性效果较好。

（1）非磺脲类促泌剂：此类药物具有恢复早期时相胰岛素分泌、起效迅速（10min）、达峰快（30min）、作用持续时间短（2～4h）等特点，药效高峰与餐后血糖同步性好，能有效降低餐后高血糖而不易发生低血糖，全天24h血糖曲线波动相对较小。

（2）α-糖苷酶抑制药：此类药物可延缓碳水化合物在胃肠道的吸收，在降低餐后血糖的同时，还可减少下一餐前低血糖的发生。

（3）超短效胰岛素类似物：与普通胰岛素相比，超短效胰岛素类似物皮下注射后，由六聚体迅速地解离为单体，很快被吸收并迅速发挥作用。餐前即刻注射便可迅速控制餐后高血糖，而且不易引起下一餐前低血糖，可以有效降低餐后血糖的波动性，由于是餐前即刻注射，患者依从性更佳。

3. **改进胰岛素输注方式** 一日多次胰岛素皮下注射与生理性胰岛素分泌模式仍有一定差距，胰岛素作用与血糖浓度同步性差，导致血糖忽高忽低、波动性大。而胰岛素泵可以更好地模拟生理性胰岛素分泌，在血糖得以良好控制的同时，又可以显著降低血糖的波动。

主要参考文献

[1] 朱珠，曹运莉，孙钢，等．肝功能不全分级方法概述．中国药师，2012，15（3）：418-421．

[2] 曹运莉，杜小莉，朱珠．肝功能不全时药物剂量调整方法探讨．中国药师，2012，15（4）：549-552．

[3] 母义明，纪立农，宁光，等．二甲双胍临床应用专家共识．中国糖尿病杂志，2014，22（8）：673-681．

[4] 磺脲类药物临床应用专家共识（2016年版）．药品评价．2017,14（1）：5-12．

[5] 宁光，陈璐璐，陈名道．那格列奈临床应用专家共识．中华内分泌代谢杂志，

2011, 27 (5): 后插 1-3.

[6] 蒋安, 李寒春. 肝源性糖尿病的研究进展. 西部医学, 2013, 25 (12): 1912-1915.

[7] 中华医学会糖尿病学分会. 中国 2 型糖尿病防治指南 (2017 年版). 中国糖尿病杂志, 2018,10(1):4-67.

[8] 中华医学会糖尿病学分会. 基于胰高血糖素样肽 1 降糖药物的临床应用共识. 中华糖尿病杂志, 2014, 1 (6): 14-20.

[9] 病毒性肝炎相关性糖尿病治疗专家委员会. 病毒性肝炎相关性糖尿病治疗专家共识. 中国肝脏病杂志(电子版), 2011, 3 (2): 51-55.

[10] 中国医师协会内分泌代谢科医师分会. 2 型糖尿病合并慢性肾脏病口服降糖药用药原则中国专家共识 (2015 版). 中华内分泌代谢杂志, 2016, 32(06): 455-460.

[11] 中华医学会糖尿病学分会微血管并发症学组. 糖尿病肾病防治专家共识(2014 年版). 中华糖尿病杂志, 2014, 6 (11): 792-801.

[12] 赖玮婧, 刘芳. 2012 年 KDIGO 慢性肾脏疾病血压管理临床实践指南解读. 中国医学前沿杂志(电子版), 2013, 5 (6): 60-73.

[13] 美国糖尿病学会. 2018ADA 糖尿病医学诊疗标准. Diabetes Care.2018; 41 (Suppl.1): S1-S159.

[14] 李丽, 刘芳. 2015 年欧洲肾脏最佳临床实践关于糖尿病合并慢性肾脏病 3b 期或更高阶段临床管理指南. 中国实用内科杂志, 2016, 36 (3): 199-203.

[15] 中国内分泌相关专家小组. 2 型糖尿病合并动脉粥样硬化性心血管疾病患者降糖药物应用专家共识. 中国糖尿病杂志, 2017, 25 (6): 481-492.

[16] 中华医学会内分泌学会. 中国 2 型糖尿病合并肥胖综合管理专家共识. 中华内分泌代谢杂志, 2016, 32 (8): 623-627.

[17] 母义明, 纪立农, 杨文英, 等. 中国 2 型糖尿病患者餐后高血糖管理专家共识. 中国糖尿病杂志, 2016, 24 (5): 385-389.

[18] 周健, 贾伟平. 2011 国际糖尿病联盟餐后血糖管理指南解读. 中国医学前沿杂志(电子版), 2012, 4 (3): 75-78.

[19] 刘超, 孙敏. 类固醇激素与糖尿病及其临床问题. 实用糖尿病杂志, 2006, (05): 5-6.

[20] 邢小燕, 李光伟. 类固醇糖尿病: 糖皮质激素治疗中必须警惕的不良反应. 中华风湿性学杂志, 2009, 13 (12): 801-803.

[21] 邹伏英, 王友莲. 类固醇糖尿病的诊断与治疗进展. 中华风湿病学杂志, 2013 (08): 564-566.

[22] Vijay S, Brian B, Jennifer L.Post-transplant diabetes mellitus:cause, treat-

ment, and impact on outcomes.Endocrine Reviews. 2016, 37 (1): 37-61.
[23] 滕雅芹, 牛玉坚, 徐春. 他克莫司对大鼠血糖的影响及其作用机制. 中国实验动物学报, 2012, 20 (2): 74-77.
[24] 中华医学会器官移植学分会, 中国医师协会器官移植医师分会. 中国器官移植术后糖尿病诊疗指南 (2016 版).Organ Transplant.2016, 7 (6): 407-416.
[25] 王文君, 徐春, 牛玉坚. 肝移植术后胰岛素敏感性和胰岛 β 细胞功能的改变. 中国糖尿病杂志, 2012, 20 (2): 133-135.
[26] Eugene H, Myoung SY, Yu SK, et al. Risk assessment and management of post-transplant diabetes mellitus.Metabolism (2016): 1559-1569.
[27] David L, Adam S, Karen MD. Diabetes mellitus following renal transplantation: clinical and pharmacological consideration for the elderly patient. Drugs Aging.published on line:17 July 2017.
[28] Türk T, Pietruck F, Dolff S, et al. Repaglinide in the management of new-onset diabetes mellitus after renal transplantation. Am J Transplant, 2006, 6: 842-846.
[29] Xu C, Niu YJ, Liu XJ, et al.Tacrolimus reversibly reduces insulin secretion, induces insulin resistance, and causes islet cell damage in rats. Intemational J of Clinical Phamacology and Terapeutcs, 2014, 52 (7): 620-627.
[30] Shen ZY, Niu YJ, Xu C, et al.Establishment of tacrolimus-induced diabetes in rat model and assessment of clinical treatments for post-transplant diabetes mellitus. Clinical Laboratory, 2013, 59: 869-874.

ness
第5章 糖尿病并发症的个体化治疗

第一节 高血糖危象

高血糖危象包括糖尿病酮症酸中毒和高血糖高渗综合征,是糖尿病重要的急性并发症,在1型糖尿病和2型糖尿病患者均可发生。我国缺乏全国性的有关高血糖危象的流行病学数据,华西医院1996—2005年内分泌科住院糖尿病患者急性并发症(包括糖尿病酮症酸中毒、高血糖高渗综合征、乳酸性酸中毒、糖尿病低血糖症等)10年间的平均发生率为16.8%,总体呈逐年上升趋势。在因急性并发症入院的具体原因中,糖尿病酮症酸中毒最常见,占70.4%,低血糖和高血糖高渗综合征所占构成比分别为15.2%和12.2%,乳酸性酸中毒仅占2.2%。中华医学会糖尿病学分会于2007—2008年组织全国14个省市进行的糖尿病调查,发现60%的糖尿病患者没有得到诊断,由于诊治不及时将大大增加高血糖危象的发病风险。

中华医学会糖尿病学分会于2012年组织国内相关领域专家、学者,编写了《中国高血糖危象诊断与治疗指南》,本节内容主要以上述指南为依据,结合新近的专家共识编写。

一、诱　因

高血糖危象的主要诱因有胰岛素治疗不当和感染,其他诱因包括急性胰腺炎、心肌梗死、脑血管意外,诱发高血糖危象的药物包括糖皮质激素、噻嗪类利尿药、拟交感神经药物及第二代抗精神病药。因一些疾病而限制水摄入量及卧床,且渴感反应的减弱常会引起严重脱水和高血糖高渗综合征。1型糖尿病由精神疾病或饮食紊乱导致的糖尿病酮症酸中毒占糖尿病酮症酸中毒发生率的20%。亦有报道称糖尿病酮症酸中毒可为肢端肥大症、肾上腺疾病如嗜铬细胞瘤和库欣综合征的临床表现之一。糖尿病酮症酸中毒及高血糖高渗综合征的主要诱因见表5-1。

表 5-1 糖尿病酮症酸中毒和高血糖高渗综合征的主要诱因

诱　因	举　例
糖尿病	新发糖尿病 控制不佳 治疗中断 胰岛素泵故障
急性疾病	感染 心肌梗死 急性胰腺炎 腹部严重疾病 脑血管意外 严重烧伤 肾衰竭
药物	噻嗪类利尿药 甘露醇类脱水药 β受体阻断药 苯妥英钠 糖皮质激素 地达诺新 顺铂中毒 生长激素抑制药 静脉输入营养液
药物滥用	乙醇 可卡因

二、病理生理

糖尿病酮症酸中毒与高血糖高渗综合征的发病机制有许多相似之

处(图5-1),即血中胰岛素有效作用的减弱,同时多种反向调节激素(胰高血糖素、儿茶酚胺、皮质激素、生长激素)水平升高。这些激素水平的变化导致肝、肾葡萄糖生成增加,外周组织葡萄糖利用率降低,导致高血糖,同时细胞外液渗透压发生平行变化。糖尿病酮症酸中毒时,胰岛素作用明显减弱,以及升糖激素作用增强共同使脂肪组织分解为游离脂肪酸,释放入血,并在肝氧化分解产生酮体(β-羟丁酸、乙酰乙酸和丙酮),从而造成酮血症及代谢性酸中毒。

许多研究表明,高血糖患者发生高血糖危象时常伴有一系列细胞因子,如 TNF-α、IL、C 反应蛋白、活性氧、脂质过氧化和 PAI-1 的增加,当糖尿病酮症酸中毒和高血糖高渗综合征纠正后这些炎症介质逐步恢复正常水平。

高血糖高渗综合征可能是由于血浆胰岛素分泌相对不足,虽然不能使胰岛素敏感组织有效利用葡萄糖,却足以能够抑制脂肪组织分解,不产生酮体,但目前与此有关的研究证据尚不充分。发生高血糖高渗

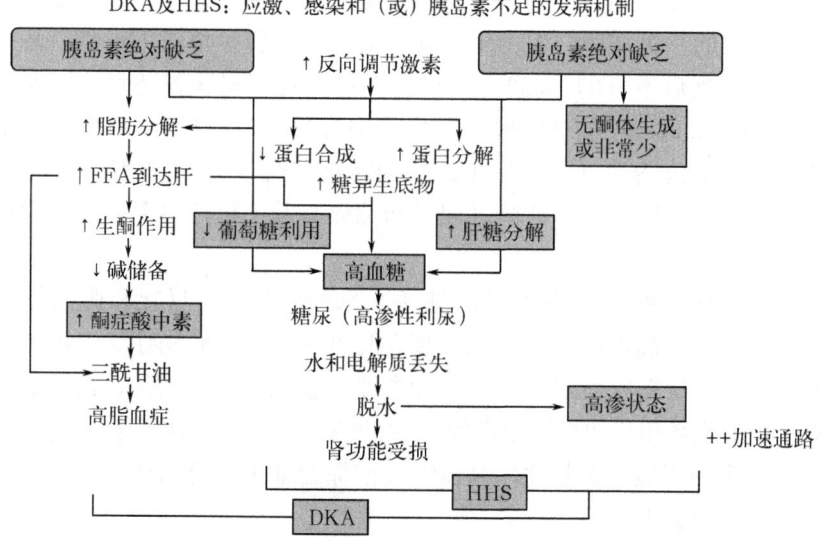

图 5-1 糖尿病酮症酸中毒及高血糖高渗综合征病理生理改变
DKA. 糖尿病酮症酸中毒;HHS. 高血糖高渗综合征

综合征的部分患者并无昏迷，部分患者可伴有酮症。糖尿病酮症酸中毒和高血糖高渗综合征均能造成尿糖增高引发渗透性利尿，从而使机体脱水，失钠、钾及其他电解质成分。

三、临床表现和实验室检查

（一）临床表现

糖尿病酮症酸中毒常呈急性发病，而高血糖高渗综合征发病缓慢，历经数日到数周。1型糖尿病患者有自发糖尿病酮症酸中毒倾向，2型糖尿病患者在一定诱因下也可发生糖尿病酮症酸中毒，其中20%～30%的患者既往无糖尿病病史。糖尿病酮症酸中毒发病前数天，糖尿病控制不良的症状已存在，但酮症酸中毒的代谢改变常在短时间形成（一般<24h）。有时全部症状可骤然发生，事先无任何先兆或症状。

糖尿病酮症酸中毒和高血糖高渗综合征的临床表现：多尿、多饮、多食、体重减轻、呕吐、腹痛（仅糖尿病酮症酸中毒）、脱水、虚弱无力、意识模糊，最终陷入昏迷。尽管感染是糖尿病酮症酸中毒和高血糖高渗综合征的常见诱因，但由于早期外周血管舒张，体温可正常，甚至低体温（预后不良的标志）。体格检查可发现有皮肤弹性差、库斯莫尔（Kussmaul）呼吸（糖尿病酮症酸中毒）、心动过速、低血压、精神改变，最终昏迷（更常见于高血糖高渗综合征）。高血糖高渗综合征还可表现为局灶神经症状（偏盲和偏瘫）及占位性表现（局灶性或广泛性）。

糖尿病酮症酸中毒患者常见（>50%）恶心、呕吐和弥漫性腹痛，但高血糖高渗综合征罕见。腹痛既可以是糖尿病酮症酸中毒的结果，也可能是糖尿病酮症酸中毒的诱因（尤其在年轻患者），需认真分析。如果脱水和代谢性酸中毒纠正后，腹痛仍不缓解，则需进一步检查。与糖尿病酮症酸中毒相比，高血糖高渗综合征失水更为严重，神经精神症状更为突出。

（二）实验室检查

对于考虑糖尿病酮症酸中毒或高血糖高渗综合征的患者首要的实

验室检查应包括：血糖、尿素氮或肌酐、血清酮体、电解质（可以计算阴离子间隙）、渗透压、尿常规、尿酮体、血气分析、血常规、心电图。若怀疑合并感染还应进行血、尿、咽部的细菌培养。如有相关指征，还应该做 X 线胸片检查，同时给予适当抗生素治疗。糖化血红蛋白检测有助于判断近期病情控制的好坏。糖尿病酮症酸中毒和高血糖高渗综合征主要诊断标准见表 5-2。

表 5-2 糖尿病酮症酸中毒和高血糖高渗综合征

	糖尿病酮症酸中毒			高血糖高渗综合征
	轻度	中度	重度	
血糖（mmol/L）	>13.9	>13.9	>13.9	>33.3
动脉血 pH	7.25~7.30	7.00~<7.24	<7.00	>7.30
血清 HCO_3^- （mmol/L）	15~18	10~<15	<10	>18
尿酮*	阳性	阳性	阳性	微量
血酮*	阳性	阳性	阳性	微量
血浆有效渗透压†	可变的	可变的	可变的	>320mmol/L
阴离子间隙‡	>10	>12	>12	<12
精神状态	清醒	清醒或嗜睡	木僵或昏迷	木僵或昏迷

*.硝普盐反应方法
†血浆有效渗透压的计算公式：$2\times[(Na^+)+(K^+)]$ (mmol/L) + 血糖 (mmol/L)
‡阴离子间隙的计算公式：$[(Na^+)-(Cl^-+HCO_3^-)]$ (mmol/L)

1. **血酮** 糖尿病酮症酸中毒最关键的诊断标准为血酮值。目前国内诊断糖尿病酮症酸中毒常用尿酮体检测（简便、灵敏度高）。尿酮体检测通常采用半定量硝普盐法，此方法无法检测出酮体的主要组分（β-羟丁酸），且特异性较差，假阳性率高。有时留取尿样本有困难，导致诊断延误。因此，若条件允许，诊断糖尿病酮症酸中毒时应采用血酮检测，尿酮作为备用方法。此外，对临床需急诊处理的糖尿病酮症酸中毒患者推荐血酮床旁监测（如便携式血酮仪）。

2. **阴离子间隙（AG）** 糖尿病酮症酸中毒是酮酸积聚导致阴离子间隙（AG）增加的代谢性酸中毒。AG =（Na^+）－（Cl^- +

HCO_3^-）。正常的 AG 范围在 7～9mmol/L，若＞10～12mmol/L 表明存在 AG 增加性酸中毒。

3. **白细胞计数** 大多数高血糖危象患者会发生白细胞计数增高，＞$25.0×10^9$/L 则提示体内有感染，须进一步检查。

4. **血钠** 血钠可低于正常。血钠下降是由于高血糖造成高渗透压，使细胞内的水转移至细胞外稀释所致。如果高血糖患者血钠浓度增加则提示严重水丢失。血清乳糜微粒会干扰血糖、血钠的测定结果，因此，酮症酸中毒时有可能出现假性正常血糖和假性低钠血症。

5. **血浆渗透压** 有效渗透压不高（＜320mmol/L）的糖尿病患者中，出现木僵或昏迷状态要考虑到引起精神症状的其他原因。

$$有效渗透压 = 2×[(Na^+) + (K^+)] + 血糖$$

6. **血钾** 胰岛素缺乏及酸中毒致血钾向细胞内转移减少，进而导致高血钾。因此，如果血钾浓度低于正常，则提示机体内的总钾含量已经严重缺乏，对这类患者应进行严密的心电监护并积极补钾治疗，随着治疗的进行，血钾会进一步下降并可能导致心律失常。

7. **血清磷酸盐** 糖尿病酮症酸中毒患者血清磷酸盐水平通常升高，但是这并不能反映机体的状态，因为胰岛素缺乏、分解代谢增强等均可导致细胞内磷酸盐离子向细胞外转运。

8. **其他** 21%～79% 的糖尿病酮症酸中毒患者血淀粉酶水平升高，这可能是非胰源性的，还可能来自腮腺。血脂肪酶测定有助于胰腺炎的鉴别诊断，但糖尿病酮症酸中毒患者的脂肪酶也会升高。

四、诊断和鉴别诊断

1. **诊断** 早期诊断是决定治疗成败的关键，临床上对不明原因的恶心、呕吐、酸中毒、失水、休克、昏迷的患者，尤其是呼吸有酮味（烂苹果味）、血压低而尿量多者，不论有无糖尿病病史，均应想到本病的可能。应立即检测末梢血糖、血酮、尿糖、尿酮，同时抽血查血糖、血酮（β-羟丁酸）、尿素氮、肌酐、电解质、血气分析等以肯定或排除本病。

2. **鉴别诊断**

（1）糖尿病酮症：糖尿病酮症酸中毒发展过程中酸碱平衡处于代

偿阶段时可仅表现为酮症。诊断标准为血酮≥3mmol/L 或尿酮体阳性，血糖＞13.9mmol/L 或已知糖尿病，血清 HCO_3^- ＞18mmol/L 且动脉血 pH＞7.3 时可诊断为糖尿病酮症，而血清 HCO_3^- ≤18mmol/L 和（或）动脉血 pH≤7.3 即可诊断为糖尿病酮症酸中毒。如发生昏迷可诊断为糖尿病酮症酸中毒伴昏迷。

（2）其他类型糖尿病昏迷：低血糖昏迷、高血糖高渗状态、乳酸酸中毒。

（3）其他疾病所致昏迷：脑膜炎、尿毒症、脑血管意外等。

五、治 疗

糖尿病酮症酸中毒和高血糖高渗综合征的治疗原则：尽快补液以恢复血容量、纠正失水状态，降低血糖，纠正电解质及酸碱平衡失调，同时积极寻找和消除诱因，防治并发症，降低病死率。主要治疗方法包括：补液、胰岛素、补钾、补碱及磷酸盐治疗。

（一）补液治疗

糖尿病酮症酸中毒和高血糖高渗综合征均伴有严重失水，其中高血糖高渗综合征失水较糖尿病酮症酸中毒更为严重，为迅速扩充血管内外容量和恢复肾的有效灌注，必须开始补液治疗，包括经口服或鼻饲补液。严重糖尿病酮症酸中毒患者通过单纯补液治疗即可显著降低血糖，降低胰岛素拮抗激素水平及改善胰岛素抵抗，因此，补足液体会给小剂量胰岛素治疗带来益处。严重糖尿病酮症酸中毒患者采用低渗液体、等渗液体及高渗液体进行补液治疗的效果无显著差异，而低渗液体会引起利尿，建议采用等渗液体迅速补充血浆及细胞外液容量。对于病情严重的患者，胶体溶液抑或晶体溶液治疗在减少死亡率方面无显著差异。

1. 第 1 小时输入生理盐水，速度为 15～20ml/（kg·h）（一般成年人为 1～1.5L）。随后补液速度取决于脱水的程度、电解质水平、尿量等。

2. 若校正后的血钠正常或升高，则最初以 250～500ml/h 的速度补充 0.45% 氯化钠溶液，同时输入生理盐水。若纠正后血钠低于正常，仅输入生理盐水。校正的 [Na$^+$] = 测得的 [Na$^+$] (mmol/L) + 0.016 ×[血糖值（mg/dl）－ 100]。

3. 要在第 1 个 24h 内补足预先估计的液体丢失量，补液治疗是否奏效，要看血流动力学（如血压）、出入量、实验室指标及临床表现。

4. 对有心、肾功能不全者，补液过程中要监测血浆渗透压，并经常对患者心脏、肾、神经系统状况进行评估以防止出现补液过多。

5. 当糖尿病酮症酸中毒患者的血糖≤ 11.1mmol/L，高血糖高渗综合征患者的血糖≤ 16.7mmol/L 时，须补 5% 葡萄糖注射液并继续胰岛素治疗，直到血酮、血糖均得到控制。

（二）胰岛素治疗

以往推荐首剂静脉注射胰岛素（0.1U/kg），随后以 0.1U/（kg·h）速度静脉输注，最近研究显示初始小剂量胰岛素静脉输注 [0.14U/（kg·h）] 可使血糖以 2.8～4.2mmol/L 的速度下降，能获得与大剂量胰岛素治疗相似的效果。

指南推荐：①连续静脉输注胰岛素 0.1U/（kg·h），重度糖尿病酮症酸中毒患者则以 0.1U/kg 静脉注射后以 0.1U/（kg·h）输注。若第 1 小时内血糖下降不到 10%，则以 0.14U/kg 静脉注射后继续先前的速度输注。②床旁监测患者血糖及血酮，当糖尿病酮症酸中毒患者血酮值的降低速度＜ 0.5mmol/（L·h），则需增加胰岛素的剂量 1U/h，同时检查静脉胰岛素注射泵装置（在糖尿病酮症酸中毒治疗期间不建议经皮下胰岛素泵注射），以确保装置的正常运行。③当糖尿病酮症酸中毒患者血浆葡萄糖达到 11.1mmol/L 或高血糖高渗综合征患者达到 16.7mmol/L，可以减少胰岛素输入量至 0.02～0.05U/（kg·h），此时静脉补液中应加入葡萄糖。此后需要调整胰岛素给药速度及葡萄糖浓度以维持血糖值在 8.3～11.1mmol/L（糖尿病酮症酸中毒）或 13.9～16.7mmol/L（高血糖高渗综合征），糖尿病酮症酸中毒患者血酮＜ 0.3mmol/L。④治疗轻、中度的糖尿病酮症酸中毒患者时，可以采用皮下注射超短效胰岛素类似物或短效胰岛素的方法。⑤当糖尿病酮症酸中毒缓解、患者可以进食时，应开始常规皮下注射胰岛素方案。在停止静脉输入胰岛素前 1～2h 进行胰岛素皮下注射。已确诊糖尿病的患者可给予糖尿病酮症酸中毒和高血糖高渗综合征起病前的胰岛素治疗剂量，未用过胰岛素治疗的患者，起始可以给予 $0.5 \sim 0.8U/(kg \cdot d)$ 的不同的胰岛素方案。若患者无法进食，推荐持续静脉胰岛素注射及补液治疗。

糖尿病酮症酸中毒缓解的标准包括血糖 < 11.1mmol/L，血酮 < 0.3mmol/L，血清 HCO_3^- ≥ 15mmol/L，静脉血 pH > 7.3，阴离子间隙 ≤ 12mmol/L。需持续进行胰岛素输注直至糖尿病酮症酸中毒缓解，不可完全依靠监测尿酮值来确定糖尿病酮症酸中毒的缓解，因尿酮在糖尿病酮症酸中毒缓解时仍可持续存在。高血糖高渗综合征缓解的标准还包括渗透压及精神神经状态恢复正常。糖尿病酮症酸中毒及高血糖高渗综合征缓解且患者可以进食时，可以改为胰岛素皮下注射治疗。

（三）补钾治疗

尽管机体的总钾量不足，高血糖危象患者常发生轻至中度高钾血症。随着胰岛素的使用、酸中毒的纠正、补液扩容，血钾浓度会下降。故补液治疗应和补钾治疗同时进行，以防止发生心律失常、心搏骤停及呼吸肌麻痹。高血糖危象患者的补钾措施见表 5-3。

表 5-3　高血糖危象患者的补钾措施

血清钾 （mmol/L）	治疗措施
> 5.2	无须额外补钾，1h 内复查
4.0 ~ 5.2	静脉补液增加氯化钾 0.8g/ (L·h)
3.3 ~ 4.0	静脉补液增加氯化钾 1.5g/ (L·h)
< 3.3	优先补钾

（四）补碱治疗

对于 pH 为 6.9 ~ 7.0 的糖尿病酮症酸中毒患者，前瞻性研究未能证实碳酸氢盐治疗对病残率及病死率有显著影响，碳酸氢盐治疗对改善心脏和神经系统功能、降低血糖及缓解酮症酸中毒并无优势，相反还会发生如低钾血症、组织摄氧量减少和中枢神经系统酸中毒等不利影响。对于 pH < 6.9 的糖尿病酮症酸中毒患者，尚无使用碳酸氢盐的随机前瞻性研究的报道。因此，临床上若患者无特别严重的酸碱代

谢紊乱、不伴有休克或严重高钾血症，则无须进行碳酸氢盐治疗。严重酸中毒的患者使用碳酸氢盐时应谨慎，治疗中加强随访复查，以防过量。

指南推荐：① pH < 6.9 的成年患者进行补碱治疗，方法为碳酸氢钠 8.4g 及氯化钾 0.8g 配于 400ml 无菌用水（等渗等张液）中，以 200ml/h 速度滴注至少 2h，直至 pH > 7.0。此后，每 2 小时测定 1 次动脉血 pH，直到 pH 维持在 7.0 以上。如有需要，治疗应每 2 小时重复进行 1 次。② pH ≥ 6.9 的患者无须进行碳酸氢盐治疗。

（五）磷酸盐治疗

在糖尿病酮症酸中毒和高血糖高渗综合征患者，尽管机体磷酸盐的总量平均减少 1mmol/kg，但血清磷酸盐的浓度常表现为正常或升高。经前瞻性随机研究未能证明补充磷酸盐的治疗对糖尿病酮症酸中毒的临床结果有益处，而且过量补充磷酸盐可引起严重的低钙血症。对高血糖高渗综合征是否用磷酸盐治疗，尚无有关报道。

1. 大多数糖尿病酮症酸中毒患者无磷酸盐治疗的指征。为避免与低磷有关的心肌、骨肌麻痹及呼吸抑制，对心力衰竭、贫血、呼吸抑制及血浆磷酸盐浓度 < 0.3mmol/L 者可以补充磷酸盐。如需要，可以将磷酸钾 4.2～6.4g 加入输液中。

2. 鉴于氯化钾过量可能会导致高氯性酸中毒，建议给予氯化钾（占 2/3）加磷酸钾（占 1/3）的配比方案治疗。

3. 在磷酸盐治疗过程中须监测血钙。

六、高血糖危象的治疗监测与疗效评估

（一）治疗前评估

包括病史及体格检查，评估机体失液状态并立即进行实验室检查（表 5-2、表 5-3），在实验室检查报告前即可开始补液及胰岛素治疗。

（二）治疗监测及疗效评估

建议进行连续的实验室监测：前 4～6h 每小时查血糖及血酮 1 次，随后每 2～4 小时检测 1 次电解质和血气分析，每 4 小时检测 1 次尿素氮和肌酐水平，直至病情稳定。同时准确记录液体摄入及输入量。

无休克的糖尿病酮症酸中毒患者治疗中一般不需要重复检查动脉血气分析，而静脉血 pH 仅比动脉 pH 低 0.02～0.03，可用静脉血 pH 评估治疗效果，可避免反复动脉穿刺带来的痛苦及潜在并发症。

推荐床旁监测血 β-羟丁酸，无条件时测定尿酮。当酸中毒缓解，AG 恢复正常，可降低监测频率。酸中毒持续存在且治疗无效可能是败血症、并发症及胰岛素剂量不足引起，此时需重新评估，及时干预。

治疗监测指标及治疗有效性评估：①若血酮≥3mmol/L，血糖＞27mmol/L 且下降速度＜3mmol/（L·h），需每小时监测 1 次血糖及血酮。②每小时监测 1 次血酮，若血酮下降速度≥0.5mmol/（L·h），监测持续到酸中毒缓解后 2d。若血酮下降速度＜0.5mmol/（L·h），应增加胰岛素剂量（1U/h）直至血酮降至正常。③若无法监测血酮，则监测静脉碳酸氢根浓度，血浆 HCO_3^- 上升速度应达到≥3mmol/（L·h），若上升速度小于上述目标值，应增加胰岛素剂量（1U/h）直至其浓度上升速度达到目标值。④当糖尿病酮症酸中毒患者血糖≤11.1mmol/L，高血糖高渗综合征患者血糖≤16.7mmol/L，需补充 5% 葡萄糖注射液并调整胰岛素给药速度，以维持血糖值在 8.3～11.1mmol/L（糖尿病酮症酸中毒）或 13.9～16.7mmol/L（高血糖高渗综合征）。⑤糖尿病酮症酸中毒患者血酮＜0.3mmol/L。⑥ Na^+ 为 135～145mmol/L，血钾 3.5～4.5mmol/L。⑦ AG 为 7～9。⑧血浆渗透压下降速度应≤3mmol/（L·h），且目标值为 285～295mmol/L。⑨每 4 小时监测 1 次磷酸盐、钙及镁，确保其在正常水平。⑩肾功能目标值，血肌酐 55～120μmol/L。

七、高血糖危象并发症的治疗

1. **低血糖** 10.0%～25.0% 的糖尿病酮症酸中毒患者治疗过程中会发生低血糖，常为无感知低血糖，必须每 1～2 小时监测血糖 1 次。高血糖高渗综合征患者发生低血糖者少见。

2. **低血钾** 为防止低钾血症的发生，当血钾浓度降至 5.2mmol/L 之后，确实有足够尿量（40ml/h）的前提下，应开始补钾。

3. **高氯性代谢性酸中毒** 糖尿病酮症酸中毒恢复期可出现高氯血

症，与使用过多氯化钠有关，通常是短暂且没有临床意义的，除非同时发生急性肾衰竭或严重少尿。限制氯离子用量可减轻高氯性代谢性酸中毒。

4.脑水肿 是糖尿病酮症酸中毒和高血糖高渗综合征少见但可致命的并发症。主要表现有头痛、意识障碍、昏睡、躁动、大小便失禁、视盘改变、心动过缓、呼吸骤停。这些症状随脑疝形成而进展，若进展迅速，可不出现视盘水肿。一旦出现昏睡及行为改变以外的其他临床症状，病死率很高（>70%），仅7.0%～14.0%的患者能够痊愈而不留后遗症。治疗过程中血浆渗透压下降过快可能是其原因之一。

对于易发脑水肿的高渗患者要逐渐补充所丢失的盐及水分[渗透压的下降速度必须≤3mmol/（L·h）]，当糖尿病酮症酸中毒患者血糖降至11.1mmol/L及高血糖高渗综合征患者血糖达到16.7mmol/L时，要增加葡萄糖输注。高血糖高渗综合征患者血糖应保持在13.9～16.7mmol/L。直至高渗状态和神经症状得到改善，患者临床状态稳定为止。

5.血栓形成 高血糖危象导致的炎症及高凝状态，是糖尿病酮症酸中毒及高血糖高渗综合征发生心脑血管血栓形成的主要原因。弥散性血管内凝血等血栓形成机制是造成高血糖危象预后不良的主要原因之一。低分子肝素可预防血栓形成，对于血栓形成的高危患者可预防性使用。

八、高血糖危象特殊人群的诊断和治疗

（一）儿童与青少年高血糖危象的诊断和治疗

近15年来新诊断儿童糖尿病患者高血糖高渗综合征发生率较糖尿病酮症酸中毒低，两者起病时常合并存在，多发于10岁以上的患儿。糖尿病酮症酸中毒合并高血糖高渗综合征患儿较单纯糖尿病酮症酸中毒患儿病死率高，代谢紊乱更严重，高三酰甘油血症发生率更高，校正钠增高明显，成为糖尿病酮症酸中毒合并高血糖高渗综合征的特殊表现。新发糖尿病误诊而输注含糖液等医源性因素是1型糖尿病高血糖高渗综合征的促发因素。

1.主要临床表现 患儿的糖尿病酮症酸中毒及高血糖高渗综合征

临床表现可不典型或以呼吸道感染、消化道症状、急腹症等前来就诊。因此，对于原因不明的酸中毒、昏迷患者应先了解有无糖尿病病史，并行尿糖、血糖和电解质检查，及时确定有无糖尿病酮症酸中毒。

2. 诊断标准　见表5-4。

表5-4　儿童及青少年高血糖危象主要诊断标准

指标	糖尿病酮症酸中毒			高血糖高渗综合征
	轻度	中度	重度	
pH	< 7.3	< 7.2	< 7.1	> 7.3
HCO_3^- （mmol/L）	< 15	< 10	< 5	> 15
血酮 （mmol/L）		> 3.0		少（无或微量）
血糖 （mmol/L）		> 11.1		> 33.3

3. 治疗　儿童及青少年高血糖危象患者的治疗与成年人类似。

（1）补液：目的是直接扩容及恢复肾的有效灌注，第1小时用生理盐水，输注速度以10～20ml/（kg·h）为宜。前4h内补液总量不超过50ml/kg。继续输液量以48h内均匀地补足丢失液量为度。24h时生理盐水（根据血钠水平酌情输入0.45%氯化钠溶液）输入量为7.5ml/（kg·h），同时应使渗透压下降速度不超过3mmol/（L·h）。

（2）胰岛素：不建议首剂负荷胰岛素，开始以0.1U/（kg·h）的速度持续静脉滴注短效胰岛素即可。当糖尿病酮症酸中毒患者血糖降至11.1mmol/L或高血糖高渗综合征患者达到16.7mmol/L，开始改为输注5%葡萄糖氯化钠溶液，并调整胰岛素用量，使血糖维持在8.3～11.1mmol/L（糖尿病酮症酸中毒）或13.9～16.7mmol/L（高血糖高渗综合征）。含糖液的浓度和输注速度视血糖情况而定，葡萄糖浓度一般最高不超过12.5%。持续静脉输注直至患儿可进食及饮水。当患者血酮< 1.0mmol/L时，可转为皮下胰岛素治疗。

（3）补钾：最初若无血钾数据，在输入含钾液之前应先用心电监护，若无高钾数据，则尽早使用含钾液体，使血钾维持在正常范围。静脉补钾停止后改为氯化钾1～3g/d口服1周。

（4）磷酸盐补充：如有充血性心力衰竭、贫血或其他缺氧情况时是使用磷酸盐的指征。

(5) 补碱：当 pH < 6.9、休克持续不好转、心脏收缩力下降时可考虑使用。通常用 5% 碳酸氢钠 1～2ml/kg 稀释后在 > 1h 时间内缓慢输入，必要时可重复。

(6) 一旦发生脑水肿，立即采取以下措施。①排除低血糖引发；②一旦发现头痛或脉搏变慢等症状时立即给予甘露醇 0.5～1.0g/kg（20% 甘露醇 2.5～5.0ml/kg，20min 内）；③首日限制静脉补液量至总液量的 1/3，72h 内补足液体总量；④转移至儿科 ICU；⑤一旦患儿病情稳定，可行头颅 CT 以排除其他诊断（如血栓形成、出血或梗死）；⑥若治疗 2h 后无效果需重复同剂量甘露醇；⑦详细记录病情。

（二）老年高血糖危象的诊断和治疗

1. 老年高血糖危象的临床表现 感染是老年高血糖危象病情诱发或加重的主要原因。最常见的感染为肺炎及尿路感染。有感染表现的老年人出现脱水体征时，应及时检测血糖和血电解质，以利于早期诊断。有 40.0% 的老年糖尿病患者首发症状为高血糖危象。

脱水的典型表现为：黏膜干燥，皮肤弹性变差，低血压和心动过速等。但老年患者的皮肤弹性常难以评估，且长期神经病变患者对血容量减少的反应较差。老年患者更易发生高渗状态。

2. 老年高血糖危象治疗注意事项 老年高血糖危象治疗措施与成年人大致相同。

(1) 临床上，凡原因不明的胸闷、气促、昏迷或腹痛伴频繁呕吐的老年患者均应常规检测血糖及尿酮体。在明确诊断前，不能输注大量葡萄糖液或使用糖皮质激素，以免加重病情，延误治疗。

(2) 老年人普遍存在器官退变，补液不足、大量胰岛素可促使细胞外液进入细胞内，可引起低血压、休克和肾前性肾衰竭，而补液过快、过多则可引起肺水肿、心功能不全、全身水肿、肾负担加重。补液成分首选等渗液体，胃肠内补液安全实用。

(3) 使用胰岛素应注意避免血糖下降过快，否则引起低血糖、脑水肿甚至脑疝，危及生命。积极补钾，并注意及时复查血钾，避免血钾过低诱发心律失常甚至心脏性猝死的危险。

(4) 应用强有力的广谱抗生素，及早控制感染。老年患者病情多较重，易合并多脏器功能衰竭（糖尿病酮症酸中毒的直接死因）。因此，在治疗中要尽量改善心、脑、肾等重要脏器的功能，防止其功能损害或衰竭。

第二节 低 血 糖

低血糖是由多种原因引起的血糖浓度过低状态，血糖降低并出现相应的症状及体征时，称为低血糖症。大多数1型糖尿病患者每周平均发作2次症状性低血糖，一生中可发作数千次，严重低血糖事件的发生率为 $1\sim1.7$ 次（患者／年），可伴有癫痫或昏迷。2型糖尿病随病情的进展，低血糖的发生与血糖控制的关系逐渐密切，胰岛素开始治疗的最初几年，低血糖风险相对较低，病程后期，风险可大大增高，强化治疗增加低血糖发生率是不可避免的。反复低血糖将导致高血糖状态，从而增加糖尿病并发症风险，最终降低患者的生活质量，并导致医疗费用增加。个体化治疗是避免低血糖的关键，调整降血糖药的剂量以确保疗效最大化，同时良好的血糖监测确保低血糖风险最小化，尤其是对胰岛素治疗的患者。

一、低血糖的危险因素

对因治疗而反复发生低血糖的患者，应考虑传统的危险因素和对抗低血糖防卫机制减弱的危险因素（表5-5）。社会因素是导致低血糖发生的另一个重要且必须考虑的问题。我国医疗卫生体制尚不健全，城市和农村的教育及医疗资源配置差异悬殊，用于自我血糖监测的血糖仪和试纸尚未被医保覆盖，一些落后地区的药物配给也存在不足。很多糖尿病患者对糖尿病及治疗引起的低血糖的危险性认识不够、依从性差、几乎不能进行自我血糖监测，亦不具备自我管理疾病能力，从而增加了严重的低血糖的发生，加重患者病情和经济负担。

表 5-5　糖尿病患者低血糖危险因素

传统危险因素
1. 胰岛素或胰岛素促分泌剂过量、给药时间不当或剂型错误
2. 外源性葡萄糖摄入减少或延迟（如未正常进食、隔夜禁食等）
3. 内源性葡萄糖生成下降（如大量饮酒等）
4. 葡萄糖利用增加（如运动等）
5. 胰岛素敏感性增高（如减重后、运动量增加后或血糖控制改善、夜间等）
6. 胰岛素清除能力降低（如肾功能不全等）

对抗低血糖的防卫机制减弱的危险因素
1. 内源性胰岛素缺乏
2. 严重低血糖发作和（或）不能察觉低血糖发作的病史，近来发生过低血糖、运动或睡眠后
3. 降糖治疗过于激进（HbA1c过低、设定的血糖控制目标较低或血糖下降过快）
4. 垂体、肾上腺皮质功能减退等

二、低血糖的症状和体征

低血糖的症状和体征是由于神经元缺乏葡萄糖所致，可分为2类：自主神经系统症状和神经低血糖症状（表5-6），前者由自主神经系统兴奋引起，伴有肾上腺髓质释放肾上腺素进入血液循环及靶组织内交感神经末梢分泌去甲肾上腺素；后者是大脑缺乏葡萄糖所致。自主神经系统症状的出现往往早于神经低血糖症状。持续性的严重低血糖会引起意识丧失，造成永久性的神经损伤，甚至死亡。

表 5-6　低血糖的症状与体征

自主神经系统症状		神经低血糖症状	
症状	体征	症状	体征
饥饿感	面色苍白	虚弱、乏力	中枢性失明
流汗	心动过速	头晕	低体温
焦虑不安	脉压增宽	头痛	癫痫发作
感觉异常		意识模糊	昏迷
心悸		行为异常	
震颤		认知障碍	
		视物模糊、复视	

三、低血糖的诊断和分级

目前对低血糖生化检测阈值的定义尚未达成共识，根据美国糖尿病学会、加拿大糖尿病学会和欧洲药品管理局对低血糖最新的诊断标准，血糖水平≤3.9mmol/L（70mg/dl）即可诊断为低血糖。低血糖严重程度可根据患者的临床表现进行分级（表5-7）：包括轻度、中度和重度。糖尿病患者对于重度低血糖的最好防御就是在血糖下降的早期自己能感知到低血糖，并且立即进食可以快速吸收的碳水化合物。不能产生和（或）不能觉察到这样的症状，称为无感知性低血糖，是一个严重的临床问题，使重度低血糖的危险约增加10倍。

表5-7 低血糖的临床分级

轻度：出现自主神经症状——患者可自行处理
中度：出现自主神经症状和神经性低血糖症状——患者可自行处理
重度：血糖浓度＜2.8mmol/L（＜50mg/dl），可能出现意识丧失——需要他人协助治疗

四、低血糖的处理

1. 接受降血糖治疗的患者，当血糖浓度骤降或＜3.9mmol/L时，应调整治疗方案，注意预防发生低血糖的可能。

2. 对反复发生低血糖的患者，应考虑各种引发低血糖的危险因素。对于发生无感知低血糖患者，应放宽血糖控制目标，严格避免再次发生低血糖。

3. 低血糖的治疗方法：如果患者神志清醒、可以吞咽，推荐在可能情况下进食碳水化合物，如不能安全进食，必须胃肠道外给糖或药纠正低血糖。

糖尿病患者中，大多数无症状性低血糖（自测血糖或持续血糖监测发现）或轻、中度症状性低血糖可由患者自行治疗，口服15～20g葡萄糖，最理想的是给予葡萄糖片；其次，如含糖果汁、软饮料、牛奶、糖果、其他点心或进餐（表5-8），临床症状一般在15～20min缓解。但在胰岛素诱发的低血糖中，口服葡萄糖后血糖升高的时间根据胰岛素药效维持时间有所不同,在血糖水平升高后不久,如果是长效口服降血糖药或中、长效胰岛素应进食较多点心或进餐,并连续监测血糖。

表 5-8 相当于 15g 葡萄糖的碳水化合物

① 2～5 个葡萄糖片,视不同商品标识而定(最佳治疗)
② 10 块水果糖
③ 2 大块方糖
④ 150～200ml 新鲜水果汁、可乐
⑤ 一杯脱脂牛奶
⑥ 一大勺蜂蜜或玉米汁

当低血糖患者无法口服碳水化合物时,必须通过胃肠外途径进行治疗。标准的治疗方法是经静脉注射葡萄糖;标准初始剂量为 25g;静脉给予葡萄糖,应小心谨慎,传统的一次给予 50ml 50% 葡萄糖的疗法,其葡萄糖浓度大,对组织有很大毒性,曾有静脉注射 50% 葡萄糖外渗导致手部截肢的案例。重要的是给予葡萄糖的总量,25% 葡萄糖 100ml,甚至 10% 葡萄糖溶液 150～250ml 更安全一些。在患者能够安全进食时,尽早进食,并连续监测血糖。

五、低血糖的预防

(一)血糖控制应个体化,HbA1c 控制目标也应个体化

鉴于良好的血糖控制对微血管有长期益处,推荐在安全的前提下采用最低的平均血糖水平(HbA1c)作为血糖控制目标,但需根据每位患者的情况制订个体化的治疗方案以达到疗效的最大化和低血糖风险的最小化。《中国成人 2 型糖尿病 HbA1c 控制目标的专家共识》强调个体化设定降血糖目标(表 5-9)。对于糖尿病病程 > 15 年、有无感知低血糖病史、有严重伴发病如肝功能和(或)肾功能不全或全天血糖波动较大并反复出现低血糖症状的患者,很难设定其 HbA1c 的靶目标,最重要的是避免低血糖的发生,HbA1c 控制在 7%～9% 是可以接受的。

表 5-9　中国成人 2 型糖尿病 HbA1c 目标值建议

HbA1c 目标值	适用人群
< 6.0%	新诊断、年轻、无并发症及伴发疾病，降血糖治疗无低血糖和体重增加等不良反应者；无须降血糖药干预者；合并妊娠者；妊娠期新发现的糖尿病患者
< 6.5%	< 65 岁，无糖尿病并发症和严重伴发疾病；糖尿病计划妊娠者
< 7.0%	< 65 岁，口服降血糖药不能达标、合用或改用胰岛素治疗者；> 65 岁，无低血糖风险、脏器功能良好、预期生存期 > 15 年；胰岛素治疗的糖尿病计划妊娠者
≤ 7.5%	已有心血管疾病（CVD）或 CVD 极高危者
< 8.0%	≥ 65 岁，预期生存期 5～15 年者
< 9.0%	≥ 65 岁或恶性肿瘤预期生存期 < 5 年，低血糖高危人群；执行治疗方案困难者，如精神或智力或视力障碍等；医疗等条件太差者

（二）糖尿病综合管理和教育

加强对糖尿病患者的教育和管理，帮助其正确认识和识别低血糖，并与患者保持随访和联系，跟踪和监测治疗情况。

加强自我血糖监测，尤其是胰岛素治疗患者（具体监测方案见第 3 章第五节）。

（三）各种治疗方案的低血糖风险回顾和推荐

1. 2 型糖尿病

（1）口服降血糖药治疗：一些胰岛素促泌剂，如磺脲类和氯茴苯酸类，尤其是血浆半衰期较长的药物，引发低血糖的风险较高。对于低血糖高危人群，推荐使用低血糖风险较小的药物，如二甲双胍、阿卡波糖、噻唑烷二酮类、DPP-4 抑制药和 GLP-1 受体激动药。

（2）胰岛素治疗：可显著增加低血糖的发生风险，尤其是严重低血糖的发生风险。对于因注射胰岛素而发生低血糖的 2 型糖尿病患者，可以将胰岛素和正规胰岛素或预混胰岛素（每天 2 次），改为基础胰岛素 + 餐时胰岛素强化治疗方案，后者用长效胰岛素类似物作为基础量。采用此方案治疗,如夜间或黎明发生低血糖,提示基础胰岛素过量;如白天发生低血糖,则说明餐前胰岛素过量。使用速效胰岛素类似物可减少夜间低血糖的发生。虽然胰岛素治疗方案应按患者的生活方式制订和调整,但未进食并不等于不需要测定血糖;如已知或怀疑夜间发生低血糖,则睡前监测血糖尤为重要。血糖持续监测有助于发现夜间低血糖。使用胰岛素的患者在运动过程中或运动后不久常发生低血糖;如事先已有安排,锻炼前应进食适量碳水化合物和(或)减少胰岛素用量。如系临时决定,应测定血糖,该步骤常可提醒患者适当进食。

2. 1型糖尿病　　胰岛素类似物可减少1型糖尿病患者低血糖的发生。对于1型糖尿病患者,包括儿童、成年人及妊娠期妇女,均推荐采用基础胰岛素+餐时胰岛素治疗方案,以长效胰岛素类似物作为基础量,餐时推荐使用速效胰岛素类似物,尽可能减少低血糖事件的发生。

持续胰岛素输注(CSII)与每日多次胰岛素注射(MDIs)相比,有改善低血糖风险的趋势,但尚不明确。

(四) 处理问题性低血糖的推荐方案

问题性低血糖包括患者无感知性低血糖发作、需要他人救治的低血糖发作、患者失去自我控制的发作、患者失去知觉或癫痫发作。首先应尽量排除增加低血糖风险的合并症(缺乏皮质醇、生长激素、甲状腺素,导致吸收不良的疾病如肠道疾病、胃轻瘫、厌食症等)。灵活而恰当的胰岛素或胰岛素促分泌剂用药方案,力求从胰岛素生理分泌和调节的角度制订更加贴近生理的治疗方案并正确调整剂量。此外,还应考虑各种已知的低血糖危险因素,比如进餐和加餐的时间和量,运动的安排及乙醇的作用。调整糖尿病治疗方案使血糖$\geq$4mmol/L,这样可以帮助无感知低血糖的患者恢复对低血糖警告症状的感知。调整治疗方案以纠正低血糖的步骤见图5-2。

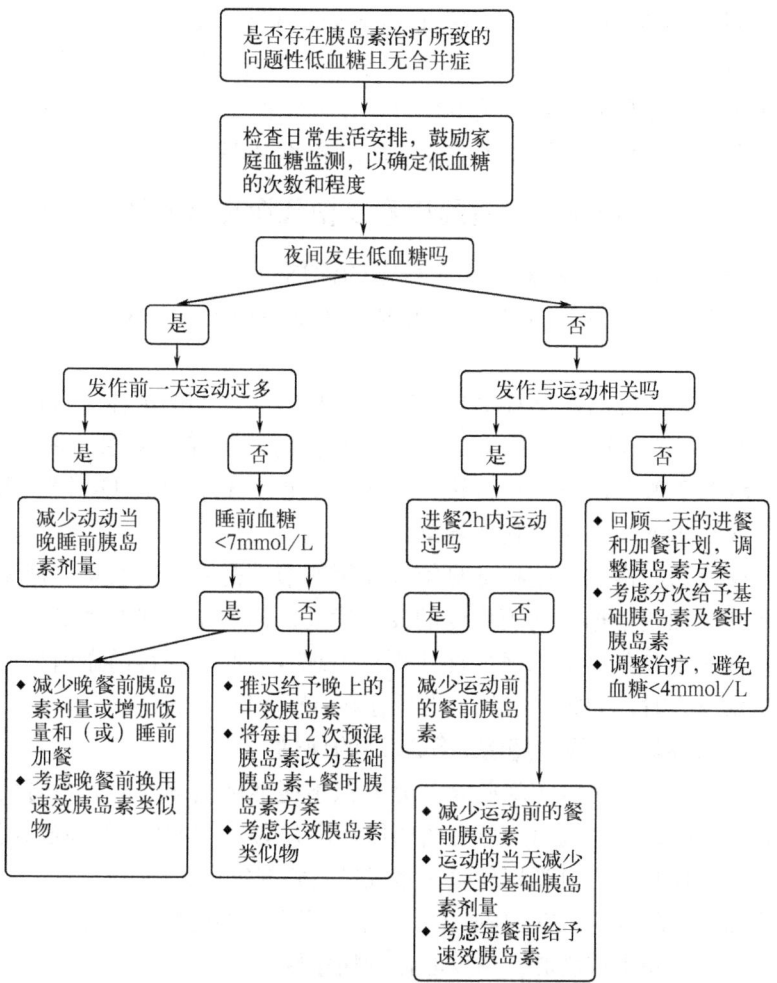

图 5-2　处理问题性低血糖的推荐方案

第三节　糖尿病伴动脉粥样硬化性心血管疾病

糖尿病是一种代谢性疾病,主要损害表现为血管病变。我国的调查结果显示,2 型糖尿病患者中,合并高血压病者占 38.4%,合并冠状动脉粥样硬化性心脏病者占 14.6%,合并脑血管疾病者占 10.1%。

动脉粥样硬化性心血管疾病（atherosclerotic cardiovascular disease，ASCVD）患者糖代谢异常的患病率很高。住院冠状动脉粥样硬化性心脏病患者的糖尿病患病率为52.9%，住院急性卒中患者的糖尿病患病率为29%，门诊高血压患者的糖尿病患病率为24.3%。

一、心血管病危险因素及糖代谢异常的评估

（一）ASCVD患者糖代谢异常的评估

早期检出糖代谢异常非常重要，建议不同人群采取不同的筛查策略。

一般人群可优先对HbA1c和（或）FPG值较高的个体进行评估。

对于ASCVD的高危人群（如肥胖、高血压或有糖尿病家族史）和ASCVD患者，建议直接进行血糖异常的筛查，结合OGTT、FPG和（或）HbA1c检出糖代谢异常。

糖代谢异常的诊断标准见第2章第四节。需要注意的是，糖尿病的诊断标准是依据视网膜病变的发生发展，但大血管并发症如冠状动脉、脑血管和外周动脉病变往往更早出现。因此，按目前血糖标准诊断为糖尿病时，60%以上的患者已存在ASCVD。

（二）糖代谢异常患者ASCVD的评估

一般人群的ASCVD危险评分方法不能准确预测糖尿病患者的心血管病风险，不宜应用。所有的糖尿病患者均为ASCVD的高危人群，如伴≥1项其他心血管病危险因素或靶器官损害则为极高危。

临床危险因素包括：高血压、年龄（男性≥50岁，女性≥60岁）、高脂血症、超重或肥胖、早发心血管病家族史。

靶器官损害的筛查包括：微量清蛋白尿、颈动脉内中膜增厚或斑块形成、脉搏波传导速度、臂-踝指数、血浆B型利尿钠肽和冠状动脉钙化积分。糖代谢异常患者有条件需根据患者的症状、意愿、经济情况等综合评估以决策检查如下项目。

1. 卒中风险评估　糖尿病是卒中的独立危险因素，尤其是缺血性脑血管病，而自发性脑出血与糖尿病的关系尚存争议。目前还没有普遍适用、简单且被广泛认可的针对中国人群卒中风险的评估工具。主

要通过神经系统症状、体征及恰当的辅助检查来综合评估，包括同型半胱氨酸、颈动脉及经颅多普勒超声、头颅CT、磁共振及血管成像，部分患者需要进行心血管相关检查，以筛查高危心源性栓塞患者。

糖尿病患者是颈动脉病变的高危人群，而颈动脉病变是卒中发生的独立危险因素，应重视颈动脉听诊作为颈动脉狭窄的初筛手段。针对病程长、高龄及血糖控制不佳的糖尿病患者，应给予积极筛查。但对于有创或费用高昂的检查手段，不应作为糖尿病患者卒中风险评估的常规筛查手段，应个体化选择。

2. **冠状动脉粥样硬化性心脏病风险评估** 对所有糖代谢异常的患者应注意询问有无冠状动脉粥样硬化性心脏病的症状，有症状者及时进行相关检查及治疗。糖尿病患者发生冠状动脉粥样硬化性心脏病常无症状，对伴有下述情况的糖尿病患者可考虑行无症状心肌缺血的筛查：糖尿病病程长（如10年以上）或合并其他动脉粥样硬化性疾病（卒中、周围动脉粥样硬化等）。

无症状心肌缺血的筛查手段包括心电图运动负荷试验、动态心肌显像或负荷超声心动图等，应根据患者的具体情况选用，单独动态心电图不能诊断无症状心肌缺血。上述检查结果提示无症状心肌缺血者，可酌情进行冠状动脉CT血管造影（CTA）并计算钙化积分，有利于预测预后和进一步选择治疗手段。

3. **外周动脉闭塞性病变（PAD）风险评估** PAD是指外周血管的动脉粥样硬化而导致的动脉狭窄、闭塞，肢体远端组织缺血、坏死。糖尿病患者是PAD的高危人群，其PAD发生率为8.0%～38.0%，远高于普通人群（3%）。糖尿病合并PAD是导致足部溃疡和下肢截肢的主要原因，同时PAD作为全身动脉硬化的标志，常与其他大血管并发症共存，PAD并发心脑血管疾病的危险是普通人群的3～4倍。糖尿病合并PAD具有患病率高、发病早、无性别差异、进展速度快、多个节段发生病变及病变发生在更远端等特点，且致残率和病死率高。其临床表现各异，大多数患者因无明显症状而不会主动就诊。

建议对于50岁以上的糖尿病患者，应常规进行PAD筛查。伴有PAD危险因素（如高龄、男性、合并心脑血管疾病、血脂异常、高血压、吸烟或糖尿病病程 5 年以上)的糖尿病患者更应每年至少筛查 1 次，旨在溃疡出现之前就能明确诊断。而对于有足溃疡、坏疽的糖尿病患者，不论其年龄，应进行全面的动脉病变检查及评估。

二、糖代谢异常患者心血管病危险因素的管理

糖代谢异常患者的 ASCVD 发病早、病变广、程度重，是致死的主要原因。其治疗原则是在生活方式治疗的基础上，全面控制各种伴随的心血管病危险因素，积极规范心血管病二级预防药物治疗，必要时进行血供重建，以改善患者的长期心血管预后。

(一) 血压的管理

1. 降血压目标　合并症较少或年轻的糖尿病患者的血压目标为 < 130/80mmHg。合并明显蛋白尿肾病的高血压患者，也应考虑较低的血压目标值(收缩压 < 130mmHg)。对 65 岁以上或合并疾病多的患者，可以考虑较高的血压控制目标值 (< 140/90mmHg)。如上述患者应用降血压药治疗后血压 < 130/80mmHg 且耐受良好，也无须改变治疗方案并使血压回调。

2. 降血压治疗　包括限盐和减重在内的生活方式治疗是所有高血压患者的治疗基础。糖尿病患者降血压治疗的原则仍然是血压下降优先于药物选择，血压降低是糖尿病合并高血压患者获益的根本。

与钙通道阻滞药 (CCB) 和肾素血管紧张素醛固酮系统 (RAAS) 抑制药相比，噻嗪类利尿药和 β 受体阻滞药与 2 型糖尿病发病风险增高有关。无强适应证的情况下，糖尿病患者的降血压治疗不首选 β 受体阻滞药。

RAAS 抑制药，即血管紧张素转换酶抑制药 (ACEI) 或血管紧张素 Ⅱ 受体拮抗药 (ARB) 对于心血管高危的糖尿病患者获益更多。RAAS 抑制药可预防 2 型糖尿病微量清蛋白尿的发生，ACEI 强化血压控制可延缓 1 型糖尿病的肾病进展并降低终末期肾衰竭和减少心血管病事件；ARB 可延缓从微量清蛋白尿进展到蛋白尿，并改善肾病预后。糖尿病患者可选择所有一线降血压药，伴蛋白尿的患者强烈建议给予 RAAS 抑制药，大多数患者需要联合两类以上不同机制的药物治

疗。但不建议联合应用多种 RAAS 抑制药。

糖尿病患者通常存在夜间血压升高，经 24h 动态血压监测评估后可考虑在睡前口服降血压药以控制血压。建议在患者能耐受的情况下尽早血压达标，并坚持长期达标。若治疗 2～4 周后评估血压未达标，应及时调整用药方案。

（二）血脂的管理

1. 糖尿病患者血脂异常的特点　1 型糖尿病患者的三酰甘油水平正常，而高密度脂蛋白胆固醇正常或略升高。2 型糖尿病患者常合并多项血脂异常，主要为空腹和餐后三酰甘油中度升高和高密度脂蛋白胆固醇降低，以及富含三酰甘油的脂蛋白升高，包括乳糜微粒和极低密度脂蛋白残粒和小而密的低密度脂蛋白颗粒。肝中脂质进出不平衡引起肝脂肪累积，导致大的极低密度脂蛋白颗粒和三酰甘油水平增加。三酰甘油升高和低高密度脂蛋白胆固醇可导致 ASCVD 风险增加。大型研究结果表明，血脂异常（低密度脂蛋白胆固醇 ≥ 2.6mmol/L、三酰甘油 ≥ 2.3mmol/L 和高密度脂蛋白胆固醇 ≤ 0.88mmol/L）患者心血管疾病事件发生率显著增高，其中低密度脂蛋白胆固醇是最主要的影响因素。

2. 糖尿病患者血脂异常的治疗

（1）控制目标：糖尿病患者的低密度脂蛋白胆固醇应控制在＜ 2.6mmol/L。如果糖尿病伴有 ASCVD 或高血压或其他危险因素，低密度脂蛋白胆固醇应控制在＜ 1.8mmol/L；其他危险因素包括年龄（男 ≥ 45 岁，女 ≥ 55 岁）、吸烟、高密度脂蛋白胆固醇＜ 1.04mmol/L、BMI ≥ 28kg/m^2、早发缺血性心血管病家族史。

（2）治疗方案：临床研究证明他汀类药物具有良好的耐受性和安全性，肌病和横纹肌溶解症主要与剂量有关，中国人群对他汀类药物及联合应用烟酸的耐受性低于欧洲人群。尽管研究发现他汀类药物与新发糖尿病风险相关，但他汀类药物对糖尿病患者的获益大大超过风险。

联合调节血脂治疗可增加不良反应风险。吉非罗齐和他汀类药物存在药动学的相互作用，故应避免联合使用，但非诺贝特与他汀类药物可以联合。对于三酰甘油水平极高的患者(三酰甘油 > 5.65mmol/L)，应采取以降低三酰甘油为主的治疗，此后再起始他汀类药物治疗。如需联合用药，要严密监测不良反应。此外，研究发现非诺贝特可减少糖尿病视网膜病变和周围神经病病变的发生，且此作用与调节血脂治疗无关。

(三) 抗血栓的管理

血小板激活在动脉粥样硬化发生发展过程中起关键作用。2 型糖尿病患者的餐后血糖和持续血糖升高均是血小板激活的重要因素。

1. **阿司匹林** 阿司匹林抑制血栓素 A_2（TXA_2）依赖的血小板活化，不可逆地灭活血小板环氧化酶 1（COX-1）活性而抑制血小板聚集。与非糖尿病患者相同，糖尿病患者长期治疗的推荐剂量为 75～100 mg/d。对于阿司匹林导致的消化道溃疡出血患者，不建议应用氯吡格雷替代阿司匹林，而应在阿司匹林治疗的基础上联合抑酸治疗。

2. **P2Y12 受体拮抗药** 主要包括氯吡格雷、普拉格雷和替格瑞洛。氯吡格雷不可逆地阻断二磷酸腺苷（ADP）P2Y12 受体，可用于阿司匹林不能耐受，或伴有症状的外周血管疾病（PAD）患者。建议 ASCVD 合并糖尿病患者使用 P2Y12 受体拮抗药（如氯吡格雷、普拉格雷、替格瑞洛）治疗 1 年，而行经皮冠状动脉介入治疗（percutaneous coronary intervention，PCI）的患者疗程视支架类型而定。对伴有肾损害的 ACS 患者，替格瑞洛优于氯吡格雷。

(四) 血糖的管理

1. **控制目标** ASCVD 合并糖尿病患者的血糖控制目标一般是 HbA1c < 7.0%，同时要尽量避免低血糖。老年 ASCVD 患者的血糖管理目标应个体化，如 HbA1c 控制在 7.5%～8.5%，而且随着年龄增长及自理能力、认知能力的减退，血糖目标值可进一步放宽；但宽松血糖控制应避免高血糖，降低感染的风险。

2. **降血糖治疗** 生活方式治疗是基础，糖代谢异常和 ASCVD 患者的生活方式治疗有很多共同之处，包括戒烟、医学营养治疗和体力活动等，具体见第 3 章。

各类降血糖药均可应用于 ASCVD 合并糖尿病的患者，但需注意以下几种特殊情况。

(1) 冠状动脉粥样硬化性心脏病患者的血糖控制：血糖升高是急性冠脉综合征患者预后不良的危险因素。血糖和心血管预后之间存在 J 形或 U 形曲线关系，即低血糖和高血糖都会产生负面影响。低血糖诱导儿茶酚胺释放增多，加重心肌缺血和诱发心律失常。降血糖治疗对急性心肌梗死患者的获益仅见于血糖显著升高的患者（>10mmol/L），对于有严重合并症的患者不宜严格控制血糖。此时建议使用胰岛素，将血糖水平控制在 6～10mmol/L。

尚无足够证据支持不同降血糖药对 PCI 患者预后存在差异。PCI 指南建议：服用二甲双胍的患者在介入围术期暂停 48～72h 并严密监测肾功能。

(2) 卒中患者的血糖控制：脑血管疾病患者，特别是伴有严重的神经功能缺损、失语、意识障碍、谵妄、淡漠、认知障碍等情况，低血糖带来的隐患尤为突出，这些患者的低血糖症状更隐匿，更易被神经系统症状掩盖，更易被忽视。

因此，脑血管疾病伴有糖尿病的降血糖方案，应充分考虑卒中患者伴发的神经功能缺损的特点，制订个体化的血糖控制目标，要特别警惕低血糖事件带来的严重危害。

(3) 心力衰竭患者的血糖控制：因存在乳酸性酸中毒的风险，二甲双胍曾被禁用于心力衰竭患者。但研究发现，应用二甲双胍治疗的糖尿病伴心力衰竭患者，病死率、住院率和不良事件发生率均较低。噻唑烷二酮类可引起钠潴留和血容量扩张，并激发或加重心力衰竭和增加住院率。不稳定的心力衰竭患者应慎用沙格列汀或阿格列汀。应用胰岛素治疗不会增加心力衰竭患者的病死率。

三、合并糖代谢异常患者的 ASCVD 治疗

（一）脑血管疾病

对于合并糖尿病的卒中患者，除适度控制血糖外，生活方式干预、控制血脂和血压及抗血小板治疗是预防脑血管疾病复发的重要手段。药物治疗是脑血管疾病二级预防的主要手段，但部分患者可从颈动脉

内膜剥脱术、血供重建术或血管内支架治疗中获益。

（二）冠状动脉粥样硬化性心脏病

对既往无糖代谢异常病史的冠状动脉粥样硬化性心脏病患者，应常规检测 HbA1c、FPG 和 OGTT 以明确糖代谢异常或糖尿病的诊断，对不能确诊糖尿病的患者须每年复查 OGTT。急性冠脉综合征患者于发病后 4～5d 行 OGTT。所有患者应给予积极的药物治疗，优化管理血压、血脂，合理使用抗血栓药物，以缓解症状并改善预后。

1. 药物治疗

（1）降胆固醇治疗：合并糖代谢异常的冠状动脉粥样硬化性心脏病患者是心血管事件极高危人群，调节血脂治疗的首要目标是采用合适强度的他汀类药物治疗，在患者可以耐受的前提下，使低密度脂蛋白胆固醇达标。低密度脂蛋白胆固醇的控制目标为 < 1.8mmol/L 或较治疗前基线水平下降 ≥ 50%。对所有无禁忌证的糖代谢异常合并冠状动脉粥样硬化性心脏病患者，均应接受他汀类药物降胆固醇的治疗。对采用合适剂量的强效他汀类药物治疗后低密度脂蛋白胆固醇仍不能达标的患者，可联合使用他汀类药物与胆固醇吸收抑制药依折麦布。在低密度脂蛋白胆固醇达标后，应注意使非低密度脂蛋白胆固醇水平同时达标（< 2.6mmol/L）。积极改善生活方式是降低非低密度脂蛋白胆固醇的有效方法，必要时考虑联合贝特类或烟酸类药物。

（2）抗血小板治疗：所有无阿司匹林禁忌证的冠状动脉粥样硬化性心脏病患者均应应用阿司匹林。急性冠脉综合征患者应联合应用 P2Y12 受体拮抗药和阿司匹林。

（3）β 受体阻滞药：β 受体阻滞药可缓解心绞痛，预防再梗死、猝死和室性心律失常，有效改善心肌梗死患者的预后，所有冠状动脉粥样硬化性心脏病患者均应使用，对急性冠脉综合征的治疗价值更大。

β 受体阻滞药可增加胰岛素抵抗和掩盖低血糖症状，而非扩张血管的 $β_1$ 受体阻滞药（如美托洛尔和阿替洛尔）和有扩血管特性的 β 受体阻滞药（如卡维地洛、拉贝洛尔和奈比洛尔）对代谢的影响不同。

总体上，对于合并糖尿病的冠状动脉粥样硬化性心脏病患者 β 受体阻滞药治疗的获益远大于其对糖代谢的负面影响。

(4) RAAS 抑制药：下列合并糖代谢异常的冠状动脉粥样硬化性心脏病患者应给予 RAAS 抑制药：①左心室射血分数 < 40%、高血压、慢性肾病患者，尽早开始并长期治疗；②所有 ST 段抬高型心肌梗死患者都应考虑；③糖尿病合并稳定型冠状动脉粥样硬化性心脏病患者。

(5) 硝酸酯类药物：不能改善预后，主要用于缓解心绞痛症状。对无心肌缺血证据的稳定型冠状动脉粥样硬化性心脏病患者，其治疗价值不明。

(6) 钙通道阻滞药：主要用于控制心绞痛症状。非二氢吡啶类钙通道阻滞药维拉帕米和地尔硫䓬可预防再梗死和死亡，可作为 β 受体阻滞药禁忌时的替代治疗，应避免与 β 受体阻滞药联用。对 β 受体阻滞药治疗后心绞痛或血压控制不满意的患者，可选择二氢吡啶类钙通道阻滞药。

(7) 依伐布雷定：控制心绞痛症状。可用于治疗 β 受体阻滞药禁忌或不能耐受的慢性稳定型心绞痛患者，如症状仍未缓解或心率 > 70 次 / 分，尤其是存在左心室功能不全时，建议与 β 受体阻滞药联用。

2. 血供重建治疗　除了左主干狭窄 ≥ 50%，前降支近端狭窄或三支病变伴左心室功能减低的患者，糖尿病合并稳定型冠状动脉粥样硬化性心脏病患者行血供重建与药物治疗相比生存率没有改善。

糖尿病合并复杂、多支严重冠状动脉病变的患者，冠状动脉旁路移植术（coronary artery bypass grafting，CABG）优于 PCI。临床中在决定血供重建策略时，必须进行个体化的风险评估并告知患者。

与金属裸支架相比，药物洗脱支架可减少糖尿病患者靶血管重建率，充足疗程的双联抗血小板治疗非常重要。稳定型心绞痛或急性冠脉综合征行血供重建的糖尿病患者抗血栓治疗与非糖尿病患者相似。

第四节　糖尿病视网膜病变

糖尿病视网膜病变（diabetic retinopathy，DR）是工作年龄人群第一位的致盲性疾病。随着糖尿病患者病程的延长，糖尿病视网膜病变的患病率逐年增加，致盲率也逐年升高。

一、流行病学特征

在许多国家,糖尿病视网膜病变是成年人中可预防性失明的最常见原因。一项我国流行病学的荟萃分析显示,我国糖尿病视网膜病变、非增生性糖尿病视网膜病变(non-proliferative DR,NPDR)与增生性糖尿病视网膜病变(proliferative DR,PDR)在总体人群中的患病率分别为 1.3%、1.1%和 0.1%,在糖尿病人群中的发病率分别是 23.0%、19.1%和 2.8%。基于我国各地区流行病学调查显示,糖尿病黄斑水肿与临床有意义的黄斑水肿(clinical significant macular edema,CSME)在糖尿病人群中的患病率分别为 5.2%和 3.5%。

二、定义、分期及糖尿病黄斑水肿的分型

(一)定义

糖尿病视网膜病变是糖尿病导致的视网膜微血管损害所引起的一系列典型病变,是一种影响视力甚至致盲的慢性进行性疾病。

(二)分期

糖尿病视网膜病变新的分期方法延续了我国 1985 年中华医学会眼科学分会眼底病学组的分期方法,在内容中与国际分类相衔接。具体见表 5-10。

表 5-10 糖尿病视网膜病变分期

	分期	临床表现
NPDR	Ⅰ期(轻度非增生期)	仅有毛细血管瘤样膨出改变
	Ⅱ期(中度非增生期)	介于轻度到重度之间,可合并视网膜出血、硬性渗出和(或)棉絮斑
	Ⅲ期(重度非增生期)	每象限视网膜内出血点≥20 个,或至少 2 个象限已有明确的静脉串珠样改变,或至少 1 个象限视网膜内微血管异常,无明显特征的增生性糖尿病视网膜病变

续表

	分期	临床表现
PDR	Ⅳ期（增生早期）	出现视网膜新生血管（NVE）或视乳头新生血管（NVD），当 NVD > 1/4 ～ 1/3 视乳头直径（disc area，DA）或 NVE > 1/2DA，或伴视网膜前出血或玻璃体出血时称"高危增生型"
	Ⅴ期（纤维增生期）	出现纤维膜，可伴视网膜前出血或玻璃体出血
	Ⅵ期（增生晚期）	牵拉性视网膜脱离，合并纤维膜，可合并或不合并玻璃体积血，也包括虹膜和房角的新生血管

增生性糖尿病视网膜病变分为两种类型：一种以视网膜新生血管为主，也称红色花边型 PDR（florid PDR）；另一种以纤维血管膜或纤维膜为主，也称胶质增生型 PDR（gliotic PDR）。

（三）糖尿病黄斑水肿（diabetic macular edema，DME）

黄斑区内毛细血管渗漏致黄斑中心 2 个 DA 视网膜增厚，称为糖尿病黄斑水肿（diabetic macular edema，DME）。

糖尿病黄斑水肿有局灶型和弥漫型，根据治疗效果可分为临床有意义的黄斑水肿（clinical significant macular edema，CSME）、弥漫性黄斑水肿和黄斑缺血。

1. CSME 又称局灶性黄斑水肿。黄斑区有出血点，通常有环形或三角形硬性渗出沉积，FFA 显示局部早期分散的强荧光点，后期渗漏，液体来自毛细血管瘤样膨出，如果黄斑中心 500μm 内视网膜增厚、黄斑中心 500μm 内有硬性渗出伴邻近视网膜增厚、≥ 500μm 有硬性渗出及视网膜增厚，并影响位于黄斑中心周围至少 1 个视盘范围的任意部分。

2. 弥漫性黄斑水肿 通常黄斑区毛细血管造影晚期广泛渗漏，通常看不到毛细血管瘤样膨出，常无硬性渗出，黄斑区视网膜弥漫性增厚，可有视网膜内囊性改变。

3. 黄斑缺血（macular ischemia） 系指黄斑区内毛细血管网的部分闭锁，可出现在黄斑中心凹旁或中心凹部，表现为中心凹毛细血管拱环扩大，无论是局灶性黄斑水肿还是弥漫性黄斑水肿，均可合并不同程度的缺血性改变,这时也称"混合型黄斑水肿"。

三、危险因素及预防

(一)糖尿病的危险因素

血糖、血压、血脂是视网膜病变发生的3个重要危险因素,其中糖尿病病程是最重要的发生因素。1型糖尿病患者病程5年、10年、15年糖尿病视网膜病变发生率分别为25%、60%和80%。2型糖尿病5年以内病程者,使用胰岛素治疗与不使用胰岛素治疗的患者中发生糖尿病视网膜病变的比例为40%和24%,该比例在病程长达19年以上的患者中分别增加到84%和53%。2型糖尿病患者病程5年以下与25年以上发生增生性糖尿病视网膜病变的比例分别为2%和25%。糖尿病患者的血糖水平、糖化血红蛋白水平与糖尿病视网膜病变的发生有直接关系。

糖尿病视网膜病变的发生发展还与不良嗜好有关,如吸烟、饮酒。吸烟是2型糖尿病发生糖尿病视网膜病变独立的可控风险因素。不吸烟者相比吸烟者糖尿病视网膜病变6年发生率低1/3,戒烟可以帮助预防糖尿病视网膜病变的进展。其他的风险因素包括蛋白尿、妊娠、体重指数等。

(二)糖尿病视网膜病变风险因素的预防

良好的血糖控制,可以帮助阻止糖尿病视网膜病变发生,减缓增生期病变发生进程,尤其是糖尿病早期良好的血糖控制,对于糖尿病视网膜病变的长久预后非常重要。有DME的患者应避免使用吡格列酮,有证据提示吡格列酮可能增加DME发生率高达2.6倍。

血压控制可以缓解糖尿病视网膜病变的进展。澳大利亚、英国、加拿大指南推荐血压应控制在130/80mmHg以下。1型糖尿病应用RASS抑制药治疗可显著降低50%的糖尿病视网膜病变进展。

降低血脂水平可以降低糖尿病视网膜病变的发生发展。阿司匹林可能使增生性糖尿病视网膜病变患者发生玻璃体出血的时间延长,建议糖尿病视网膜病变患者在心血管医师管理下依据心血管并发症决定是否需要服用阿司匹林。

四、筛　　查

(一)糖尿病视网膜病变筛查起始时间

不同类型的糖尿病，开始筛查糖尿病视网膜病变及随诊的时间安排也有所不同。建议：①青春期前或青春期诊断的 1 型糖尿病在青春期后（12 岁后）开始检查眼底，之后应每年随诊，青春期后发病的糖尿病患者一旦确诊即进行糖尿病视网膜病变筛查。② 2 型糖尿病应在确诊时开始筛查眼底病变，每年随诊 1 次。③妊娠糖尿病应在妊娠前或妊娠初期 3 个月内开始筛查。④如果患者得不到充分的视网膜评估，则应由眼科医师进行检查。

(二)糖尿病视网膜病变筛查内容

糖尿病视网膜病变的初筛可由全科医师或经过培训的社区人员进行，非眼科人员进行筛查可通过视力检查，一旦视力 ≤ 0.63（20/30 或 4.8）的患者出现突发的视力下降及视物模糊应立即转诊。

资源有限的医院，可以进行直接眼底镜或间接眼底镜检查或眼底照相，能够对糖尿病视网膜病变进行分期，最好是由眼科医师进行，如果无眼科医师，可由经过培训的全科医师进行。资源充足的医院，具备各种眼底照相、荧光素眼底血管造影检查（fluorescein fundus angiography，FFA）、光学相干断层扫描技术（optical coherence tomography，OCT）及治疗设备，可以对严重视网膜病变进行评估和干预。

五、评　　估

(一)糖尿病患者首诊评估

糖尿病患者首诊时应行详细的眼科评估以全面了解双眼视力情况，糖尿病视网膜病变的严重程度，是否伴有黄斑水肿及黄斑水肿的分型。同时了解患者的糖尿病病史及治疗情况。

1. 病史记录要点　①糖尿病病程；②既往和当前血糖控制（糖化血红蛋白）和生化检查结果；③药物（尤其是胰岛素、口服降糖药、降压药和降脂药和全身抗凝药）；④全身疾病病史（如肾脏疾病）；

⑤眼病史，眼和全身手术史。

2. **初次体检要点** ①视力；②眼压；③必要时行前房角镜检查（例如，发现虹膜新生血管或眼压升高时）；④裂隙灯生物显微镜；⑤眼底检查。

3. **眼底检查评估方法**

(1) 诊断糖尿病视网膜病变最常用的两个方法是散瞳后眼底照相和裂隙灯生物显微镜下眼底检查。

(2) 眼底情况的检查需要注意：①帮助糖尿病视网膜病变的诊断和分期；②周边视网膜及玻璃体检查；③黄斑水肿检查，建议采用 OCT 和 FFA；④新生血管检查（NVD 和 NVE），必要时可用 FFA；⑤严重 NPDR 征象；⑥玻璃体出血或白内障，建议使用眼底超声评估视网膜被牵拉和牵引性视网膜脱离。

（二）糖尿病视网膜病变患者随访评估

糖尿病视网膜病变患者随访检查时，视觉症状、视力、眼压和眼底检查是必不可少的。

1. **随访病史** ①视觉症状；②血糖及糖化血红蛋白（HbA1c）；③全身情况（如妊娠、血压、血清胆固醇、肾功能）；④全身用药情况；⑤眼部治疗。

2. **随访时查体项目** ①视力；②眼压；③裂隙灯与虹膜检查；④眼底检查；⑤必要时行前房角镜检查（例如，可疑虹膜新生血管或眼压升高时）。

3. **辅助检查** ①各种类型的眼底照相设备。② FFA 并非诊断 DME 或 PDR 所必需，这两者都能通过临床检查进行确诊。③ FFA 可用于指导 DME 治疗和评价不明原因的视力下降。FFA 可识别可能导致黄斑水肿的黄斑毛细血管无灌注区或毛细血管渗漏来解释视力丧失的原因。④ OCT 是识别视网膜水肿的部位和严重程度的最灵敏的方法。

4. **患者教育** ①与患者讨论检查结果及其意义；②建议无糖尿病视网膜病变的糖尿病患者每年接受 1 次散瞳检查；③告知患者糖尿病视网膜病变的有效治疗依赖于及时的治疗，即使是有良好的视力且无眼部症状者也要定期随诊；④告知患者降低血脂水平、维持接近正常的血糖水平和血压的重要性；⑤与内科医师或内分泌科医师沟通眼部的相关检查结果；⑥为手术效果不好或无法接受治疗的患者提供适当的支持（如提供咨询、康复或社会服务等）；⑦为低视力患者提供低视力功能康复治疗和社会服务。

六、干预治疗

（一）非增生期糖尿病视网膜病变

根据糖尿病视网膜病变的程度及是否合并黄斑水肿，来决定是否行激光治疗。对于未合并黄斑水肿的糖尿病视网膜病变不建议行全视网膜光凝（panretinal photocoagulation，PRP）治疗。NPDR 如合并临床有意义的 DME 进行光凝，可减少 5 年内视力严重下降的风险，一般先行黄斑局部光凝+推迟的 PRP，即 PRP 只在发生重度 NPDR 或 PDR 时再进行，这种方式是降低中等程度视力下降最有效的治疗措施。对 NPDR 早期 PRP 治疗显示出对视力的不利影响和视野缩小。

（二）增生期糖尿病视网膜病变

增生早期糖尿病视网膜病变如果不合并黄斑水肿可考虑推迟 PRP，直至出现黄斑水肿。合并 DME 的重度 NPDR 和 PDR 早期，进行光凝对比推迟光凝 5 年视力严重下降的风险从 6.5% 降到 3.8%～4.7%。因此，合并黄斑水肿的增生早期糖尿病视网膜病变可先行 PRP，PRP 后如果仍存在黄斑水肿再进行黄斑局部光凝。不建议 PRP 和黄斑光凝同时进行。PRP 的目的是破坏视网膜的无灌注区，降低视网膜的缺血反应。对高危 PDR 增生早期，应在能看清眼底时尽快积极地进行 PRP。PDR 增生晚期存在纤维血管膜（胶质型 PDR）和牵拉性视网膜脱离，建议行玻璃体切割术。

（三）DME 的治疗方法

包括激光治疗、抗 VEGF 治疗和糖皮质激素治疗。根据疾病特征选择适合的单独治疗或联合治疗方法。

1. DME 的激光治疗　可用激光治疗的视网膜病变包括两种，即视网膜强荧光点（大多数是毛细血管瘤样膨出）和渗漏区（包括视网膜无血管区、视网膜内微血管异常、弥漫渗漏的毛细血管床），前者采用局部光凝治疗，后者采用格栅光凝治疗。弥漫性黄斑水肿及部分不能明确划分到临床有意义的黄斑水肿，激光治疗未显示出有效，通常首选其他治疗方法，如抗 VEGF、眼内应用糖皮质激素或手术治疗。一般光凝治疗 3~4 个月后再次评估黄斑水肿存在与否，倘若存在激光可治疗的病变则再次进行局部光凝。

2. **抗 VEGF 治疗和与光凝的组合治疗** VEGF 是参与 DME 病理生理过程的一个重要因子，缺氧、高血糖的病理条件可导致 VEGF 上调，进而引起渗漏、血管增生等病理过程。目前临床有 4 种抗 VEGF 制剂，即雷珠单克隆抗体、贝伐单克隆抗体（标签外用药）、阿柏西普、康柏西普。经抗 VEGF 治疗，水肿消退后再次评估黄斑水肿类型，如果是临床有意义的黄斑水肿，尚存在血管瘤，建议对血管瘤进行直接局部光凝治疗。

3. **糖皮质激素的玻璃体腔注射治疗** 当前的临床试验显示，不含防腐剂的曲安奈德单一治疗随诊 3 年劣效于光凝治疗，曲安奈德联合光凝劣效于雷珠单克隆抗体联合即刻光凝或推迟光凝。应用糖皮质激素治疗，要考虑高眼压和白内障形成的并发症。

4. **DME 的玻璃体切割术治疗** 由于手术具有一定的风险，玻璃体切割术一般不作为首选治疗方法，但黄斑前膜和玻璃体黄斑牵引导致的黄斑水肿应考虑行玻璃体切割术，无牵引的持续不吸收的黄斑水肿也可以考虑行玻璃体切割术，但要考虑存在视力下降的风险。

第五节 糖尿病肾病

糖尿病肾病（diabetic kidney disease，DKD）是糖尿病最主要的微血管并发症之一，是目前引起终末期肾病（end-stage renal disease，ESRD）的首要原因。我国糖尿病肾病的患病率亦呈快速增长趋势，2009—2012 年我国 2 型糖尿病患者的糖尿病肾病患病率在 40% 左右。糖尿病肾病起病隐匿，一旦进入大量蛋白尿期后，进展至 ESRD 的速度约为其他肾病变的 14 倍，因此，早期诊断、预防与延缓糖尿病肾病的发生、发展对提高糖尿病患者存活率，改善其生活质量具有重要意义。

一、定 义

2014 年美国糖尿病协会（ADA）与肾病基金会（NKF）达成共识，认为糖尿病肾病是指由糖尿病引起的慢性肾病，主要包括 GFR < 60 ml/（min·1.73 m^2）或尿清蛋白/肌酐比值（ACR）> 30mg/g 持续超过 3 个月。糖尿病性肾小球肾病（diabetic glomerulopathy）专指经肾活检证实的由糖尿病引起的肾小球病变。

二、诊 断

（一）临床诊断依据

1. **尿清蛋白** 微量清蛋白尿是糖尿病肾病早期的临床表现，也是诊断糖尿病肾病的主要依据。其评价指标为尿清蛋白排泄率（UAE）或尿清蛋白/肌酐比值（ACR）。个体间 UAE 的差异系数接近 40%，与之相比，ACR 更加稳定且检测方法方便，只需要检测单次随机晨尿即可，故推荐使用 ACR。尿清蛋白排泄异常的定义见表 5-11。

因尿清蛋白排泄受影响因素较多，需在 3～6 个月复查，3 次结果中至少 2 次超过临界值，并且排除影响因素如 24h 内剧烈运动、感染、发热、充血性心力衰竭、明显高血糖、妊娠、明显高血压、尿路感染，可做出诊断。

表 5-11 尿清蛋白排泄异常的定义

尿清蛋白排泄	单次样本 ACR（mg/g）	24h 样本 24hUAE（mg/24h）	某时段样本 UAE（μg/min）
正常清蛋白尿	< 30	< 30	< 20
微量清蛋白尿	30～300	30～300	20～200
大量清蛋白尿	> 300	> 300	> 200

ACR. 尿清蛋白/肌酐比值；UAE. 尿清蛋白排泄率

2. **糖尿病视网膜病变** 糖尿病视网膜病变常早于糖尿病肾病发生，大部分糖尿病肾病患者患有糖尿病视网膜病变，糖尿病视网膜病变被 NKF/KDOQI 指南作为 2 型糖尿病患者糖尿病肾病的诊断依据之一。

(二)筛查和肾功能评价

肾功能改变是糖尿病肾病的重要表现,反映肾功能的主要指标是GFR,根据GFR和其他肾损伤证据可对慢性肾病(CKD)进行分期(表5-12)。2006年我国预估肾小球滤过率(eGFR)协作组制定的适用于中国人的改良MDRD公式:eGFR $[ml/(min \cdot 1.73m^2)]=175 \times$ 血清肌酐$(SCr)^{-1.234} \times$ 年龄$^{-0.179}$(如果是女性,$\times 0.79$)。

鉴于尿清蛋白和GFR对糖尿病肾病的重要性,对这两项的检测是目前糖尿病肾病的筛检项目,一旦确诊糖尿病,应每年都进行筛检:①所有2型糖尿病患者确诊时和1型糖尿病患者病程超过5年时每年检查1次以评估UAE/AER。②所有成年糖尿病患者,不管UAE/AER如何,每年应至少检查1次血肌酐,并用血肌酐估计GFR。如果有CKD,需进行分期。

表5-12 慢性肾病的肾功能分期

分期		特点描述	肾小球滤过率 $[ml/(min \cdot 1.73m^2)]$
1期		GFR增加或正常伴肾损伤	≥90
2期		GFR轻度降低伴肾损伤	60~89
3期	3a	GFR轻、中度降低	45~59
	3b	GFR中、重度降低	30~44
4期		GFR重度降低	15~29
5期		肾衰竭	<15或透析

GFR:肾小球滤过率;肾损伤、指病理、血、尿或影像学检查的异常

(三)临床诊断标准

我国目前仍无统一的糖尿病肾病诊断标准,《糖尿病肾病防治专家共识(2014版)》推荐采用的诊断标准:①糖尿病伴大量清蛋白尿;②糖尿病视网膜病变伴任何一期慢性肾病;③在10年以上糖尿病病程的1型糖尿病中出现微量清蛋白尿。符合任何一项者可考虑为糖尿病肾病(适用于1型糖尿病及2型糖尿病)。诊断时,出现以下情况之一的应考虑其慢性肾病是由其他原因引起的:①无糖尿病视网膜病变;②GFR较低或迅速下降;③蛋白尿急剧增多或有肾病综合征;

④顽固性高血压；⑤尿沉渣活动表现；⑥其他系统性疾病的症状或体征；⑦ACEI 或 ARB 类药物开始治疗后 2～3 个月 GFR 下降超过 30%。

（四）临床分期和病理分级

1987 年 Mogensen 建议，根据糖尿病肾病的病理生理特点和演变过程，将糖尿病肾病分为 5 期（表 5-13）。

表 5-13　糖尿病肾病分期

分期	尿蛋白	病理生理
Ⅰ期：急性肾小球高滤过期	正常	肾小球入球小动脉扩张，肾小球内压增加，GFR 升高，伴或不伴肾体积增大
Ⅱ期：正常清蛋白尿期	休息时 UAE 正常（＜20μg/min 或＜30mg/24 h），或呈间歇性微量清蛋白尿（如运动后、应激状态）	肾小球基底膜轻度增厚
Ⅲ期：早期糖尿病肾病期	UAE 20～200μg/min 或 30～300mg/24 h，以持续性微量清蛋白尿为标志	肾小球基底膜（GBM）增厚及系膜进一步增宽
Ⅳ期：临床（显性）糖尿病肾病期	进展性显性清蛋白尿，部分可进展为肾病综合征	肾小球病变更重，如肾小球硬化、灶性肾小管萎缩及间质纤维化
Ⅴ期：肾衰竭期		

三、预防与治疗

糖尿病肾病的防治分为 3 个阶段。第一阶段为糖尿病肾病的预防，对重点人群进行糖尿病筛查，发现糖耐量受损或空腹血糖受损的患者，采取改变生活方式、控制血糖等措施，预防糖尿病及糖尿病肾病的发生。第二阶段为糖尿病肾病早期治疗，出现微量清蛋白尿的糖尿病患者，给予糖尿病肾病治疗，减少或延缓大量蛋白尿的发生。第三阶段为预防或延缓肾功能不全的发生或进展，治疗并发症，出现肾功能不全者考虑肾替代治疗。糖尿病肾病的治疗以控制血糖、血压和减少尿蛋白为主,还包括生活方式干预、纠正脂质代谢紊乱、治疗肾功能不全的并发症、透析治疗等。

(一) 生活方式指导

改变生活方式包括饮食治疗、运动、戒酒、戒烟、控制体重,有利于减缓糖尿病肾病进展,保护肾功能。近期研究证明,控制多种危险因素(如降低血糖、调节血脂、降血压)并注意生活干预后糖尿病肾病发展至肾衰竭的比例明显下降,患者的生存率明显增加。

1.医学营养治疗 高蛋白摄入(超过总热量的20%)与轻度肾损伤糖尿病患者中肾功能的下降、糖尿病合并高血压患者中微量清蛋白尿的发展相关联。因此,糖尿病肾病患者应避免高蛋白饮食,严格控制蛋白质每日摄入量不超过总热量的15%,微量清蛋白尿者蛋白质的摄入量应控制在0.8～1.0g/kg,显性蛋白尿及肾功能损害者蛋白质的摄入量应控制在0.6～0.8g/kg。由于蛋白质的摄入减少,摄入的蛋白质应以生物学效价高的优质蛋白质为主,可从家禽、鱼类等食物中获得。

限制钠盐的摄入,每日摄入量控制在2000～2400mg,高血压者可配合降血压药治疗。

尚无明确证据表明富含纤维的蔬菜的摄入对糖尿病肾病有益。

与执业营养师一起完成营养控制目标,可改善糖尿病肾病患者的预后。

2.运动 体力活动可诱导糖尿病肾病早期的尿蛋白暂时升高,长期规律的运动可提高胰岛素敏感性,改善糖耐量,减轻体重,改善脂质代谢,改善内皮功能,控制血糖、血压,减缓糖尿病及糖尿病肾病的发生发展。

患者每周应至少进行150min以上中等强度的有氧运动(运动时心率达到最高值的50%～70%),每周至少运动3d,每周至少安排2次对抗性训练。

不适当的运动可因胰岛素水平不足诱发酮症,也可因过度耗能诱发低血糖,因此运动强度、持续时间、频率、项目的选择都要个体化,建议糖尿病肾病患者在专业人士的指导下制订合理的运动方案或参加运动计划,提高依从性,减少运动不良后果的发生。

3. 戒烟 吸烟是糖尿病肾病患者蛋白尿及肾功能进展的危险因素,戒烟或减少吸烟是糖尿病患者预防或控制糖尿病肾病进展的重要措施。

(二)控制血糖

DCCT、UKPDS 等研究证实,严格控制血糖可减少糖尿病肾病的发生或延缓其病程进展。

2 型糖尿病合并慢性肾病的口服降血糖药选择

(1)选药原则:在有效降低血糖的同时,不增加低血糖发生的风险,同时避免诱发乳酸性酸中毒或增加心力衰竭风险。口服降血糖药选择应基于药物的药动学和药效学特征及患者的肾功能水平综合判断。

(2)血糖控制目标:《中国成人 2 型糖尿病 HbA1c 控制目标的专家共识》建议对 2 型糖尿病合并中、重度慢性肾病患者的 HbA1c 可适当放宽控制在 7.0%～9.0%。由于慢性肾病患者的红细胞寿命缩短,HbA1c 可能被低估。在 CKD 4～5 期的患者中,用糖化血清蛋白可更可靠地反映血糖控制水平,同时应监测空腹血糖及餐后血糖以更全面地了解血糖控制情况。

(3)口服降血糖药的选择:慢性肾病患者对经肾排泄的药物或其活性代谢产物清除能力下降,口服药物不当将不同程度地增加低血糖及其他不良事件的风险。一般而言,当 GFR < 60 ml/(min·1.73m^2)时大多数口服降血糖药需酌情减量或停药。常用口服降血糖药在不同肾功能分期中的应用见图 5-3。

1)双胍类:二甲双胍不经肝代谢,直接以原形经肾排泄,当肾功能受损时,易发生二甲双胍和乳酸在体内堆积,增加乳酸性酸中毒风险。因此,二甲双胍用于 CKD 3a 期患者时应减量,CKD 3b 期时停用。当 GFR < 45 [ml/(min·1.73m^2)] 不推荐使用,GFR < 30 [ml/(min·1.73m^2)] 时禁用。当肾功能受损的患者应用二甲双胍时应注意肾功能变化,每年至少检查 1 次肾功能。

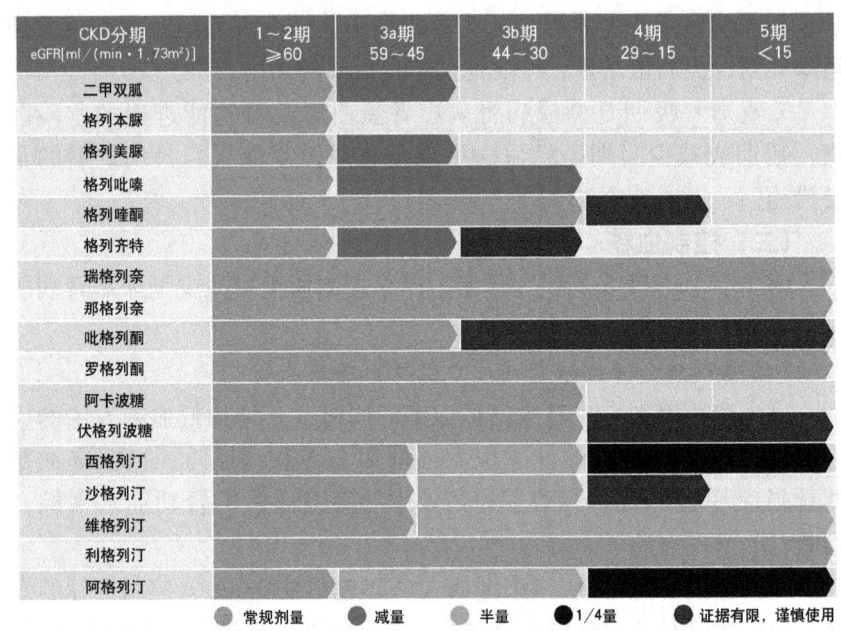

图 5-3 常用口服降血糖药在不同肾功能分期中的应用

2）磺脲类

①第一代磺脲类药物（如氯磺丙脲等）目前临床上已基本被淘汰。

②第二代磺脲类药物：格列本脲半衰期较长，其活性代谢产物约 50% 经肾排泄，故易在慢性肾病患者体内积聚，从而可能引起严重的低血糖，且持续时间可超过 24h，因此格列本脲仅可用于 CKD 1～2 期的患者。格列美脲的代谢产物仍有降血糖活性，其代谢产物及原形的 60.0% 经肾排泄。格列美脲可用于慢性肾病 1～2 期的患者且无须调整剂量；3a 期患者须减量；3b～5 期患者禁用。

格列吡嗪和格列齐特的代谢产物均无降血糖活性，虽主要经肾排泄，但低血糖风险小于前两者。推荐格列吡嗪用于 CKD 1～2 期患者且无须调整剂量；CKD 3 期患者须减量，CKD 4～5 期患者禁用。格列齐特用于 CKD 1～2 期患者且无须调整剂量；CKD 3a 期患者应用时减量，CKD 3b 期患者需谨慎用药；CKD 4～5 期患者禁用。

格列喹酮的代谢产物无降血糖作用且大部分从粪便排泄，仅5%由肾排泄，受肾功能影响较小。格列喹酮用于CKD 1～3期患者无须调整剂量；CKD 4期患者需谨慎用药；CKD 5期患者禁用。

3）格列奈类：瑞格列奈和那格列奈在CKD1～5期患者无须调整剂量。对于起始用药的GFR＜30ml/（min·1.73m^2）的患者，那格列奈应从每餐60mg开始。瑞格列奈如为患者的起始用药，应从0.5mg起始。

4）噻唑烷二酮类：吡格列酮和罗格列酮均经肝代谢，不增加低血糖风险。此类药物的常见不良反应是体重增加、水钠潴留和心力衰竭。纽约心脏学会（NYHA）功能分级2级以上的患者禁用。绝经后妇女服用该类药物增加骨折和骨质疏松风险，因此慎用于潜在骨疾病的患者（如肾性骨营养不良）。吡格列酮用于CKD 1～3a期患者时，无须调整剂量；CKD 3b～5期患者用药经验有限，需谨慎用药。肾功能损伤的患者单用罗格列酮时无须调整剂量。

5）α-糖苷酶抑制药：阿卡波糖口服后很少部分被吸收，随肾功能的降低，药物本身及其代谢产物的血药浓度显著增加。阿卡波糖可用于CKD 1～3期患者；CKD 4～5期患者禁用。伏格列波糖可用于CKD 1～3期患者，CKD 4～5期患者慎用。米格列醇临床应用时间短且不够广泛。

6）GLP-1：艾塞那肽经肾排泄且透析患者不能耐受其胃肠道不良反应，因此不推荐用于CKD 4～5期的患者。利拉鲁肽也仅用于CKD1～2期患者，在中度肾功能损害患者中的治疗经验有限，不推荐用于包括终末期肾病患者在内的重度肾功能损害患者。

7）DPP-4抑制药：西格列汀约79.0%从尿中排泄，中度肾功能不全的患者使用西格列汀后其血浆曲线下面积（AUC）约增加2倍，重度肾功能不全和终末期肾病患者约增加4倍，同时西格列汀可少量被透析清除。推荐西格列汀用于GFR≥50 ml/（min·1.73m^2）的CKD患者时无须调整剂量，当GFR在30～50ml/（min·1.73m^2）时减量至50mg，每天1次；GFR＜30 ml/（min·1.73m^2）或透析的患者可减量至25mg，每天1次。

沙格列汀通过肾和肝排泄，用于轻度肾功能不全时无须调整剂量；中或重度肾功能不全患者剂量调整为 2.5mg，每天 1 次；重度肾功能不全患者中用药经验非常有限，使用时应谨慎。

维格列汀在人体内主要通过代谢消除，约占给药剂量的 69.0%；其主要代谢产物无药理活性，约有 23.0% 以药物原形从肾中排泄。对于中度或重度肾功能不全患者，维格列汀的峰浓度无明显增加，由于半衰期延长致使暴露水平增加约 2 倍。因此，中、重度肾功能不全患者维格列汀 50mg（每天 1 次）就可以维持 24h 对 DPP-4 的抑制作用。

阿格列汀 60.0%～71.0% 以原形通过肾排泄。轻度肾功能受损患者中，阿格列汀的血浆 AUC 升高程度不具有临床相关性。中、重度肾功能受损和终末期肾病患者中，阿格列汀的血浆 AUC 分别约升高 2 倍、3 倍和 4 倍，透析 3h 可清除体内 7.0% 的药物。因此，中、重度糖尿病合并 CKD 患者应谨慎用药。

利格列汀大部分（约 90.0%）以原形排泄，肾排泄低于给药剂量的 5.0%，因此该药的使用不受肾功能的影响，可用于 CKD 1～5 期的患者且无须调整剂量。

（4）胰岛素治疗：肾功能受损者胰岛素的排泄减少，故 CKD 3 期以上的患者胰岛素用量需减少。

（三）控制血压

血压升高不仅是加速糖尿病肾病进展的重要因素，也是决定患者心血管疾病预后的主要风险因素。在 2 型糖尿病肾病患者中，血压对肾功能的影响更加突出，收缩压＞140mmHg 的患者，其肾功能每年下降的速度为 13.5%，而收缩压＜140mmHg 者每年肾功能下降的速度是 1%。

1.**血压控制目标**　糖尿病患者的血压控制目标为＜140/90mmHg，对年轻患者或合并肾病者的血压控制目标为＜130/80 mmHg。

2.**降血压药的选择**　ACEI 或 ARB 在糖尿病肾病中有控制血压、减少蛋白尿、延缓肾功能进展的作用，是目前治疗糖尿病肾病临床证据最多的药物，其被推荐为治疗糖尿病肾病的一线药物。糖尿病肾病或糖尿病合并高血压的患者首选一种，不能耐受时以另一种替代，使用期间应监测血清肌酐及血钾水平。ACEI 或 ARB 降血压效果不理想时，可联合使用钙通道阻滞药（CCB）、噻嗪类药或袢利尿药、β 受体阻滞药等降血压药。暂不推荐应用该类药物作为糖尿病肾病的一级预防。

（四）纠正脂质代谢紊乱

高脂血症不仅直接参与糖尿病胰岛素抵抗和心血管并发症的发生，低密度脂蛋白胆固醇还可通过作用于肾小球系膜细胞上的低密度脂蛋白受体，导致系膜细胞和足细胞的损伤，加重蛋白尿和肾小球及肾小管间质纤维化的进展。糖尿病患者并发肾病综合征和肾功能不全，又会进一步加重高脂血症。因此，积极纠正糖尿病肾病患者体内脂代谢紊乱，亦对糖尿病肾病具有重要意义。

1. **血脂控制目标** 糖尿病肾病患者血脂干预治疗切点：血低密度脂蛋白胆固醇＞ 3.38mmol/L（130mg/dl），三酰甘油＞ 2.26mmol/L（200mg/dl）。

治疗目标：低密度脂蛋白胆固醇水平降至＜ 2.6mmol/L，TG 降至＜ 1.5mmol/L。

2. **调节血脂药物的选择** 研究表明，他汀类药物可减少糖尿病血管疾病的发生率和肾功能减退，建议所有糖尿病合并高脂血症患者均应首选口服他汀类药物治疗，以三酰甘油升高为主时可首选贝特类调节血脂药。

2 型糖尿病患者常合并混合性高脂血症。单一调节血脂药大剂量时不良反应增加，为了提高调节血脂治疗的达标率，往往需不同类别的调节血脂药联合应用。

他汀类药物和贝特类药物联用：混合性高脂血症经单用他汀类药物或贝特类药物未达标者，可考虑两药联合治疗。尽管目前有证据表明两药合理联用是安全的，但除非是特别严重的混合性血脂异常，一般应单药治疗；必要时谨慎联合，但剂量应小；两药分开时间服用；他汀类药物和贝特类药物联用时，首选非诺贝特。有以下特殊情况者慎用，包括老年、严重肝和（或）肾疾病、甲状腺功能减退等，并严密监测和随访，一旦发现异常，及时停药。

他汀类和依折麦布联用：单用他汀类调节血脂药治疗后低密度脂蛋白仍未达标者，可考虑他汀类和依折麦布联用。现有证据表明依折麦布和小剂量他汀类联用比单独增加他汀类的剂量能更好地改善血脂紊乱，且安全性好。

（五）肾替代治疗

GFR < 15ml/ (min · 1.73m^2) 的糖尿病肾病患者在条件允许的情况下可选择肾替代治疗，包括血液透析、腹膜透析和肾移植等。

（六）其他治疗药物应用

1. 微循环扩张药

（1）胰激肽原酶肠溶片（怡开）：有改善微循环作用。主要用于微循环障碍性疾病，如糖尿病引起的肾病、周围神经病、视网膜病。脑出血及其他出血性疾病的急性期禁用。

（2）羟苯磺酸钙（导升明）：可用于糖尿病性微血管病变，如视网膜病及肾小球硬化症（基-威综合征），严重肾功能不全需透析的患者应减量。

2. 探索中药和中西医结合治疗糖尿病肾病　中药抽提物（如大黄酸、雷公藤甲素等）及中成药（如复方血栓通胶囊、金水宝等）对降低尿清蛋白及改善肾功能有一定疗效，目前正在积累更多循证医学的依据。

第六节　糖尿病周围神经病变

糖尿病周围神经病变（diabetic peripheral neuropathy，DPN）是糖尿病的常见并发症，临床表现包括多种类型，其中以远端对称性多发性周围神经病变（distal symmetric polyneuropathy，DSPN）和自主神经病变最为常见。

一、临床症状和体征

（一）病史

肢体麻木、疼痛等感觉异常为DPN的常见主诉。应详细追问感觉异常的性质、分布范围和发生发展的规律，同时明确感觉障碍是否符合周围神经分布的特点，以及肢体疼痛是否符合神经痛的特点。应注意询问是否有排汗异常、腹泻、便秘、性功能障碍等症状，从而了解有无自主神经受累。糖尿病患者出现肢体肌肉无力和肌萎缩通常相对较晚。询问患者有无偏食、饮酒史、药物或毒物接触史及家族史等，从而有助于对病因进行鉴别。

（二）体格检查

1. **感觉检查** 应仔细检查患者有无振动觉、痛觉、触压觉、温度觉减退及痛觉过敏，DPN 的感觉障碍通常以下肢远端更为明显，严重者可有感觉共济失调。

2. **运动检查** 患者可有足部或手部小肌肉的无力和萎缩，但通常出现较晚。

3. **腱反射检查** 通常可出现腱反射减低或消失，尤以跟腱反射为著，是诊断 DPN 的主要体征之一。

4. **自主神经功能检查** 注意有无足部皮肤发凉、干燥及变薄、溃疡，注意患者卧位和立位的血压和心率变化等。

二、辅助检查

（一）生化检查

1. 血糖相关检查：对于周围神经病变患者，应常规进行 FPG、糖负荷后 2hPG 和 HbA1c 测定，明确患者有无糖尿病。

2. 根据临床表现的差异，选择不同的化验检查进行鉴别，如血常规、肝功能、肾功能、肿瘤筛查、免疫指标、免疫固定电泳、甲状腺功能、叶酸和维生素 B_{12} 检测等，必要时可进行毒物筛查、腰椎穿刺脑脊液检查等。

（二）神经电生理检查

神经电生理检查能够确认周围神经病变，并辅助判断其类型及严重程度；对于无症状的糖尿病患者，电生理检查有助于发现其亚临床周围神经病变。当病史和体检已经能够明确周围神经病变及其类型时，神经电生理检查并非必需。

1. 神经传导测定　在 DPN 的诊断中具有重要作用。感觉神经和运动神经传导测定应至少包括上、下肢各两条神经。

(1) 感觉神经传导测定：主要表现为感觉神经动作电位波幅降低，下肢远端更为明显，传导速度相对正常，符合长度依赖性轴索性周围神经病变的特点。当存在嵌压性周围神经病变时，跨嵌压部位的感觉神经传导速度可有减慢。在以自主神经表现为主者，感觉传导可以正常。感觉神经传导测定有助于发现亚临床病变。

(2) 运动神经传导测定：远端运动潜伏期和神经传导速度早期通常正常，一般无运动神经部分传导阻滞或异常波形离散，后期可出现复合肌肉动作电位波幅降低，传导速度轻度减慢。在单神经病变或腰骶丛病变时，受累神经的复合肌肉动作电位波幅可以明显降低，传导速度也可有轻微减慢。在合并嵌压性周围神经病变者，跨嵌压部位传导速度可明显减慢。

2. 针极肌电图检查　针极肌电图检查可见异常自发电位，运动单位电位时限增宽、波幅增高，大力收缩时运动单位募集减少。针极肌电图能够证实运动神经轴索损害，发现亚临床病变，并协助不同神经病变分布类型的定位。在以自主神经或感觉神经受累为主的周围神经病变，针电极检测的阳性率较低。

3. F 波和 H 反射　可有潜伏期延长，以下肢神经为著。

4. 皮肤交感反应测定　有助于发现交感神经通路的异常。表现为潜伏期延长、波幅降低或引不出波形。

5. 定量感觉测定　可以定量评估深感觉和痛温觉的异常，常用于 DPN 的临床研究；对于痛觉纤维的评估，有助于小纤维神经病变的判断，对糖尿病自主神经病变的诊断有辅助作用。

6. 其他　心率变异度测定可反映副交感神经的功能，是诊断小纤维受累为主周围神经病变的主要方法之一。痛觉诱发电位也可以评估痛觉通路的异常，目前主要用于临床研究。

(三) 影像学检查

对于神经根或神经丛病变者，可选择影像学检查排除脊柱与椎管内病变和盆腔内占位性病变。

(四) 神经或皮肤活体组织检查

皮肤活体组织检查有助于小纤维神经病的诊断，在糖尿病自主神经病变的诊断中具有一定价值。神经活体组织检查主要用于鉴别其他疾病，并非诊断 DPN 的常规手段，仅在病因诊断困难的情况下根据病情选择。

(五) 其他自主神经功能的测定

不同的自主神经功能有相应的检测方法，如测定卧位血压和立位血压或 Valsalva 试验引起的血压变化和心率变化，可以反映心脏自主神经功能；B 超检测膀胱残余尿和尿动力学测定有助于排尿困难的鉴别诊断。

三、诊断标准及诊断分层

(一) 糖尿病周围神经病变诊断的基本条件

1. 明确患有糖尿病，诊断糖尿病时或之后出现的神经病变。
2. 存在周围神经病变的临床和（或）电生理的证据。
3. 排除导致周围神经病变的其他原因。

2009 年多伦多会议 DPN 诊断共识将 DPN 的诊断分为 4 层，见表 5-14。

表 5-14 糖尿病周围神经病变的诊断分层（2009 年多伦多会议 DPN 诊断共识）

确诊 DPN	有症状或体征，同时存在神经传导功能异常
临床诊断 DPN	有症状及 1 项体征为阳性，或无症状但有 ≥ 2 项体征为阳性
可能诊断 DPN	有症状但无体征，或无症状但有 1 项体征阳性
亚临床 DPN	无症状和体征，仅存在神经传导功能异常

DPN. 糖尿病周围神经病变

(二) 糖尿病周围神经病变的分类

按照周围神经受累的分布，可分为多发性对称性周围神经病变和局灶性非对称性周围神经病变。

1. **远端对称性多发性周围神经病变** 是 DPN 最常见的类型。主要表现为隐袭起病，缓慢发展，临床表现对称，多以肢体远端感觉异常为首发症状，可呈现手套、袜套样感觉障碍，可伴有自主神经受损表现。DSPN 的症状主要包括疼痛、麻木、感觉异常等。DSPN 的体征主要包括踝反射、振动觉、压力觉、针刺痛觉、温度觉（图 5-4），除踝反射要双侧同时减弱或消失才可判断为阳性外，其余 4 项感觉只要单侧异常或缺失就可判断为阳性。

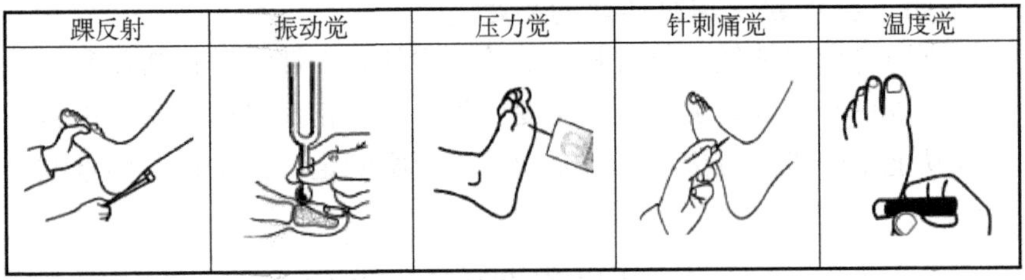

| 踝反射 | 振动觉 | 压力觉 | 针刺痛觉 | 温度觉 |

图 5-4　五项简单筛查方法（体征）

2.糖尿病自主神经病　以自主神经病变为首发症状，一般隐袭起病，缓慢发展，表现有排汗异常、胃肠道症状、性功能减退、排尿困难、直立性低血压及静息时心动过速等。由于小纤维受累，发生心绞痛或心肌梗死时可无心前区疼痛的表现，发生严重心律失常时猝死的风险增加。

心血管自主神经病变：表现为直立性低血压、晕厥、冠状动脉舒缩功能异常、无痛性心肌梗死、心搏骤停或猝死。目前尚无统一的诊断标准，检查项目包括心率变异性、Valsalva 试验、握拳试验（持续握拳 3min 后测血压）、体位性血压变化测定、24h 动态血压监测、频谱分析等。

消化系统自主神经病变：表现为吞咽困难、呃逆、上腹饱胀、胃部不适、便秘、腹泻及排便障碍等。检查项目可选用胃电图、食管测压、胃排空的闪烁图扫描（测定固体和液体食物排空的时间）及直肠局部末梢神经病变的电生理检查。

泌尿生殖系统自主神经病变：表现为排尿障碍、尿潴留、尿失禁、尿路感染、性欲减退、勃起功能障碍、月经紊乱等。超声检查可判定膀胱容量、残余尿量，神经传导速度检查可以确定糖尿病尿道神经功能。

其他自主神经病变：如体温调节和出汗异常，表现为出汗减少或不出汗,从而导致手足干燥、开裂,容易继发感染。另外,由于毛细血管缺乏自身张力,致静脉扩张,易在局部形成"微血管瘤"而继发感染。对低血糖反应不能正常感知等。

3. **糖尿病单神经病变或多发单神经病变** 以正中神经、尺神经、腓总神经受累多见,常隐袭发病,也有急性起病者。主要表现为神经支配区域的感觉和运动功能障碍。在神经走行易受嵌压部位(如腕管、肘管、腓骨小头处)更容易受累。脑神经亦可受累,如动眼神经、外展神经、面神经等,通常为急性起病。

4. **糖尿病神经根神经丛病变** 也称糖尿病性肌萎缩或痛性肌萎缩,为少见的糖尿病并发症,常见于腰骶神经根、神经丛分布区。急性或亚急性起病,表现为受累神经支配区的疼痛和感觉障碍,相继出现肌肉无力和萎缩,以下肢近端为主,可以单侧或双侧受累,诊断时需要先除外其他原因的神经根或神经丛病变。

5. **其他糖尿病相关周围神经病变** 糖尿病前周围神经病变是糖耐量异常或空腹血糖受损相关的周围神经病变,临床特点和 DPN 相似。糖尿病治疗相关的周围神经病变较为少见,通常在采用胰岛素或其他方法过于快速地控制血糖后出现,主要表现为急性远端对称性神经痛,疼痛往往较为难治,部分患者在 1~2 年或以后可自发缓解。

四、鉴别诊断

在 DPN 诊断过程中,需要与多种其他病因导致的周围神经病变进行鉴别,特别是当临床存在明显的肢体无力或神经电生理显示传导速度明显减慢时,诊断 DPN 应慎重。临床常需要与其鉴别的疾病包括:慢性炎性脱髓鞘性多发性神经根周围神经病变、营养缺乏、中毒、异常球蛋白血症、肝功能不全、肾功能不全、甲状腺功能减退症、恶性肿瘤、结缔组织病、感染性疾病及遗传病等。DPN 为排除性诊断,但临床表现典型时,通常不需要进行各种复杂的检查。

五、治 疗

1. **病因治疗** 积极控制血糖,建议将 HbA1c 控制在 7.0% 以下,但具体控制程度应个体化。

2. 针对发病机制的治疗　目前有多种药物在临床上用于 DPN 的治疗，包括具有抗氧化应激作用的药物（如 α-硫辛酸），改善代谢紊乱类药物（如醛糖还原酶抑制药）及各种改善微循环的药物等。但是，临床研究显示，当 DPN 发生后，目前尚无药物能够逆转周围神经病变的进展。

3. 神经营养修复药物　临床可选择多种 B 族维生素（如维生素 B_1 和甲钴胺等）作为针对神经营养修复的辅助治疗药物。

4. 对症治疗　神经痛是影响 DPN 患者生活质量的主要因素之一，临床有多种药物可以改善患者神经痛的症状，如阿米替林、加巴喷丁、普瑞巴林、度洛西汀、文拉法辛等，具体参见表 5-15。对于自主神经病变引起各系统受累的症状，可根据情况分别治疗，如胃肠道排空功能减退者，可适当选择胃肠动力药物，需注意降血糖药的使用，防止低血糖的发生；对于存在明显直立性低血压者，可使用弹力袜，但需注意下肢的血液循环情况。应避免使用可能加重自主神经病变的药物。

表 5-15　糖尿病痛性周围神经病药物治疗推荐

一线治疗	二线治疗	三线治疗
A 级推荐：普瑞巴林	A 级推荐：度洛西汀、加巴喷丁、加巴喷丁合并吗啡或三环类抗抑郁药、丙戊酸钠 B 级推荐：阿米替林等三环类抗抑郁药、文拉法辛缓释剂、缓释羟考酮、曲马朵（和对乙酰氨基酚合用）、吗啡、脱椒素和异山梨酯喷剂	利多卡因贴剂

5. 预防　加强健康教育，提高患者自我护理能力。积极控制高血压和高脂血症，改变生活方式，控制体重，避免吸烟和过度饮酒。早期发现空腹血糖受损及糖耐量异常的患者，并进行积极干预。

第七节 糖尿病足

一、定 义

(一) 糖尿病足

糖尿病足,WHO的定义是与下肢远端神经异常和不同程度的周围血管病变相关的足部感染、溃疡和(或)深层组织破坏。糖尿病足是一组足部的综合征,至少应当具备如下要素:第一是糖尿病患者;第二是应当有足部组织营养障碍(溃疡或坏疽);第三是伴有一定下肢神经和(或)血管病变。三者缺一不可,否者就不能称其为糖尿病足。糖尿病足一般分为3种类型,即神经型、缺血型和神经缺血型(也称混合型)。目前,我国糖尿病足以混合型为主,其次为缺血型,而单纯神经型比较少见。

(二) 糖尿病下肢缺血

糖尿病患者同时出现下肢动脉硬化、闭塞,无论两者发生先后,只要具备这2个因素就称为糖尿病下肢缺血。糖尿病下肢缺血的临床表现基本与单纯动脉硬化造成的下肢缺血相似,但前者的症状与体征更严重。主要表现为早期缺血症状、足部麻木、皮肤发凉,仅在活动后有疼痛感,即为间歇性跛行;中期的代偿期,即足部静息痛;晚期的组织缺损,主要包括足部溃疡(甚至溃疡伴感染),足部部分组织坏疽(甚至坏疽且伴有感染)。

(三) 截肢

糖尿病足国际临床指南将截肢定义为1个肢体的远端被切除。
1. 重复截肢 先前截肢未治愈而再次从远端开始截肢。
2. 新的截肢 先前截肢的患处治愈后又从远端开始截肢。
3. 小截肢 在踝关节及其以下水平关节离断。
4. 大截肢 踝关节水平以上的截肢。

二、流行病学

(一) 国外流行病学

1. 在所有的非外伤性低位截肢手术中,糖尿病患者占40%~60%。
2. 在糖尿病相关的低位远端截肢中,有85%发生在足部溃疡后。
3. 在糖尿病患者中,5个溃疡中有4个是因为外伤而诱发或恶化。
4. 糖尿病患者中足部溃疡的患病率为4%~10%。

(二) 国内流行病学

1. 我国多中心资料为50岁以上的糖尿病人群下肢动脉病变的比例为19.47%。
2. 单中心研究60岁以上的糖尿病人群下肢动脉病变的比例为35.36%。
3. 北京地区多中心研究2型糖尿病下肢血管病变的发生率高达90.8%,其中重度以上者占43.3%。
4. 糖尿病患者的双下肢病变呈对称性发展。
5. 我国多中心调查数据证实,约有70%的糖尿病足溃疡患者合并感染。同时,这些患者往往合并3种以上的糖尿病慢性并发症,尤其是糖尿病周围神经病变、下肢血管病变和糖尿病肾病及营养不良。

三、糖尿病足与周围血管病变

(一) 血管因素

1. 周围血管病变是影响糖尿病足溃疡预后的最重要因素,微血管病变不是足溃疡的主要原因。
2. 周围血管病变通常可以用简单的临床检查发现:皮肤颜色及温度、足背动脉搏动、踝部血压测定。
3. 采用非侵入性血管检查可以评估糖尿病足溃疡治愈的概率。踝部和趾部血压测定可能会因为动脉中层钙化而出现不准确的评估结果。
4. 由于缺血引起的静止性疼痛在糖尿病患者中可能会因为合并周

围神经病变而消失。

5.保守性治疗措施包括步行计划（若不存在足溃疡或坏疽）、恰当的鞋袜、戒烟，以及积极治疗高血压和高脂血症。

6.血管重建之后，血管再通率和肢体获救率在糖尿病患者与非糖尿病患者之间无差别。因此，糖尿病不能作为拒绝血管重建的理由。

糖尿病患者的动脉硬化主要包括动脉粥样硬化和动脉中层硬化。前者所引起的缺血是由于动脉狭窄和阻塞引起；后者是动脉中层钙化使血管形成坚硬的管道。因此，动脉中层硬化不会引起缺血，但硬化的动脉严重干扰动脉血压的间接测量。

（二）糖尿病血管病变的特点

在糖尿病足国际临床指南中，明确了糖尿病患者的动脉硬化与非糖尿病患者相比具有以下特点：①更为常见；②发病年龄更小；③无性别差异；④多个节段发生病变；⑤病变发生在更远端（主动脉-髂动脉几乎不累及）。在我国的研究中也发现了类似的特点。

四、治　疗

目前尚缺乏有效的治疗神经病变的手段，而对于缺血型病变，重建下肢血流可得到一定疗效；即使混合型病变，如果血流重建成功，其神经病变也可得到部分缓解。治疗糖尿病足要重视综合治疗。空军总医院提出的"改善循环、控制血糖、抗感染、局部清创换药、营养神经、支持治疗"六环法是非常好的治疗措施。在此基础上应当加上：①控制病因，如降低血压、调节血脂和戒烟。②截肢（截趾），当已发生坏疽时，可选择截肢。不管怎样，血流重建在治疗糖尿病下肢缺血中是最重要和关键的措施。

（一）下肢血供的重建方法

1.下肢动脉腔内介入治疗

（1）方法：包括经皮穿刺动脉内成形（主要指单纯球囊扩张术）和在球囊扩张的基础上支架成形术、直接的动脉腔内支架成形术。作为一种微创手段，尤其是当患者年老体弱或伴有其他疾病无法耐受动脉旁路移植手术者，可以作为首选。

(2) 适应证：①有较好的动脉流入道和流出道；②由于年老体弱或合并其他疾病，无法耐受动脉旁路移植手术；③虽然动脉流出道较差，但近段有局限性病变（狭窄或闭塞）时，也可以考虑。

(3) 疗效评价：如果介入治疗成功，一般症状可以得到缓解或改善。目前的评估指标包括主观指标和客观指标。前者包括主观症状的改善，如疼痛缓解或程度减轻，肢体发冷感觉改善等；后者包括踝肱指数、溃疡面愈合情况、截肢平面的降低等。对于糖尿病下肢缺血患者，只要有1项指标得到改善就属于临床成功。

2. 下肢动脉旁路移植

(1) 治疗糖尿病性下肢缺血主要有两种传统方法，一种是目前最常用的股动脉-膝上或膝下腘动脉旁路移植；另一种是下肢远端小动脉旁路移植，由于下肢动脉移植最远端的吻合口是吻合在小腿动脉或足部动脉上，所以手术有较大难度。

(2) 动脉旁路移植适应证：①下肢远端有比较好的动脉流出道；②患者体质较好，能够耐受手术。

(3) 疗效评价：基本与下肢动脉腔内介入治疗评价相似。需要强调的是，由于手术创伤较大，对于同时伴有严重心、脑血管疾病或其他疾病的患者要慎重，可选择下肢动脉腔内介入治疗或其他措施。

3. 治疗糖尿病下肢缺血方法的选择原则

(1) 大动脉（腹主动脉、髂动脉）病变：具体可根据患者身体状况和经济状况选择。如患者体质良好，年纪较轻（<70岁），介入治疗或动脉旁路移植两种方法均可选用或同时应用；若患者体质弱、年龄大，同时又伴有其他疾病，可选择介入治疗。

(2) 中等动脉（股动脉、腘动脉）病变：介入治疗或动脉旁路移植或两者同时应用，或自体干细胞移植。

(3) 小动脉（小腿动脉或足部动脉）病变：介入治疗或动脉旁路移植或两者同时应用，或自体干细胞移植。与股动脉、腘动脉的不同之处是可选择小动脉介入，也可首选自体干细胞移植，而且一般疗效比较好，尤其是骨髓刺激后的骨髓干细胞移植，疗效更好。

4. 围术期处理　无论采用何种治疗方法，均要重视围术期的处理。

它不仅对治疗效果有直接影响，并且会影响其远期疗效。目前主要有以下措施。

(1) 抗凝血处理：在糖尿病下肢缺血患者中，有不少血液呈高凝状态，可以采用抗凝血措施，以防血栓形成。

(2) 抗血小板治疗：阻止血小板聚集，预防血栓形成。

(3) 扩血管药物：扩血管的目的是降低外周血管阻力，延长移植血管、经皮血管腔内成形术和（或）支架的通畅时间，并有利于干细胞分化。

(4) 降纤维蛋白原治疗：糖尿病足患者的纤维蛋白原水平经常高于正常，因此降纤维蛋白原治疗尤为重要。

（二）自体干细胞移植

自体干细胞移植是最近几年发展起来的新技术。在国内尚未普及，有条件单位可根据情况决定是否选择。干细胞移植一般采用骨髓血、外周血、脐血和胚胎干细胞。目前用于临床的主要是骨髓血和外周血干细胞移植。血管外科主要用自体干细胞治疗下肢缺血。自体干细胞至少有2个优点：①不存在免疫排斥反应；②无胚胎干细胞伦理道德问题。

1. 局部缺血肌内注射法　①麻醉多选用静脉复合麻醉，也可选用硬膜外麻醉或蛛网膜下腔阻滞，由于注射范围广、次数多，不推荐局部麻醉；②抽取 20～50ml 的生理盐水稀释制备好的干细胞悬浊液，然后抽取上述稀释后的干细胞悬液备用；③在缺血肢体划出要注射的具体位置，一般针距为 2cm，每针注射 0.75～1.0ml；④注射后用乙醇纱布消毒皮肤后并包扎注射部位。

2. 下肢动脉腔内注射法　①一般选用局部麻醉，穿刺动脉，放置动脉鞘管，用肝素抗凝血；②用导丝和导管选择到下肢病变动脉，送入并充盈球囊，阻断动脉后将干细胞悬液缓慢注入动脉腔内，3～5min 完成，放松球囊并撤除；③退出动脉鞘，压迫并包扎穿刺点。

3. 患者的选择

(1) 适应证：①各种原因导致的慢性下肢缺血性疾病无法行血管旁路移植手术或介入治疗，而非手术治疗无效者；②无法耐受旁路移植手术和介入治疗的患者。

（2）禁忌证：①过去 5 年内明确有恶性疾病的患者或血中肿瘤标志物（甲胎蛋白、癌胚抗原、癌抗原 19-9、癌抗原 125）水平明显升高者；②严重心、肺、肝、肾功能衰竭或一般状况很差不能耐受干细胞移植手术者；③近期有心肌梗死或脑梗死病史者；④主动脉、髂动脉等大动脉闭塞者。

4. 细胞移植术后的处理和随访　①术后根据需要应用抗生素。②对于局部注射患者，术后 2～3d 撤除包扎的纱布。③对于动脉腔内注射的患者，一般术后需制动 6h，卧床 24h。④推荐术后第 1、第 3、第 6 个月和第 12 个月时各随访 1 次，第 2 年每 6 个月随访 1 次。此后，每年随访 1 次。

5. 疗效评价

（1）安全性评价：对干细胞移植安全性的忧虑主要是免疫排斥反应和肿瘤生长的问题。对于安全性的评价，必须注意下面几点：①是否有致瘤性；②有无局部的不良反应，包括局部有无红、肿、热、痛等炎症反应及过敏反应；③有无全身的不良反应；④术后肝功能、肾功能等的变化。一旦出现严重不良事件，应按规定报告医院相关主管部门。

（2）有效性评价：临床观察有效性的指标和方法主要包括主观指标和客观指标。

1）主观指标：包括疼痛、冷感和麻木等症状的改善程度。

2）客观评价标准：①间歇跛行的距离；②皮肤的温度差（双下肢）；③经皮氧分压；④患肢发绀及溃疡的面积和深度，坏疽范围测量；⑤静息状态下踝肱指数及趾肱指数；⑥激光多普勒血流量的测定；⑦数字减影血管造影术观察侧支血管形成情况并评分；⑧截肢率及截肢平面的变化。

五、糖尿病足感染的处理

（一）糖尿病足感染的诊断

糖尿病足感染的诊断依据是至少存在 2 个以上的症状或有脓性分

泌物。感染的诊断可以应用美国感染学会（IDSA）或国际糖尿病足病组（IWGDF）标准（表 5-16）。

表 5-16　IDSA 或国际糖尿病足病组糖尿病足感染分类

临床症状描述	IDSA	IWGDF
溃疡周围无脓液或炎症表现	无感染	1
≥2 项炎症指标：局部红肿、热、痛、张力增高，周围蜂窝织炎≤2cm，感染局限于皮肤和软组织，无局部和系统严重反应	轻度	2
存在感染，患者血糖和代谢指标控制好，周围蜂窝织炎≥2cm，合并淋巴结炎，深部和肌肉脓肿、坏疽，肌肉、关节、韧带和骨受累	中度	3
下列全身炎症反应超过 3 个：①体温 >38℃或 <36℃；②心率 >90 次 / 分，呼吸 >20 次 / 分或 $PaCO_2$<32mmHg；③白细胞计数 >12×10^9/L 或 <4×10^9/L 杆状核细胞≥10%	重度	4
一些毒性反应还包括呼吸困难、恶心、呕吐、神志障碍、酸中毒、低血压、高血糖、氮质血症。下肢缺血的存在将加重严重程度		

（二）评估

需要评估糖尿病足患者的足部情况，实验室指标如血常规、电解质和炎症指标（红细胞沉降率或 C 反应蛋白）。深部感染时要增加影像学检查（磁共振或核素扫描），怀疑血管病变者需要非侵入性检查。深部、广泛的感染，合并骨髓炎和缺血性病变者需要外科医生师会诊。存在软组织内气体、大疱、大片皮肤坏死则提示组织坏死，需要紧急外科处理。足感染患者的细菌培养可以通过手术、活检组织或拭子涂抹获得。怀疑骨髓炎时需要骨组织培养，而符合美国感染学会和 IDSA 标准的严重感染者需要进行血液培养。

（三）抗感染

没有感染的足溃疡无须用抗生素治疗，大部分轻到中度的足感染只需 1～2 周的抗生素治疗。我国天津学者的研究说明，合并严重缺血感染的足溃疡需要抗生素治疗的时间要延长 1～2 周，否则感染容易复发。指南还指出，糖尿病足骨髓炎，感染的骨未经去除，推荐使用 6 周抗生素。当感染的骨组织去除后，抗生素治疗不超过 1 周。

最初抗生素选择多为经验性的、非口服方式的，往往是基于对微生物的推测和抗生素敏感性的估计。严重感染推荐的抗生素要涵盖金黄色葡萄球菌、大肠埃希菌和常见的革兰阴性细菌。耐甲氧西林的金黄色葡萄球菌、假单胞菌感染和厌氧菌感染并不少见。抗广谱 β-内酰胺酶和厌氧菌的药物必须考虑。无法认定哪一种抗生素在治疗糖尿病足感染方面更有效，但以下的抗生素可以应用：青霉素族和头孢类、氨基糖苷类、万古霉素、碳青酶烯类、利奈唑胺、克林霉素和喹诺酮类抗生素等。抗生素治疗方法最初的确定和以后的调整需要依据细菌培养结果和治疗反应。合适的抗生素治疗可以缩短住院时间。当出现多药耐药的微生物、肾功能异常、对抗生素治疗和外科治疗无反应时，需要请感染学专家会诊。

（四）外科治疗

严重的糖尿病足感染必须由外科医师进行紧急处置，任何的抗生素也代替不了清创引流的作用。外科医师的及早介入有助于糖尿病足溃疡患者的保足、保肢和节省医疗费用。对于发展迅速的严重感染并发展到坏疽，及早的小截肢可以避免严重的大截肢。对于合并严重缺血的足部溃疡，合理的处置是先行清创引流，紧接着立即解决供血问题，否则清创后面临的是组织坏死。而如果先解决缺血再清创，则就有可能使感染加重，甚至发生全身毒血症。

主要参考文献

[1] 中华医学会糖尿病学分会.中国高血糖危象诊断与治疗指南.中华糖尿病杂志，2013，5（8）：449-461.

[2] 中华医学会内分泌学分会.中国糖尿病患者低血糖管理的专家共识.中华内分泌代谢杂志，2012，28（8）：619-623.

[3] 中华医学会心血管病学分会流行病学组，中国医师协会心血管内科医师分会，中国老年学学会心脑血管病专业委员会.糖代谢异常与动脉粥样硬化性心血管疾病临床诊断和治疗指南（2015 年版）.中华血管病杂志，2015，6（43）：

488-506.

[4] 中华医学会眼科学会眼底病学组. 我国糖尿病视网膜病变临床诊疗指南. 中华眼科杂志, 2014, 50 (11): 851-865.

[5] 中华医学会糖尿病学分会微血管并发症学组. 糖尿病肾病防治专家共识. 中华糖尿病杂志, 2014, 6 (11): 792-801.

[6] 中国医师协会内分泌代谢科医师分会. 2型糖尿病合并慢性肾脏病口服降糖药用药原则中国专家共识(2015年更新版). 中华内分泌代谢杂志, 2016, 32 (6): 455-460.

[7] 中华医学会神经病学分会肌电图与临床神经电生理学组. 中华医学会神经病学分会神经肌肉病学组. 糖尿病周围神经病诊断和治疗共识. 中华神经内科杂志, 2013, 46 (11): 787-789.

[8] 中华医学会神经病学分会肌电图与临床神经电生理学组. 中华医学会神经病学分会神经肌肉病学组. 痛性周围神经病的诊断和治疗共识. 中华神经科杂志, 2012, 45 (11): 824-827.

[9] 国际血管联盟中国分会糖尿病足专业委员会. 糖尿病足诊治指南. 介入放射学杂志, 2013, 22 (9): 705-708.

[10] 中华医学会医学工程学分会干细胞工程专业委员会, 华医学会外科学分会血管外科学组. 体干细胞移植规范化治疗下肢慢性缺血性疾病的专家共识. 中华细胞与干细胞杂志（电子版）, 2012, 2 (1): 1-4.

[11] 王玉珍, 许樟荣. 住院糖尿病足病临床诊治指南. 药品评价, 2013, 10 (17): 43-45.

第6章 糖尿病常用临床路径

第一节 1型糖尿病临床路径

一、1型糖尿病临床路径标准住院流程

（一）适用对象

第一诊断为1型糖尿病（不伴急性并发症）（ICD-10：E10.2-E10.9）的患者。

（二）诊断依据

根据《临床治疗指南：内分泌及代谢性疾病分册》（中华医学会编著，人民卫生出版社，2009年），《临床技术操作规范：内分泌及代谢性疾病分册》（中华医学会编著，人民军医出版社，2009年），《WHO诊断标准及中国糖尿病防治指南》（2007年）。

1. 达到糖尿病诊断标准。

2. 具备1型糖尿病特点

（1）通常年轻起病，起病迅速，症状明显，中至重度的临床症状，包括体重减轻、多尿、烦渴、多饮、体重下降、酮尿或酮症酸中毒等。

（2）空腹或餐后的血清C肽水平低或缺乏；可出现免疫标记：胰岛素自身抗体（IAA）、胰岛细胞抗体（ICA）、谷氨酸脱羧酶抗体（GAD）、胰岛抗原抗体（IA-2）；需要胰岛素治疗；可伴有其他自身免疫性疾病。

3. 分型：①免疫介导（1A型）；②特发性（1B型）。

（三）选择治疗方案的依据

根据《临床治疗指南：内分泌及代谢性疾病分册》（中华医学会编

著,人民卫生出版社,2009年),《临床技术操作规范·内分泌及代谢性疾病分册》(中华医学会编著,人民军医出版社,2009年),《WHO 诊断标准及中国糖尿病防治指南》(2007年)。

1. 糖尿病宣传教育和管理。
2. 饮食疗法。
3. 运动疗法。
4. 自我血糖监测、低血糖事件评估。
5. 体重、尿酮体监测及并发症检测。
6. 胰岛素强化治疗及联合口服药物治疗。

(四)标准住院日一般为 ≤ 20d

(五)进入路径标准

1. 第一诊断必须符合 1 型糖尿病(不伴急性并发症)(ICD-10:E10.2- E10.9)疾病编码。
2. 当患者同时具有其他疾病诊断,但在住院期间不需要特殊处理也不影响第一诊断的临床路径流程实施时,可以进入路径。

(六)住院期间检查项目

1. 必须检查的项目

(1)血常规、尿常规+酮体、粪常规。

(2)全天毛细血管血糖谱(三餐前血糖、三餐后 2h 血糖、睡前血糖,必要时 0 时血糖、凌晨 3 时血糖等)。

(3)肝功能、肾功能、电解质、血脂。

(4)X 线胸片、心电图、腹部及妇科 B 超。

(5)糖化血红蛋白(HbA1c)、胰岛 B 细胞自身抗体(ICA、GAD)、口服糖耐量试验和同步 C 肽释放试验(病情允许时)。

(6)并发症相关检查(新诊断糖尿病和病程超过 5 年定期复诊者):尿蛋白/肌酐、24h 尿蛋白定量、眼底检查、神经传导速度、超声心动图、颈动脉和下肢血管彩色超声等。

2. 根据患者病情可选的检查项目

(1)血气分析,糖化血清蛋白(果糖胺)、胰岛 B 细胞自身抗体(IAA、IA-2 等),行动态血糖监测[血糖未达标和(或)血糖波动较大者]。

(2) 相关免疫指标 [红细胞沉降率、C反应蛋白、类风湿因子、免疫球蛋白全套、补体全套、抗核抗体（ANA）和抗可溶性抗原抗体（ENA）]，自身抗体（抗甲状腺抗体、抗肾上腺抗体、抗卵巢抗体、抗甲状旁腺抗体等），内分泌腺体功能评估（甲状腺、肾上腺、性腺、甲状旁腺、垂体）。

（七）选择用药

1.胰岛素治疗方案选择及剂量调整

(1) 餐前短效胰岛素（或速效胰岛素）和睡前中效胰岛素（长效胰岛素或长效胰岛素类似物）方案。

(2) 三餐前短效胰岛素和早、晚餐前中效胰岛素方案。

(3) 预混胰岛素注射方案。

(4) 胰岛素泵持续皮下胰岛素注射。

2.口服降血糖药：二甲双胍、α-葡萄糖苷酶抑制药（18岁以下者不宜使用）。

3.对症治疗。

（八）出院标准

1.治疗方案确定，血糖控制达标或血糖趋于稳定。

2.患者得到基本技能培训并学会自我血糖监测。

3.完成相关并发病的检查。

4.没有需要住院处理的并发症和（或）合并症。

（九）变异及原因分析

1.出现急性并发症（低血糖昏迷、高渗性昏迷、酮症酸中毒、乳酸酸中毒等），则按相应路径或指南进行救治，退出本路径。

2.合并妊娠或伴有增加控制血糖难度的合并症，延长住院时间，则按相应路径或指南进行治疗。

3.若必须同时服用对血糖或降血糖药有影响的药物，或患者对胰岛素制剂、降血糖药有过敏情况时，导致住院时间延长、住院费用增加。

4.出现严重的糖尿病慢性并发症(糖尿病肾病、糖尿病视网膜病变、糖尿病伴心血管疾病、神经系统并发症、皮肤病变、糖尿病足)或合并感染，导致住院时间延长、住院费用增加。

二、1型糖尿病临床路径表单

适用对象	第一诊断为1型糖尿病（不伴急性并发症）(ICD-10：E10.2-E10.9)的患者		
患者基本信息	患者姓名：_____ 性别：_____ 年龄：_____ 门诊号：_____ 住院号：_____ 住院日期：__年__月__日　出院日期：__年__月__日		标准住院日：≤20d （出院日）
时间	住院第1天	住院第2～10天	住院第11～20天（出院日）
主要诊疗工作	□询问病史及体格检查 □完成病历书写 □开化验单 □上级医师查房与病情评估 □初步确定治疗方案 □监测血糖谱或行动态血糖监测	□上级医师查房 □完成相关科室会诊 □复查相关异常检查 □注意病情变化 □确定胰岛素注射方案，调整胰岛素剂量	□上级医师查房，明确是否出院 □完成出院记录、病案首页、出院证明书等，向患者交代出院后的注意事项和复诊日期
重点医嘱	长期医嘱 □按内科护理常规 □二级护理 □糖尿病饮食 □全天血糖谱 □初步设定多次胰岛素注射或胰岛素泵治疗的基础剂量及餐前胰岛素剂量 临时医嘱 □血常规、尿常规、粪常规及尿酮体 □肝功能、肾功能、电解质、血脂 □糖化血红蛋白、胰岛B细胞自身抗体 □并发症相关检查 □X线胸片、心电图、腹部及妇科B超 □血气分析、动态血糖监测（必要时）	长期医嘱 □同住院第1天 □调整胰岛素剂量 □降血糖药 临时医嘱 □口服糖耐量试验和同步C肽释放试验 □加测凌晨0时、3时毛细血管血糖（必要时），并发症相关检查 □免疫指标、其他自身抗体、内分泌腺功能评估（必要时） □并发症的相关处理	长期医嘱 □出院带药 □门诊随诊

续表

时间	住院第 1 天	住院第 2～10 天	住院第 11～20 天
主要护理工作	□介绍病房环境、设施和设备 □入院护理评估	□糖尿病及其并发症宣教 □胰岛素注射方法培训 □血糖监测培训 □营养及运动培训 □病情观察	□指导患者办理出院手续
病情变异记录	□无 □有，原因： 1. 2.	□无 □有，原因： 1. 2.	□无 □有，原因： 1. 2.
护士签名	白班　小夜班　大夜班	白班　小夜班　大夜班	白班　小夜班　大夜班
医师签名			

第二节　2 型糖尿病（伴高危因素）临床路径

一、2 型糖尿病（伴高危因素）临床路径标准住院流程

（一）适用对象

第一诊断为 2 型糖尿病（伴高危因素）（ICD-10：E11.2- E11.9），住院进行高血糖控制及并发症筛查的患者。

（二）诊断依据

根据《WHO 1999 年糖尿病诊断标准》《2007 年版中国糖尿病防治指南》（中华医学会糖尿病分会，2007 年）。

1. 有糖尿病症状（典型症状包括多饮、多尿和不明原因的体重下降等）者满足以下标准中一项即可诊断糖尿病：①任意时间血浆葡萄糖≥ 11.1mmol/L（200mg/dl）；②空腹（禁食时间＞ 8h）血浆葡萄糖≥ 7.0mmol/L（126mg/dl）；③ 75g 葡萄糖负荷后 2h 血浆葡萄糖≥ 11.1mmol/L（200mg/dl）。

2. 无糖尿病症状者，需满足以上 3 项标准中的两项。

（三）治疗方案的选择及依据

根据《2007年版中国糖尿病防治指南》(中华医学会糖尿病分会，2007年）等。

1. 一般治疗
（1）糖尿病知识教育。
（2）饮食治疗。
（3）运动疗法。

2. 药物治疗
（1）口服降血糖药治疗。
（2）胰岛素治疗。

（四）标准住院日为≤14d

（五）符合下列全部条件进入路径

1. 第一诊断必须符合糖尿病（伴有高危因素）(ICD-10:E11.2-E11.9)疾病编码。

2. 年龄>75岁或14～18岁。

3. 除外妊娠。

4. 达到住院标准：符合糖尿病诊断标准，并经临床医师判断需要住院治疗。

5. 当患者同时具有其他疾病诊断，如在住院期间不需要特殊处理也不影响第一诊断的临床路径流程实施时，可以进入路径。

（六）住院期间检查项目

1. 必须检查的项目
（1）血常规、尿常规（包括酮体）、粪常规。
（2）全天毛细血管血糖谱（空腹血糖和三餐后2h血糖，必要时三餐前血糖、睡前血糖、0时血糖、凌晨3时血糖等），动态血糖监测[血糖未达标和（或）血糖波动较大者]。
（3）肝功能、肾功能、心肌酶、血脂、电解质、凝血功能、术前免疫八项。
（4）糖化血红蛋白（HbA1c）和（或）糖化血清蛋白（或果糖胺）。
（5）口服葡萄糖耐量试验和同步胰岛素和（或）C肽释放试验（病

情允许时)。

(6) X 线胸片、心电图、腹部 B 超。

2. 并发症相关检查　尿微量清蛋白排泄率、尿蛋白/肌酐、24h 尿蛋白定量、眼底检查、神经传导速度、心脏超声、颈动脉和下肢血管彩色超声等。

3. 根据患者病情需要可增加以下检查项目

(1) ICA、IAA、GAD、IA-2 自身抗体测定,血乳酸

(2) 24h 动态血压监测、运动平板试验、心肌核素检查、冠脉 CTA 或冠状动脉造影。

(3) 振动觉和温度觉测定、10g 尼龙丝压力检查、踝肱比(必要时趾肱比)检查。

(4) 肿瘤指标筛查、感染性疾病筛查。

(5) 注意除外特殊类型糖尿病。

(七) 选择用药

1. 降血糖药　口服降血糖药、胰岛素或胰岛素类似物或其他种类的降血糖药。

2. 针对伴发疾病治疗的药物　降血压药、调节血脂药、抗血小板聚集药、改善微循环药物等。

3. 对症治疗药物　根据患者情况选择。

(八) 出院标准

1. 患者得到基本技能培训并学会自我血糖监测。

2. 降血糖治疗方案确定,血糖控制达标或血糖趋于稳定,无低血糖事件发生。

3. 完成相关并发症的检查并开始对症治疗。

4. 没有需要住院处理的并发症和(或)合并症。

(九) 变异及原因分析

1. 出现急性并发症(低血糖昏迷、高渗性昏迷、酮症酸中毒、乳酸酸中毒等),则按相应路径或指南进行救治,退出本路径。

2. 合并妊娠或伴有增加控制血糖难度的合并症,延长住院时间,则按相应路径或指南进行治疗。

3. 若必须同时服用对血糖或降血糖药有影响的药物，或患者对胰岛素制剂、降血糖药有过敏情况时，导致住院时间延长、住院费用增加。

4. 糖尿病慢性并发症或合并症急性加重，导致住院时间延长、住院费用增加。

二、2 型糖尿病（伴高危因素）临床路径表单

适用对象	第一诊断为 2 型糖尿病（伴高危因素）(ICD-10：E11.2-E11.9) 住院进行高血糖控制及并发症筛查的患者	
患者基本信息	患者姓名：_____ 性别：___ 年龄：___ 门诊号：_____ 住院号：_____ 住院日期：__年__月__日 出院日期：__年__月__日	标准住院日：≤ 14d
时间	住院第 1～2 天	住院第 3～7 天
主要诊疗工作	□ 询问病史与体格检查，完成病历书写 □ 血糖监测 □ 完善项目检查 □ 糖尿病健康教育 □ 营养治疗和运动治疗 □ 药物治疗 □ 上级医师查房，确定进一步诊疗方案	□ 上级医师查房，确定进一步的检查和治疗 □ 完成上级医师查房记录 □ 调整降血糖治疗方案 □ 根据相应回报的检查结果调整或维持降血压、调节血脂治疗方案 □ 并发症相关检查与治疗
重点医嘱	长期医嘱 □ 护理常规：按内科护理常规 □ 护理级别：一级护理或二级护理 □ 饮食：糖尿病饮食 □ 血糖监测：毛细血管血糖测定 ×（4～7）次/天 □ 降血糖方案 □ 其他治疗 临时医嘱 血常规、尿常规（包括酮体）、粪常规 □ 血糖谱、肝功能、肾功能、凝血功能、血脂、电解质、HbA1c、术前免疫八项、尿微量清蛋白排泄率 □ 心电图、X 线胸片、腹部 B 超 □ 并发症相关检查 □ 根据情况进行胰岛细胞自身抗体、动态血糖、血压监测等检查项目 □ 对症处理 □ 必要时请相关科室会诊	长期医嘱 □ 同住院第 1～2 天 □ 根据情况调整护理级别 □ 口服降血糖药或胰岛素的调整 □ 降血压药、调节血脂药及其他药物（必要时）调整 临时医嘱 □ 根据病情复查相应检查 □ 并发症的相关检查 □ 根据病情补充相关治疗 □ 糖耐量试验和同步胰岛素或 C 肽释放试验

续表

时间	住院第1~2天	住院第3~7天
主要护理工作	□入院宣教，介绍病房环境、设施和设备 □执行医嘱，协助患者完成各种检查，观察药物疗效和不良反应 □观察病情并及时向医师汇报 □入院护理评估	□执行医嘱 □糖尿病及其并发症宣教 □各种培训 □病情观察
病情变异记录	□无 □有，原因： 1. 2.	□无 □有，原因： 1. 2.
护士签名	白班　　　小夜班　　　大夜班	白班　　　小夜班　　　大夜班
医师签名		

时间	住院第8~13天	住院第14天（出院日）
主要诊疗工作	□上级医师查房：并发症、治疗效果、治疗方案评估，完成疾病诊断、下一步治疗对策和方案的调整 □调整治疗方案 □请相关科室协助治疗 □评估患者是否达到出院标准	□通知患者及其家属出院 □向患者交代出院后的注意事项 □预约复诊日期 □完成出院病程记录、出院总结等病历书写
重点医嘱	长期医嘱 □护理常规：二级护理 □降血糖治疗 □并发症、合并症治疗 临时医嘱 并发症、合并症的进一步检查	出院医嘱 □出院带药 □门诊随诊
主要护理工作	□病情观察 □进行胰岛素治疗者教会患者正确的注射方法 □正确的血糖测定方法及记录方法 □告知患者低血糖的可能原因及处理原则	□协助患者办理出院手续 □出院指导：二级预防教育，复诊时间及注意事项
病情变异记录	□无 □有，原因： 1. 2.	□无 □有，原因： 1. 2.
护士签名	白班　　　小夜班　　　大夜班	白班　　　小夜班　　　大夜班
医师签名		

第三节 2型糖尿病伴多并发症临床路径

一、2型糖尿病伴多并发症临床路径标准住院流程

(一)适用对象

第一诊断为2型糖尿病伴多并发症(ICD-10：E11.700)进行高血糖控制及并发症治疗的患者。

(二)诊断依据

根据《WHO 1999年糖尿病诊断标准》《2013年版中国2型糖尿病防治指南》(中华医学会糖尿病学分会，2013年)、《糖尿病肾病防治专家共识》(中华医学会糖尿病学分会微血管并发症学组，2014年)、《2013年糖尿病周围神经病诊断和治疗共识》(中华医学会神经病学分会肌电图与临床神经电生理学组，中华医学会神经病学分会神经肌肉病学组，2013年)。

明确有糖尿病诊断；有以下2种或2种以上并发症者。

1. 出现以下任何1条，通常考虑其肾损伤是由糖尿病引起的 ①蛋白尿；②肌酐(或eGRF)升高；③糖尿病视网膜病变伴任何一期慢性肾病。

2. 出现以下任何1条，考虑其视网膜病变是由糖尿病引起的 微血管瘤、视网膜内出血、硬性渗出、棉绒斑、视网膜内微血管异常、静脉串珠、新生血管、玻璃体出血、视网膜前出血、纤维增生等。

3. 出现以下任何1条，考虑其周围神经病变是由糖尿病引起的 存在周围神经病变的临床和(或)电生理的依据；排除导致周围神经病变的其他原因(慢性炎性脱髓鞘性多发性神经根周围神经病、营养缺乏、中毒、异常球蛋白血症、恶性肿瘤、结缔组织病等)。

4. 出现以下任何一条考虑其周围血管病变是由糖尿病引起的 ①代谢性高血压：其特点是糖代谢紊乱先于高血压；②心脏表现：出现胸闷、活动后气喘、心脏扩大、心率增快并固定、心音低钝、颈静脉充盈、端坐呼吸、唇、指发绀、肝、脾大等，严重者表现为心力衰竭、无痛性心肌梗死、心律失常甚至猝死；③下肢血管表现：患者皮肤温度降低，

皮肤颜色改变，动脉搏动减弱或消失、下肢溃疡或坏死，行走不能持久，行走时乏力感加重，休息 2～3min 后可缓解，逐渐可出现间歇性跛行。随着病变的进展出现静息痛和肢体疼痛。

5. 或有体格检查、辅助检查显示血管病变　①动脉血管内膜中层厚度增厚；②多普勒踝动脉或踝肱指数或经皮氧分压提示缺血或低灌注；③CT 或 MRI 检查提示缺血或出血，CTA 或 MRA 提示有血管病变；④或指压试验阳性，肢体抬高试验阳性。

（三）治疗方案的选择及依据

根据《2013 年版中国 2 型糖尿病防治指南》（中华医学会糖尿病学分会，2013 年）、《糖尿病肾病防治专家共识》（中华医学会糖尿病学分会微血管并发症学组，2014 年）、《2013 年糖尿病周围神经病诊断和治疗共识》（中华医学会神经病学分会肌电图与临床神经电生理学组、中华医学会神经病学分会神经肌肉病学组，2013 年）等。

1. 一般治疗

（1）糖尿病知识教育。

（2）饮食治疗。

（3）运动疗法。

2. 药物治疗

（1）口服降血糖药和（或）胰岛素治疗控制血糖。

（2）控制血压且需达到控制目标值。

（3）生活方式干预及调节血脂药物治疗纠正脂质代谢紊乱。

（4）抗血小板药物治疗，改善凝血功能，血管重建改善血供。

（5）控制蛋白尿，透析治疗和移植。

（6）抗血管内皮生长因子，必要时激光光凝治疗。

（7）抗氧化应激、改善代谢紊乱类药物、改善微循环药、营养神经药物及改善神经痛药物。

3. 其他治疗　必要时行周围血管介入治疗。

（四）标准住院日为 ≤18d

（五）进入路径标准

1. 第一诊断必须符合 2 型糖尿病伴多并发症（ICD-10：E11.700）

疾病编码。

2. 除外1型糖尿病、妊娠糖尿病、特殊类型糖尿病及其他因素所导致的血糖升高；除外非糖尿病肾病、非糖尿病视网膜病变、非糖尿病周围神经病变、非糖尿病周围血管病变。

3. 达到住院标准：符合2型糖尿病伴多并发症诊断标准，并经临床医师判断需要住院治疗。

4. 当患者同时具有其他疾病诊断，如在住院期间不需要特殊处理也不影响第一诊断的临床路径流程实施时，可以进入路径。

（六）住院期间检查项目

1. 必须检查的项目

（1）血常规、尿常规（包括酮体）、粪常规。

（2）全天毛细血管血糖谱（三餐前血糖、三餐后2h血糖、睡前血糖、必要时0时血糖、凌晨3时血糖等），动态血糖监测[血糖未达标和（或）血糖波动较大者]。

（3）肝功能、肾功能、血脂分析、电解质、血黏度。

（4）糖化血红蛋白（HbA1c）和糖化血清蛋白（或果糖胺）。

（5）口服糖耐量试验、馒头餐、正常餐试验和同步胰岛素或C肽释放试验。

（6）X线胸片、心电图、腹部彩色超声。

2. 并发症相关检查 尿蛋白/肌酐、24h尿蛋白定量、预估肾小球滤过率、眼底检查、神经传导速度、心脏超声、颈动脉和下肢血管彩色超声等。

3. 根据患者病情需要增加的检查项目

（1）ICA、IAA、GAD、IA-2自身抗体测定，血乳酸。

（2）24h动态血压监测、24h动态心电图、运动平板试验、心肌核素检查、冠脉CTA或冠状动脉造影、头颅MRI+MRA检查。

（3）振动觉和温度觉测定、10g尼龙丝压力检查、踝肱比（必要时趾肱比TBI）检查。

（4）必要时行血管CTA或MRA检查。

（5）肾活检及病理检查。

(6) 肿瘤指标筛查、感染性疾病筛查，必要时可行病原学检查及药物敏感性检测。

（七）选择用药

1. 降血糖药　口服降血糖药、胰岛素或胰岛素类似物或其他种类的降血糖药。

2. 控制血压的药物　单独或联合用药。

3. 对症治疗药物　调节血脂药，控制尿蛋白药、抗血小板聚集药，改善微循环药物，抗氧化应激、改善代谢紊乱、神经营养修复药物及中成药等。

4. 肾替代治疗　根据患者情况选择，血液透析、腹膜透析、肾移植等。

（八）出院标准

1. 患者得到基本技能培训并学会自我血糖监测。

2. 降血糖治疗方案确定，血糖控制达标或血糖趋于稳定，无低血糖事件发生；降血压治疗方案确定，血压控制达标或血压趋于稳定。

3. 完成糖尿病伴并发症相关检查并开始对症治疗。

4. 没有需要住院处理的其他并发症和（或）合并症。

（九）变异及原因分析

1. 出现急性并发症（低血糖昏迷、高渗性昏迷、酮症酸中毒、乳酸酸中毒等），则按相应路径或指南进行救治，退出本路径。

2. 合并妊娠或伴有增加控制血糖难度的合并症，延长住院时间，则按相应路径或指南进行治疗。

3. 若必须同时服用对血糖或降血糖药物有影响的药物，或患者对胰岛素制剂、降血糖药物有过敏情况时，导致住院时间延长、住院费用增加。

4. 出现其他严重的糖尿病慢性并发症（糖尿病视网膜病变、糖尿病伴心血管疾病、神经系统并发症、皮肤病变、糖尿病足）或合并感染，导致住院时间延长、住院费用增加。

二、2型糖尿病伴多并发症临床路径表单

适用对象	第一诊断为2型糖尿病伴多并发症（ICD-10：E11.700）进行高血糖控制及并发症治疗的患者	
患者基本信息	患者姓名：_____ 性别：___ 年龄：___ 门诊号：_____ 住院号：_____ 住院日期：___年___月___日 出院日期：___年___月___日	标准住院日：≤18d
时间	住院第1~3天	住院第4~9天
主要诊疗工作	□询问病史与体格检查、完成病历书写 □血糖监测 □完善项目检查 □糖尿病健康教育 □营养治疗和运动治疗 □药物治疗 □上级医师查房，确定进一步诊疗方案 □向患者家属初步交代病情	□上级医师查房，确定进一步的检查和治疗 □完成上级医师查房记录 □调整降血糖治疗方案 □根据相应回报的检查结果调整或维持降血压、降尿蛋白、调节血脂治疗方案 □并发症相关检查与治疗
重点医嘱	长期医嘱 □按内科疾病护理常规或糖尿病护理常规 □一级护理或二级护理 □糖尿病饮食 □糖尿病健康宣教 □毛细血管血糖测定×（4~7）次/天 有急性并发症者 □记24h出入量 □每1~2小时测血糖1次 □建立静脉通道 □吸氧、重症监护（必要时） 临床医嘱 □血常规、尿常规（包括酮体）、粪常规 □血糖谱、肝功能、肾功能、血脂、电解质、血黏度、HbA1c、尿清蛋白测定、糖化血清蛋白或果糖胺、糖耐量试验和同步胰岛素或C肽释放试验 □心电图、X线胸片、腹部彩色超声 □并发症相关检查 □根据情况进行动态血糖、血压监测等检查项目 □静脉补液（必要时） □对症处理 □必要时请相关科室会诊	长期医嘱 □按糖尿病护理常规 □根据情况调整护理级别 □糖尿病饮食 □口服降血糖药或胰岛素的调整 □降血压药、降尿蛋白药、调节血脂药及其他药物（必要时）调整 □并发症相关检查与治疗 临床医嘱 □根据病情复查相应检查

续表

时间	住院第 1～3 天			住院第 4～9 天		
主要护理工作	□协助患者或其家属完成住院程序，入院宣教 □执行医嘱 □观察病情并及时向医师汇报 □危重患者的特殊处理			□按糖尿病护理常规 □执行医嘱		
病情变异记录	□无□有，原因： 1. 2.			□无□有，原因： 1. 2.		
护士签名	白班	小夜班	大夜班	白班	小夜班	大夜班
医师签名						

时间	住院第 10～15 天	住院第 16～18 天（出院日）
主要诊疗工作	□上级医师查房;复查相关指标、治疗效果、治疗方案评估，完成疾病诊断、下一步治疗对策和方案的调整 □完成上级医师查房记录 □请相关科室协助治疗 □确定出院日期	□通知出院处 □通知患者及其家属出院 □向患者交代出院后的注意事项，血糖、血压的监测频率，血糖、血压和饮食、运动情况及记录方法，预约复诊日期 □将"出院总结"交给患者 □如果患者不能出院，在"病程记录"中说明原因和继续治疗的方案
重点医嘱	长期医嘱 □按糖尿病护理常规 □二级护理或三级护理 □运动治疗及饮食治疗 □降血糖药物的调整 □改善循环、调节血脂、降血压等药物的应用及调整 □并发症治疗方案及药物的调整 临时医嘱 □根据病情下达	出院医嘱 □出院带药 □门诊随诊
主要护理工作	□按糖尿病护理常规 □执行医嘱 □二级预防教育 □进行胰岛素治疗者教会患者正确的注射方法 □正确的血糖测定方法及记录方法 □告知患者低血糖的可能原因及处理原则	□协助患者办理出院手续 □出院指导：二级预防教育，复诊时间及注意事项

续表

时间	住院第 10～15 天			住院第 16～18 天（出院日）		
病情变异记录	□无　□有，原因： 1. 2.			□无　□有，原因： 1. 2.		
护士签名	白班	小夜班	大夜班	白班	小夜班	大夜班
医师签名						

第四节　糖尿病周围神经病变临床路径

一、糖尿病周围神经病变临床路径标准住院流程

（一）适用对象

第一诊断为糖尿病周围神经病变（ICD.10：E14.423+G63.2）的患者。

（二）诊断依据

明确糖尿病病史；在诊断糖尿病时或之后出现的神经病变，临床症状和体征与糖尿病周围神经病变的表现相符；并且以下 4 项检查中如果任一项异常则诊断为糖尿病周围神经病变：①踝反射异常（或踝反射正常，膝反射异常）；②针刺痛觉异常；③振动觉异常；④压力觉异常。

需排除其他病因引起的神经病变，如颈腰椎病变（神经根压迫、椎管狭窄、颈腰椎退行性变）、脑梗死、吉兰-巴雷综合征，排除严重动、静脉血管性病变（静脉栓塞、淋巴管炎）等，尚需鉴别药物尤其是化疗药物引起的神经毒性作用及肾功能不全引起的代谢毒物对神经的损伤。如果根据以上检查仍不能确诊，需要进行鉴别诊断的患者，可做神经肌电图检查。

（三）进入路径标准

第一诊断必须符合糖尿病周围神经病变（ICD.10：E14.423+G63.2）。

当患者同时具有其他疾病诊断，但在住院期间不需要特殊处理也不影响第一诊断的临床路径流程实施时，可以进入路径。

（四）标准住院日≤14d

（五）住院期间的检查项目

1.必须检查的项目　①血常规、尿常规、粪常规；②全天毛细血管血糖谱（三餐前血糖、三餐后血糖、睡前血糖，必要时0时血糖、凌晨3时血糖等）；③血糖、肝功能、肾功能、电解质、血脂、血浆蛋白水平、C反应蛋白、红细胞沉降率；④HbA1c；⑤X线胸片、心电图、腹部B超；⑥并发症相关检查：尿蛋白／肌酐、24h尿蛋白定量、眼底检查、超声心动图、颈动脉、双下肢动脉血管彩色超声等。

2.根据患者病情检查的项目　①双足多普勒血流图测定踝肱比值；②肌电图测定神经传导速度、外周神经感觉测定；③双下肢TcPO。

（六）治疗方案的选择

选择用药　①血糖控制：选择适当的口服降血糖药或胰岛素治疗方案。②神经病变治疗：神经修复；抗氧化应激；改善微循环；改善代谢紊乱；营养神经。③对症治疗：传统抗惊厥药、新一代抗惊厥药、度洛西汀、三环类抗抑郁药物。

（七）出院标准

临床病情已稳定：①血糖控制达标；②院外能够监护和治疗者；③有一个良好的后续计划，包括调节血糖指导和门诊能适当随访者。

（八）变异及原因分析

1.出现急性并发症（低血糖昏迷、高渗性昏迷、酮症酸中毒、乳酸酸中毒等），则按相应路径或指南进行救治，退出本路径。

2.出现急性合并症（合并急性心肌梗死、急性脑梗死、下肢动脉栓塞、肺栓塞、重症肺炎等），则按相应路径或指南进行治疗，退出本路径。

3.出现严重的糖尿病慢性并发症（糖尿病肾病、糖尿病视网膜病变、糖尿病伴心血管疾病、神经系统并发症、皮肤病变）或合并其他感染，导致住院时间延长、住院费用增加。

二、糖尿病周围神经病变临床路径表单

适用对象	第一诊断为糖尿病周围神经病变（ICD-10：E14.423+G63.2）的患者	
患者基本信息	患者姓名：_____ 性别：___ 年龄：___ 门诊号：_____ 住院号：_____ 住院日期：____年__月__日 出院日期：____年__月__日	标准住院日：≤14d

时间	住院第1天
主要诊疗工作	□询问病史及体格检查 □完成病历书写 □完善检查 □上级医师查房与病情评估 □初步确定治疗方案
重点医嘱	长期医嘱 □按内科护理常规 □二级护理 □糖尿病饮食 □毛细血管5～7点血糖谱，必要时监测0时和凌晨3时血糖 □胰岛素治疗 □口服降血糖药治疗（必要时） □周围神经病变用药 □对症用药 临时医嘱 □血常规、尿常规、粪常规 □肝功能、肾功能、血浆蛋白、电解质、血糖、血脂、红细胞沉降率、C反应蛋白 □HbA1c □尿蛋白/肌酐比值、24h尿蛋白 □腹部B超 □周围血管（动脉、静脉B超） □X线胸片、心电图、心动超声 □眼底检查 □可选项目：双足多普勒血流图测定踝肱比值、肌电图测定神经传导速度、外周神经感觉测定、双下肢TcPO

续表

时间	住院第 1 天		
病情变异记录	□无 □有，原因： 1. 2.		
护士签名	白班	小夜班	大夜班
医师签名			

时间	住院第 2～11 天	住院第 12～14 天（出院日）
主要诊疗工作	□上级医师查房 □明确诊断 □完成必要的相关科室会诊 □复查相关异常检查 □注意病情变化 □调整治疗	□上级医师查房，明确是否出院 □完成出院记录、病案首页、出院证明书等 □向患者交代出院后的注意事项
重点医嘱	长期医嘱 □按内科护理常规 □二级护理 □糖尿病饮食 □调整胰岛素治疗 □口服降血糖药物剂量和（或）种类的调整 □周围神经病变药物剂量和（或）种类的调整 □对症用药 临时医嘱 □根据病情补充相关检测 □根据病情补充相关治疗	出院医嘱 □出院带药 □门诊随访
病情变异记录	□无 □有，原因： 1. 2.	□无 □有，原因： 1. 2.
护士签名	白班　小夜班　大夜班	白班　小夜班　大夜班
医师签名		

第五节 糖尿病足临床路径

一、糖尿病足临床路径标准住院流程

（一）适用对象
第一诊断为糖尿病足（ICD-10:E14.601）的患者。

（二）诊断依据
根据《糖尿病足国际临床指南》（国际糖尿病足工作组，2003年、2011年）、《临床治疗指南·内分泌及代谢性疾病分册》（中华医学会编著，人民卫生出版社，2009年）、《临床技术操作规范·内分泌及代谢性疾病分册》（中华医学会编著，人民军医出版社，2009年）、《糖尿病足感染诊断和治疗的临床实用指南》（美国感染疾病协会，2012年）、《糖尿病诊疗标准（2012）版》（美国糖尿病协会，2015）。

1. 有糖尿病病史。

2. 具备糖尿病足的特点：既往有溃疡、截肢、持续治疗等病史（包括血管重建）；下肢远端神经异常；不同程度的周围血管病变；足部感染、溃疡和（或）深层组织坏死。感染的诊断应根据炎症的临床表现，而不仅仅依靠培养的结果。应在去除胼胝和坏死组织后，根据创面的范围和深度及全身情况评价感染的严重程度。

（三）进入路径标准
1. 第一诊断必须符合糖尿病足疾病编码（ICD.10：E14.601）。

2. 当患者同时具有其他疾病诊断，但在住院期间不需要特殊处理也不影响第一诊断的临床路径流程实施时，可以进入路径。

（四）标准住院日≤28d

（五）住院期间的检查项目
1. 必须检查的项目　①血常规、尿常规、粪常规；②全天毛细血管血糖谱（三餐前血糖、三餐后血糖、睡前血糖，必要时0时血糖、凌晨3时血糖）；③血糖、肝功能、肾功能、电解质、血脂谱、血浆蛋白水平、C反应蛋白、红细胞沉降率；④HbA1c；⑤足溃疡创面细

菌培养+药物敏感试验；⑥双足X线片、X线胸片、心电图、腹部超声；⑦并发症相关检查：尿白蛋白/肌酐、24h尿蛋白定量、眼底检查、超声心动图、下肢动脉血管彩超、颈动脉血管彩色超声等。

2. 根据患者病情检查的项目 ①双足多普勒血流图测定踝肱比值；②肌电图测定神经传导速度、外周神经感觉测定；③双下肢TcPO测定；④血培养+药物敏感试验；⑤双足磁共振（MRI）、双下肢动脉多排螺旋CT血管成像（CTA）或磁共振血管成像（MRA）。

（六）治疗方案的选择

根据《糖尿病足国际临床指南》（国际糖尿病足工作组，2003年、2011年）、《临床治疗指南·内分泌及代谢性疾病分册》（中华医学会编著，人民卫生出版社，2009年）、《临床技术操作规范·内分泌及代谢性疾病分册》（中华医学会编著，人民军医出版社，2009年）、《糖尿病足感染诊断和治疗的临床实用指南》（美国感染疾病协会，2012年）、《糖尿病诊疗标准（2012）版》（美国糖尿病协会，2015）。

1. 降血糖药治疗方案选择及剂量调整：根据病情选择胰岛素和其他口服或注射降血糖药。

2. 抗生素使用方案的选择：根据病情选择适当的抗生素。

3. 扩张血管、抗凝血药使用方案的选择：针对动脉血管闭塞，应用扩张血管、改善血液循环和抗凝血药。

4. 神经病变治疗药物。

（七）预防性抗菌药物选择与使用时机

根据病情选择适当的抗生素。

（八）常见伴随疾病的药物治疗（如高血压、冠状动脉粥样硬化性心脏病、陈旧性脑梗死等）

根据伴随疾病情况选择适当的药物及治疗方案。

（九）出院标准

1. 临床病情已稳定。

2. 局部清创已经完成。

3. 血糖控制达标。

4. 后续治疗计划明确。

（十）变异及原因分析

1. 出现急性并发症（低血糖昏迷、高渗性高血糖昏迷、酮症酸中毒、乳酸酸中毒等），退出本路径。

2. 出现急性合并症（合并急性心肌梗死、急性脑梗死、下肢动脉栓塞、肺栓塞、重症肺炎等），退出本路径。

3. 出现严重的糖尿病慢性并发症（糖尿病肾病、糖尿病视网膜病变、糖尿病伴心血管疾病、神经系统并发症、皮肤病变）或合并其他感染，导致住院时间延长、住院费用增加。

二、糖尿病足临床路径表单

适用对象	第一诊断为糖尿病足（ICD-10：E14.601）的患者	
患者基本信息	患者姓名：_____ 性别：_____ 年龄：_____ 门诊号：_____ 住院号：_____ 住院日期：_____年___月___日 出院日期：_____年___月___日	标准住院日：≤28d
时间	住院第1天	
主要诊疗工作	□询问病史及体格检查 □完成病历书写 □完善检查 □上级医师查房与病情评估 □初步确定治疗方案	
重点医嘱	长期医嘱 □按内科护理常规 □二级护理 □糖尿病饮食 □毛细血管5～7点血糖谱，必要时监测0时血糖和凌晨3时血糖 □胰岛素治疗 □口服降血糖药治疗（必要时） □周围神经病变用药 □扩张血管、抗凝血药物 □抗生素应用 □对症用药 临时医嘱 □血常规、尿常规、粪常规 □肝功能、肾功能、血浆蛋白、电解质、血糖、血脂、红细胞沉降率、C反应蛋白 □HbA1c	

续表

时间	住院第 1 天	
	□尿微量蛋白肌酐比值、24h 尿蛋白 □腹部超声 □周围血管（动脉超声） □X 线胸片、心电图、心动超声 □眼底检查 □可选项目：双足多普勒血流图测定踝肱比值、肌电图测定神经传导速度、外周神经感觉测定、双下肢 TcPO、血培养 + 药物敏感试验、双足磁共振（MRI）扫描、双下肢动脉多排螺旋 CT 血管成像（CTA）或磁共振血管成像（MRA）	
病情变异记录	□无　□有，原因： 1. 2.	
护士签名	白班　　　　　小夜班	大夜班
医师签名		
时间	住院第 2～26 天	住院第 27～28 天（出院日）
主要诊疗工作	□上级医师查房 □明确诊断 □完成必要的相关科室会诊 □复查相关异常检查 □注意病情变化 □调整治疗	□上级医师查房，明确是否出院 □完成出院记录、病案首页、出院证明书等 □向患者交代出院后的注意事项
重点医嘱	长期医嘱 □按内科护理常规 □二级护理 □糖尿病饮食 □调整胰岛素治疗 □口服降血糖药剂量和（或）种类的调整 □周围神经病变药物剂量和（或）种类的调整 □扩张血管、抗凝血药调整 □抗生素应用调整 □对症用药 临时医嘱 □根据病情补充相关检测 □根据病情补充相关治疗	出院医嘱 □出院带药 □门诊随访

续表

时间	住院第2～26天			住院第27～28天（出院日）		
病情变异记录	□无 □有，原因： 1. 2.			□无 □有，原因： 1. 2.		
护士签名	白班	小夜班	大夜班	白班	小夜班	大夜班
医师签名						

第六节 妊娠糖尿病临床路径

一、妊娠糖尿病临床路径标准住院流程

（一）适用对象

第一诊断为妊娠糖尿病（不伴急性并发症）（ICD-10：O24）的患者。

（二）诊断依据

根据2010年版《中国2型糖尿病防治指南》，2011年我国卫生部颁布《妊娠期糖尿病行业诊断标准》。

1. 诊断步骤分为一步法或两步法

（1）一步法：直接行75g口服葡萄糖耐量检查，查0h、1h、2h、3h血糖。

（2）两步法

1）第一步：空腹行50g口服葡萄糖筛查，1h血糖≥7.2mmol/L为阳性，需行第二步。

2）第二步：空腹行75g口服葡萄糖耐量检查，查0h、1h、2h、3h血糖。

① 筛查间：高危孕妇在首次产检时，普通孕妇在孕24～28周时。

② OGTT血糖界值：0h，5.3mmol/L；1h，10.0mmol/L；2h，8.6mmol/L；3h，7.8mmol/L。

诊断妊娠糖尿病需要达到的血糖界值个数：2。

高危因素包括：①肥胖（尤其是重度肥胖）；②一级亲属患 2 型糖尿病；③ GDM 史或大于胎龄儿分娩史；④多囊卵巢综合征。

2. 妊娠糖尿病分级

（1）A1 级：FBG＜5.8mmol/L，经饮食控制，餐后 2h 血糖＜6.7mmol/L。

（2）A2 级：经饮食控制，FBG≥5.8mmol/L，餐后 2h 血糖≥6.7mmol/L，妊娠期需加用胰岛素控制血糖。

（三）治疗方案的选择

根据 2010 年版《中国 2 型糖尿病防治指南》，2011 年我国卫生部颁布《妊娠期糖尿病行业诊断标准》。

1. 糖尿病宣传教育和管理。
2. 饮食疗法。
3. 运动疗法。
4. 自我血糖监测、低血糖事件评估。
5. 体重、尿酮体监测及并发症检测。
6. 胰岛素强化治疗。

（四）标准住院日为≤ 12d

（五）进入路径标准

1. 第一诊断必须符合妊娠糖尿病（不伴急性并发症）（ICD-024）疾病编码。

2. 当患者同时具有其他疾病诊断，但在住院期间不需要特殊处理也不影响第一诊断的临床路径流程实施时，可以进入路径。

（六）住院期间检查项目

1. 必须检查的项目

（1）血常规、尿常规＋酮体、粪常规。

（2）全天毛细血管血糖谱（包括三餐前血糖、三餐后 2h 血糖、睡前血糖、凌晨 2 时血糖等）。

（3）肝功能、肾功能、电解质、血脂。

（4）心电图、腹部 B 超（包括肝、脾、胰腺等）。

（5）糖化血红蛋白（HbA1c）、C 肽释放试验。

2. 根据患者病情检查的项目

（1）血气分析，胰岛 B 细胞自身抗体（IAA、ICA、GAD 等）、动态血糖监测［血糖未达标和（或）血糖波动较大者］。

（2）相关免疫指标（红细胞沉降率、C 反应蛋白、RF、免疫球蛋白全套、补体全套、ANA 和 ENA）、自身抗体（抗甲状腺抗体、抗肾上腺抗体、抗卵巢抗体、抗甲状旁腺抗体等）、内分泌腺体功能评估（甲状腺、肾上腺、性腺、甲状旁腺、垂体）；肿瘤标志物等。

（3）并发症相关检查（新诊断糖尿病和病程超过 5 年定期复诊者）：尿微量蛋白系列 / 肌酐、24h 尿总蛋白、微量清蛋白定量、眼底检查、慢性并发症倾向时超声心动图、颈动脉和下肢血管彩色超声等。

（4）产检方面。

① 常规项目：体重、宫高、腹围，每周 1 次。

② 胎儿胎盘功能检查：< 34 周，B 超、胎盘异位 β-糖蛋白（SP1），每 2 周 1 次；≥ 34 周，B 超、SP1、胎心监护，每周 1 次；> 36 周，胎心监护，每周 2 次或酌情隔日 1 次。

（七）妊娠期间糖尿病的治疗方案选择

1. 应尽早对妊娠糖尿病进行诊断，确诊后，尽早按糖尿病合并妊娠的诊疗常规进行管理。每 1～2 周就诊 1 次。

2. 根据孕妇的文化背景进行针对妊娠妇女的糖尿病教育。

3. 妊娠期间的饮食控制标准：既能保证孕妇和胎儿能量需要，又能维持血糖在正常范围，而且不发生饥饿性酮症。尽可能选择低生糖指数的碳水化合物。对使用胰岛素者，要根据胰岛素的剂型和剂量来选择碳水化合物的种类和数量。应实行少量多餐制，每日分 5～6 餐。

4. 通过指尖血糖监测抽查空腹血糖、餐前血糖，餐后 1～2h 血糖及尿酮体。病情需要者每日测定空腹和餐后血糖 4～6 次。血糖控制的目标是空腹血糖，餐前血糖，或睡前血糖 3.3～5.3mmol/L，餐后 1h ≤ 7.8mmol/L；或餐后 2h 血糖 ≤ 6.7mmol/L；HbA1c 尽可能控制在 6.0% 以下。

5. 避免使用口服降血糖药，通过饮食治疗血糖不能控制时，使用胰岛素治疗。人胰岛素优于动物胰岛素。已经有初步临床证据显示速效胰岛素类似物赖脯胰岛素和门冬胰岛素在妊娠期使用是安全有效的。

常用方案：①三餐前短效胰岛素或速效胰岛素＋睡前中效胰岛素，皮下注射；②预混胰岛素，早、晚餐前皮下注射；③使用胰岛素泵皮下泵入。

6.尿酮阳性时，应检查血糖（因孕妇肾糖阈下降，尿糖不能准确反映孕妇血糖水平），若血糖正常，考虑饥饿性酮症，及时增加食物摄入，必要时在监测血糖的情况下静脉输入适量葡萄糖。若出现酮症酸中毒，按酮症酸中毒治疗原则处理。

7.血压应该控制在130/80mmHg以下。

8.分娩方式：糖尿病本身不是剖宫产指征，无特殊情况可经阴道分娩，倘若合并其他的高危因素，应进行选择性剖宫产或放宽剖宫产指征。

9.分娩时和产后加强血糖监测，保持良好的血糖控制。

（八）出院标准

1.治疗方案确定，血糖控制趋于稳定。

2.患者或其监护人得到基本技能培训并学会胰岛素注射、自我血糖监测。

3.完成相关并发症的检查。

4.没有需要住院处理的并发症和（或）合并症。

（九）变异及原因分析

1.出现急性并发症（酮症酸中毒、低血糖昏迷、高渗性昏迷、乳酸酸中毒等），则按照相应路径或指南进行救治，退出本路径。

2.反复发生低血糖、伴有增加控制血糖难度的合并症，延长住院时间，则按照相应路径或指南进行治疗。

3.若必须同时使用对血糖或胰岛素作用有影响的药物，或患者对胰岛素制剂有过敏情况时，导致住院时间延长、住院费用增加。

4.出现严重的糖尿病慢性并发症(糖尿病肾病、糖尿病视网膜病变、糖尿病伴心血管疾病、神经系统并发症、皮肤病变、糖尿病足）或合并感染，导致住院时间延长、住院费用增加。

二、妊娠糖尿病临床路径表单

适用对象	第一诊断为妊娠糖尿病（ICD-10：O24）的患者	
患者基本信息	患者姓名：_____ 性别：____ 年龄：____ 门诊号：_____ 住院号：_____ 住院日期：___年__月__日 出院日期：___年__月__日	标准住院日：≤12d
时间	住院第1天	
主要诊疗工作	□询问病史及体格检查 □完成病历书写 □开化验单、完成实验室初步检查 □上级医师查房与病情评估 □初步确定治疗方案 □监测血糖谱或行动态血糖监测 □确定胰岛素注射方案，填写胰岛素治疗单	
重点医嘱	长期医嘱 □按内科护理常规 □二级护理 □糖尿病饮食 □毛细血糖测定×4次/天或×9次/天（胰岛素泵治疗时） □初步设定多次胰岛素注射或胰岛素泵治疗的基础剂量及餐前胰岛素剂量 临时医嘱 □血常规、尿常规、粪常规及尿酮体 □血气分析、肝功能、肾功能、电解质、血脂、蛋白电泳 □糖化血红蛋白、空腹胰岛素及C肽、胰岛B细胞自身抗体、甲状腺功能及相关自身抗体、肿瘤标志物 □并发症相关检查、产科相关检查 □心电图、腹部B超 □动态血糖监测（必要时）	
主要护理工作	□介绍病房环境、设施和设备 □入院护理评估	
病情变异记录	□无 □有，原因： 1. 2.	
护士签名	白班　　　　　　　　　小夜班　　　　　　　　　大夜班	
医师签名		

续表

时间	住院第 2～7 天	住院第 8～12 天（出院日）
主要诊疗工作	□上级医师查房 □完成相关科室会诊 □复查相关异常检查 □注意病情变化 □调整胰岛素剂量	□上级医师查房，明确是否出院 □完成出院记录、病案首页、出院小结等 □向患者交代出院后的注意事项，饮食、运动、血糖监测、胰岛素注射指导和复诊日期 □如果患者不能出院，在"病程记录"中说明原因和继续治疗的方案
重点医嘱	长期医嘱 □同住院第 1 天 □调整胰岛素剂量 □降血糖药（一般不用） 临时医嘱 □C 肽激发试验 □加测凌晨 0 时、3 时毛细血管血糖（必要时） □并发症相关检查 □免疫指标、其他自身抗体、内分泌腺功能评估（必要时） □并发症的相关处理	出院医嘱 □出院带药 □门诊随访 □健康宣教
主要护理工作	□糖尿病及其并发症宣教 □胰岛素注射方法培训 □血糖监测培训 □营养及运动培训 □病情观察	□指导患者办理出院手续
病情变异记录	□无 □有，原因： 1. 2.	□无 □有，原因： 1. 2.
护士签名	白班　　小夜班　　大夜班	白班　　小夜班　　大夜班
医师签名		

第七节 2 型糖尿病并发糖尿病肾病临床路径

一、2 型糖尿病并发糖尿病肾病临床路径标准住院流程

（一）适用对象

第一诊断为 2 型糖尿病并发糖尿病肾病（ICD-10:E11.200）患者

进行高血糖控制及血管并发症筛查的患者。

（二）诊断依据

1. 有糖尿病症状（典型症状包括多饮、多尿和不明原因的体重下降等）者满足以下标准中的 1 项即可诊断糖尿病。

（1）任意时间血浆葡萄糖 ≥ 11.1mmol/L（200mg/dl）。

（2）空腹（禁食时间 > 8h）血浆葡萄糖 ≥ 7.0mmol/L（126mg/dl）。

（3）75g 葡萄糖负荷后 2h 血浆葡萄糖 ≥ 11.1mmol/L（200mg/dl）。

2. 无糖尿病症状者，需满足以上 3 项标准中的两项。

3. 6 个月内尿 A/C 比值 2 次 ≥ 30 或血肌酐 ≥ 104μmol/L。

（三）进入路径标准

1. 第一诊断必须符合 2 型糖尿病并发糖尿病肾病 ICD-10：E11.200 疾病编码。

2. 除外 1 型糖尿病、妊娠糖尿病、特殊类型糖尿病及其他因素所导致的血糖升高。

3. 达到住院标准：符合糖尿病诊断标准，实验室检查或影像学检查提示糖尿病肾病，并经临床医师判断需要住院治疗。

4. 当患者同时具有其他疾病诊断，如在住院期间不需特殊处理也不影响第一诊断的临床路径流程实施时，可以进入路径。

（四）标准住院日为 ≤ 14d

（五）住院期间检查项目

1. 必须检查的项目

（1）血常规、尿常规（包括酮体）、粪常规。

（2）全天毛细血管血糖谱（测三餐前血糖、三餐后 2h、睡前血糖，必要时凌晨 0 时血糖、凌晨 3 时血糖等），动态血糖监测 [血糖未达标和（或）血糖波动较大者]。

（3）肝功能、肾功能、血脂、电解质、血黏度。

（4）糖化血红蛋白（HbA1c）。

（5）X 线胸片、心电图、B 超。

2. 并发症相关检查　尿蛋白 / 肌酐、24h 尿蛋白定量、眼底检查、神经传导速度、心脏超声、颈动脉和下肢血管彩超等。

3. 根据患者病情检查的项目

(1) ICA、IAA、GAD、IA-2 自身抗体测定，血乳酸；

(2) 24h 动态血压监测、运动平板试验、心肌核素检查、冠脉 CTA 或冠状动脉造影。

(3) 肿瘤指标筛查，感染性疾病筛查。

(六) 治疗方案的选择

1. 一般治疗

(1) 糖尿病知识教育。

(2) 饮食治疗。

(3) 运动疗法。

2. 药物治疗

(1) 正确使用口服降血糖药物及胰岛素治疗，把血糖控制在正常范围。

(2) 给予护肾、抗凝血及调节血脂等对症支持治疗。

(七) 药物选择

1. 降血糖药物　口服降血糖药、胰岛素或胰岛素类似物，使血糖控制稳定。

2. 针对伴发疾病治疗的药物　护肾药、调节血脂药、抗血小板聚集药物、改善微循环药物等。

(八) 出院标准

1. 患者得到基本技能培训并学会自我血糖监测。

2. 降血糖治疗方案确定，血糖控制达标或血糖趋于稳定，无低血糖事件发生。

3. 完成糖尿病肾病并发症的检查并开始对症治疗。

(九) 变异及原因分析

1. 出现急性并发症 (糖尿病高渗性昏迷、糖尿病酮症酸中毒、乳酸酸中毒等)，则按相应路径或指南进行救治，退出本路径。

2. 合并妊娠或伴有增加控制血糖难度的合并症，延长住院时间，则按相应路径或指南进行治疗。

3. 若必须同时服用对血糖或降血糖药物有影响的药物，或患者对胰岛素制剂、降血糖药物有过敏情况时，导致住院时间延长、住院费用增加。

4. 出现严重的糖尿病慢性并发症（眼部、心血管、神经系统并发症和皮肤病变及糖尿病足），导致住院时间延长、住院费用增加。

二、2型糖尿病并发糖尿病肾病临床路径表单

适用对象	第一诊断为2型糖尿病并发糖尿病肾病（ICD-10：E11.200）的患者	
患者基本信息	患者姓名：____ 性别：__ 年龄：____ 门诊号：____ 住院号：____ 住院日期：____年__月__日 出院日期：____年__月__日	标准住院日：≤14d
时间	住院第1～2天	住院第3～7天
主要诊疗工作	□询问病史与体格检查，完成病历书写 □血糖监测 □完善项目检查 □糖尿病健康教育 □营养治疗和运动治疗 □药物治疗 □上级医师查房，确定进一步诊疗方案 □向患者家属初步交代病情	□上级医师查房，确定进一步的检查和治疗 □完成上级医师查房记录 □调整降血糖治疗方案及护肾方案 □根据相应回报的检查结果调整或维持降血压、调节血脂治疗方案 □并发症相关检查与治疗
重点医嘱	长期医嘱 □按内科疾病护理常规或糖尿病护理常规 □一级护理或二级护理 □糖尿病饮食 □进入临床路径 □糖尿病健康宣教 □毛细血糖测定×7次/天 □监测动态血糖、血压（必要时） □建立静脉通道 □吸氧、重症监护（必要时） 临时医嘱 □血常规、尿常规（包括酮体）、粪常规 □血糖谱、肝功能、肾功能、血脂、电解质、血黏度、HbA1c □尿微量清蛋白测定 □心电图、X线胸片、腹部B超 □根据情况进行动态血糖、血压监测等检查项目 □静脉补液，抗感染治疗 □必要时请相关科室会诊	长期医嘱 □按糖尿病护理常规 □根据情况调整护理级别 □糖尿病饮食 □口服降血糖药或胰岛素的调整 □护肾药、调节血脂药及降血压药（必要时）调整 □并发症相关检查与治疗 临时医嘱 □根据病情复查相应检查

续表

时间	住院第1~2天	住院第3~7天
主要护理工作	□协助患者或其家属完成住院程序，入院宣教 □执行医嘱 □观察病情并及时向医师汇报 □危重患者的特殊处理	□按糖尿病护理常规 □执行医嘱
病情变异记录	□无 □有，原因： 1. 2.	□无 □有，原因： 1. 2.
护士签名	白班　　小夜班　　大夜班	白班　　小夜班　　大夜班
医师签名		

时间	住院第8~10天	住院第11~14天（出院日）
主要诊疗工作	□上级医师查房：并发症、治疗效果、治疗方案评估，完成疾病诊断、下一步治疗 □对策和方案的调整 □完成上级医师查房记录 □请相关科室协助治疗 □确定出院日期	□通知出院处 □通知患者及其家属出院 □向患者交代出院后的注意事项，血糖、血压的监测频率，血糖、血压、饮食、运动情况及记录方法，预约复诊日期 □将"出院总结"交给患者 □如果患者不能出院，在"病程记录"中说明原因和继续治疗的方案
重点医嘱	长期医嘱 □糖尿病护理常规 □二级护理或三级护理 □运动及饮食治疗 □降血糖药物的调整 □护肾药物的应用及调整 □并发症治疗方案及药物的调整 临时医嘱 □根据病情下达	出院医嘱 □出院带药 □门诊随诊
主要护理工作	□按糖尿病护理常规 □执行医嘱 □二级预防教育 □进行胰岛素治疗者教会患者正确的注射方法 □正确的血糖测定方法及记录方法 □告知患者低血糖的可能原因及处理原则 □告知患者不同季节皮肤护理及个人卫生方面的注意事项	□协助患者办理出院手续 □出院指导：二级预防教育，复诊时间及注意事项

续表

时间	住院第 8～10 天			住院第 11～14 天（出院日）		
病情变异记录	□无 □有，原因： 1. 2.			□无 □有，原因： 1. 2.		
护士签名	白班	小夜班	大夜班	白班	小夜班	大夜班
医师签名						

第八节 2型糖尿病临床路径

一、2型糖尿病临床路径标准住院流程

（一）适用对象

第一诊断为 2 型糖尿病（ICD-10：E11.2- E11.9）进行高血糖控制及血管并发症筛查的患者。

（二）诊断依据

根据《WHO 1999 年糖尿病诊断标准》《2007 年版中国糖尿病防治指南》（中华医学会糖尿病分会，2007 年）。

1. 有糖尿病症状（典型症状包括多饮、多尿和不明原因的体重下降等）者满足以下标准中一项即可诊断糖尿病。

（1）任意时间血浆葡萄糖≥11.1mmol/L（200mg/dl）。

（2）空腹（禁食时间＞8h）血浆葡萄糖≥7.0mmol/L（126mg/dl）。

（3）75g 葡萄糖负荷后 2h 血浆葡萄糖≥11.1mmol/L（200mg/dl）。

2. 无糖尿病症状者，需满足以上 3 项标准中的两项。

（三）治疗方案的选择及依据

根据《2007 年版中国糖尿病防治指南》（中华医学会糖尿病分会，2007 年）等。

1. 一般治疗

（1）糖尿病知识教育。

(2) 饮食治疗。

(3) 运动疗法。

2. 药物治疗

(1) 口服降血糖药治疗。

(2) 胰岛素治疗。

(四) 标准住院日为 ≤ 14d

(五) 进入路径标准

1. 第一诊断必须符合 2 型糖尿病 (ICD-10：E11.2-E11.9) 疾病编码。

2. 除外 1 型糖尿病、妊娠糖尿病、特殊类型糖尿病及其他因素所导致的血糖升高。

3. 达到住院标准：符合糖尿病诊断标准，并经临床医师判断需要住院治疗。

4. 当患者同时具有其他疾病诊断，如在住院期间不需要特殊处理也不影响第一诊断的临床路径流程实施时，可以进入路径。

(六) 住院期间检查项目

1. 必须检查的项目

(1) 血常规、尿常规（包括酮体）、粪常规。

(2) 全天毛细血管血糖谱（三餐前血糖、三餐后 2h 血糖、睡前血糖，必要时凌晨 0 时血糖、3 时血糖等），动态血糖监测 [血糖未达标和（或）血糖波动较大者]。

(3) 肝功能、肾功能、血脂、电解质、血黏度。

(4) 糖化血红蛋白（HbA1c）和糖化血清蛋白（果糖胺）。

(5) 口服糖耐量试验和同步胰岛素或 C 肽释放试验。

(6) X 线胸片、心电图、腹部 B 超。

2. 并发症相关检查　尿蛋白/肌酐、24h 尿蛋白定量、眼底检查、神经传导速度、心脏超声、颈动脉和下肢血管彩色超声等。

3. 根据患者病情可选的检查项目

(1) ICA、IAA、GAD、IA-2 自身抗体测定，血乳酸。

(2) 24h 动态血压监测，运动平板试验、心肌核素检查、冠脉

CTA 或冠状动脉造影。

（3）震动觉和温度觉测定、10g 尼龙丝压力检查、踝肱比检查。

（4）肿瘤指标筛查，感染性疾病筛查。

（七）选择用药

1. 降血糖药　口服降血糖药、胰岛素或胰岛素类似物。

2. 针对伴发疾病治疗的药物　降血压药、调节血脂药、抗血小板聚集药、改善微循环药物等。

3. 对症治疗药物　根据患者情况选择。

（八）出院标准

1. 患者得到基本技能培训并学会自我血糖监测。

2. 降血糖治疗方案确定，血糖控制达标或血糖趋于稳定，无低血糖事件发生。

3. 完成相关并发症的检查并开始对症治疗。

4. 没有需要住院处理的并发症和（或）合并症。

（九）变异及原因分析

1. 出现急性并发症（低血糖昏迷、高渗性昏迷、酮症酸中毒、乳酸酸中毒等），则按相应路径或指南进行救治，退出本路径。

2. 合并妊娠或伴有增加控制血糖难度的合并症，延长住院时间，则按相应路径或指南进行治疗。

3. 若必须同时服用对血糖或降血糖药物有影响的药物，或患者对胰岛素制剂、降血糖药有过敏情况时，导致住院时间延长、住院费用增加。

4. 出现严重的糖尿病慢性并发症（糖尿病肾病、糖尿病视网膜病变、糖尿病伴心血管疾病、神经系统并发症、皮肤病变、糖尿病足）或合并感染，导致住院时间延长、住院费用增加。

二、2 型糖尿病临床路径表单

适用对象	第一诊断为 2 型糖尿病（ICD-10：E11.2- E11.9）的患者	
患者基本信息	患者姓名：_____ 性别：__ 年龄：__ 门诊号：_____ 住院号：_____ 住院日期：_____年__月__日 出院日期：_____年__月__日	标准住院日：≤ 14d

时间	住院第 1～2 天	住院第 3～7 天
主要诊疗工作	□询问病史与体格检查、完成病历书写 □血糖监测 □完善项目检查 □糖尿病健康教育 □营养治疗和运动治疗 □药物治疗 □上级医师查房，确定进一步诊疗方案 □向患者家属初步交代病情	□上级医师查房，确定进一步的检查和治疗 □完成上级医师查房记录 □调整降血糖治疗方案 □根据相应回报的检查结果调整或维持降血压、调节血脂治疗方案 □并发症相关检查与治疗
重点医嘱	长期医嘱 □按内科疾病护理常规或糖尿病护理常规 □一级护理或二级护理 □糖尿病饮食 □糖尿病健康宣教 □毛细血管血糖测定 ×7 次/天 有急性并发症者 □记 24h 出入量 □每 1～2 小时测血糖 1 次 □建立静脉通道 □吸氧、重症监护（必要时） 临床医嘱 □血常规、尿常规（包括酮体）、粪常规 □血糖谱、肝功能、肾功能、血脂、电解质、血黏度、HbA1c、尿清蛋白测定、果糖胺、糖耐量试验和同步胰岛素或 C 肽释放试验 □心电图、X 线胸片、腹部 B 超 □并发症相关检查 □根据情况进行动态血糖、血压监测等检查项目 □静脉补液（必要时） □对症处理 □必要时请相关科室会诊	长期医嘱 □按糖尿病护理常规 □根据情况调整护理级别 □糖尿病饮食 □口服降血糖药或胰岛素的调整 □降血压药、调节血脂药及其他药物（必要时）调整 □并发症相关检查与治疗 临床医嘱 □根据病情复查相应检查

续表

时间	住院第1~2天	住院第3~7天
主要护理工作	□协助患者或其家属完成住院程序，入院宣教 □执行医嘱 □观察病情并及时向医师汇报 □危重患者的特殊处理	□按糖尿病护理常规 □执行医嘱
病情变异记录	□无 □有，原因： 1. 2.	□无 □有，原因： 1. 2.
护士签名	白班　　　小夜班　　　大夜班	白班　　　小夜班　　　大夜班
医师签名		

时间	住院第8~10天	住院第11~14天（出院日）
主要诊疗工作	□上级医师查房：并发症、治疗效果、治疗方案评估，完成疾病诊断、下一步治疗对策和方案的调整 □完成上级医师查房记录 □请相关科室协助治疗 □确定出院日期	□通知出院处 □通知患者及其家属出院 □向患者交代出院后的注意事项，血糖、血压的监测频率，血糖、血压、饮食、运动情况及记录方法，预约复诊日期 □将"出院总结"交给患者 □如果患者不能出院，在"病程记录"中说明原因和继续治疗的方案
重点医嘱	长期医嘱 □按糖尿病护理常规 □二级护理或三级护理 □运动及饮食治疗 □降血糖药的调整 □其他药物的应用及调整 □并发症治疗方案及药物的调整 长期医嘱 □根据病情下达	出院医嘱 □出院带药 □门诊随诊
主要护理工作	□按糖尿病护理常规 □执行医嘱 □二级预防教育 □进行胰岛素治疗者教会患者正确的注射方法 □正确的血糖测定方法及记录方法 □告知患者低血糖的可能原因及处理原则	□协助患者办理出院手续 □出院指导：二级预防教育，复诊时间及注意事项

续表

时间	住院第 8~10 天			住院第 11~14 天（出院日）		
病情变异记录	□无 □有，原因： 1. 2.			□无 □有，原因： 1. 2.		
护士签名	白班	小夜班	大夜班	白班	小夜班	大夜班
医师签名						

第九节　糖尿病酮症酸中毒临床路径

一、糖尿病酮症酸中毒临床路径标准住院流程

（一）适用对象

第一诊断为糖尿病酮症酸中毒（ICD-10：E10.111，E11.111，E14.111）的患者。

（二）诊断依据

根据《内科学（第 8 版）》（人民卫生出版社，2013 年）；《中国糖尿病防治指南（2013）》

1. 尿糖和酮体阳性伴血糖升高。
2. 血 pH 和（或）二氧化碳结合力降低。

（三）进入路径标准

1. 第一诊断必须符合糖尿病酮症酸中毒（ICD-10：E10.111，E11.111，E14.111）疾病编码。
2. 当患者同时具有其他疾病诊断，但在住院期间不需要特殊处理也不影响第一诊断的临床路径流程实施时，可以进入路径。

（四）标准住院日一般为 ≤ 10d

（五）住院期间检查项目

1. 必须检查的项目

（1）血常规、尿常规（必须包括酮体）、粪常规、血气分析。

（2）在酮症酸中毒未纠正时每 1～2 小时测定血糖 1 次，在糖尿病酮症纠正后测全天毛细血管血糖谱（三餐前血糖、三餐后 2h 血糖、睡前血糖，必要时测凌晨 0 时血糖、3 时血糖等）。

（3）肝功能、肾功能、电解质、血脂。

（4）X 线胸片、心电图、腹部 B 超。

（5）糖化血红蛋白（HbA1c）、胰岛 B 细胞自身抗体（ICA、GAD）。

2. 根据患者病情检查的项目

（1）血酮体、糖化血清蛋白（果糖胺）、胰岛 B 细胞自身抗体（IAA、IA-2 等），待酮症酸中毒状态纠正后行动态血糖监测 [血糖未达标和（或）血糖波动较大者]；待酮症酸中毒纠正且血糖稳定后测定胰岛素或 C 肽。

（2）并发症相关检查（待酮症酸中毒纠正后）：尿蛋白/肌酐或尿清蛋白排泄率、24h 尿蛋白定量、眼底检查、神经传导速度、超声心动图、颈动脉和下肢血管彩超、头胸腹 CT 或 MRI 等。

（3）相关免疫指标（红细胞沉降率、C 反应蛋白、类风湿因子、免疫球蛋白全套、补体全套、ANA 和 ENA）、自身抗体（抗甲状腺抗体、抗肾上腺抗体、抗卵巢抗体、抗甲状旁腺抗体等），内分泌腺体功能评估（甲状腺、肾上腺、性腺、甲状旁腺、垂体）。

（六）治疗方案的选择

1. 补液：根据血糖、电解质、血浆渗透压、生命体征、心功能、肾功能等情况选择补液种类及补液速度、补液量。

2. 胰岛素治疗方案选择及剂量调整：①给予胰岛素治疗。②持续静脉注射胰岛素，待酸中毒纠正、血糖基本平稳后改用胰岛素强化治疗。

3. 纠正电解质紊乱。

4. 纠正酸中毒：当 pH ＜ 7.1 时，可补碱性药物。

5. 其他对症治疗：纠正休克、抗感染、治疗急性肾衰竭、治疗脑水肿等。

（七）药物选择

1. 降血糖药物　胰岛素、胰岛素类似物，酮症酸中毒纠正后可根据情况加用口服降血糖药。

2. 针对伴发疾病治疗的药物　降血压药、调节血脂药、抗血小板聚集药、改善微循环药物、抗感染药物等。

3. 去除诱因、对症治疗药物　根据患者情况选择。

（八）出院标准

1. 酸中毒及酮症消失。

2. 降血糖治疗方案确定，血糖控制达标或血糖趋于稳定。患者或家属得到基本技能培训并学会自我血糖监测。

3. 没有需要住院处理的并发症和（或）合并症。

（九）变异及原因分析

1. 导致糖尿病酮症酸中毒的诱因难以控制时(如感染、胃肠道疾病、脑卒中、心肌梗死、创伤、手术、精神刺激等），则按相应路径或指南进行救治，退出本路径。

2. 合并妊娠或伴有增加控制血糖难度的合并症，延长住院时间，则按相应路径或指南进行治疗。

3. 若必须同时服用对血糖或降血糖药物有影响的药物，或患者对胰岛素制剂、降血糖药物有过敏情况时，导致住院时间延长、住院费用增加。

4. 出现严重的糖尿病慢性并发症（糖尿病肾病、糖尿病眼病、心血管、神经系统并发症和皮肤病变及糖尿病足）或合并感染，导致住院时间延长、住院费用增加。

二、糖尿病酮症酸中毒临床路径表单

适用对象	第一诊断为糖尿病酮症酸中毒（ICD-10：E10.111、E11.111、E14.111）的患者		
患者基本信息	患者姓名：_____ 性别：____ 年龄：____ 门诊号：_____ 住院号：_____ 住院日期：____年__月__日 出院日期：____年__月__日		标准住院日：≤10d
时间	住院第1天	住院第2~7天	住院第8~10天（出院日）
主要诊疗工作	□询问病史及体格检查 □完成病历书写 □开化验单 □上级医师查房与病情评估 □初步确定治疗方案 □监测血糖谱或行动态血糖监测	□上级医师查房 □完成相关科室会诊 □复查相关异常检查，明确酮症酸中毒纠正情况 □注意病情变化 □确定胰岛素注射方案，调整胰岛素剂量	□上级医师查房，明确是否出院 □完成出院记录、病案首页、出院证明书等，向患者交代出院后的注意事项和复诊日期
重点医嘱	长期医嘱 □内科护理常规 □一级护理或二级护理 □糖尿病饮食 □记出入量 临时医嘱 □血常规、尿常规、粪常规、尿酮体 □血气分析 □肝功能、肾功能、电解质、血脂 □糖化血红蛋白、胰岛 B 细胞自身抗体（ICA、GAD） □胰岛 B 细胞自身抗体（IAA、IA-2 等）（必要时） □并发症、合并症相关检查 □X 线胸片、心电图、腹部B超 □测毛细血管血糖，每1~2小时1次 □补液、纠正电解质紊乱 □持续胰岛素静脉注射 □必要时纠正酸中毒 □其他对症处理	长期医嘱 □同住院第1天 □监测全天毛细血管血糖谱，酮症酸中毒纠正后可动态血糖监测（必要时） □根据病情可持续胰岛素静脉注射，或设定并调整多次胰岛素注射或胰岛素泵治疗的基础剂量及餐前胰岛素剂量 □其他降血糖药物（必要时） □其他对症处理 临时医嘱 □加测凌晨0时、3时毛细血管血糖（必要时） □并发症相关检查（必要时） □免疫指标、其他自身抗体、内分泌腺功能评估（必要时） □并发症（合并症）的相关处理	出院医嘱 □出院带药 □门诊随诊

续表

时间	住院第1天	住院第2~7天	住院第8~10天（出院日）
主要护理工作	□介绍病房环境、设施和设备 □入院护理评估	□病情变化的观察 □糖尿病及其并发症宣教 □胰岛素注射方法培训 □血糖监测培训 □营养及运动培训	□指导患者办理出院手续
病情变异记录	□无 □有，原因： 1. 2.	□无 □有，原因： 1. 2.	□无 □有，原因： 1. 2.
护士签名	白班　小夜班　大夜班	白班　小夜班　大夜班	白班　小夜班　大夜班
医师签名			

第十节　高渗性非酮症糖尿病昏迷临床路径

一、高渗性非酮症糖尿病昏迷临床路径标准住院流程

（一）适用对象

第一诊断为高渗性非酮症糖尿病昏迷（ICD-10：E14.001，E10.001，E11.001）的患者。

（二）诊断依据

根据《内科学（第8版）》（人民卫生出版社，2013年）；《中国糖尿病防治指南（2013版）》。

1. 临床表现常以高血糖而无明显酮症酸中毒、血浆渗透压显著升高、失水和意识障碍为特征。

2. 高渗性非酮症糖尿病昏迷的实验室诊断参考标准是：①血糖≥33.3mmol/L；②有效血浆渗透压≥320mOsm/L；③血清HCO_3^-≥15mmol/L或动脉血pH≥7.30；④尿糖呈强阳性，而尿酮体阴性或弱

阳性。由于高渗性非酮症糖尿病昏迷可与糖尿病酮症酸中毒、乳酸酸中毒并存，当上述诊断标准中的①③④缺乏或不完全符合时，不能否定高渗性非酮症糖尿病昏迷的存在。

（三）进入路径标准

1. 第一诊断必须符合高渗性非酮症糖尿病昏迷（ICD-10：E14.001，E10.001，E11.001）疾病编码。

2. 当患者同时具有其他疾病诊断，但在住院期间不需要特殊处理也不影响第一诊断的临床路径流程实施时，可以进入路径。

（四）标准住院日一般为 ≤ 14d

（五）住院期间检查项目

1. 必须检查的项目

（1）血常规、尿常规 + 酮体、粪常规、血气分析。

（2）在高渗性非酮症糖尿病昏迷未纠正时每 1~2 小时测定血糖 1 次，在高渗性非酮症糖尿病昏迷纠正后测全天毛细血管血糖谱（三餐前血糖、三餐后 2h 血糖、睡前血糖，必要时测 0 时血糖、3 时血糖等）；

（3）肝功能、肾功能、电解质、血脂、血浆渗透压、尿渗透压。

（4）X 线胸片、心电图、腹部 B 超。

（5）糖化血红蛋白（HbA1c）。

2. 根据患者病情检查的项目

（1）血酮体、血乳酸、糖化血清蛋白（果糖胺）、胰岛 B 细胞自身抗体（IAA、ICA、GAD 和 IA-2 等），待高渗状态纠正后行动态血糖监测 [血糖未达标和（或）血糖波动较大者]；待高渗状态纠正且血糖稳定后测定胰岛素、C 肽。

（2）并发症（合并症）相关检查：尿蛋白/肌酐或尿清蛋白排泄率、24h 尿蛋白定量、眼底检查、神经传导速度、超声心动图、心肌酶谱、颈动脉和下肢血管彩超、头胸腹 CT 或 MRI 等。

（3）相关免疫指标（红细胞沉降率、C 反应蛋白、类风湿因子、免疫球蛋白全套、补体全套、ANA 和 ENA），自身抗体（抗甲状腺抗体、抗肾上腺抗体、抗卵巢抗体、抗甲状旁腺抗体等），内分泌腺体功能评估（甲状腺、肾上腺、性腺、甲状旁腺、垂体）。

（六）治疗方案的选择

1. 补液：根据血糖、电解质、血浆渗透压、生命体征、心功能、肾功能等情况选择补液种类及补液速度、补液量。

2. 胰岛素治疗方案选择及剂量调整：给予胰岛素治疗。持续静脉注射胰岛素，待高渗纠正、血糖基本平稳后改用胰岛素强化治疗。

3. 纠正电解质紊乱。

4. 其他对症治疗：纠正休克、抗感染、治疗急性肾衰竭、治疗脑水肿等。

（七）选择用药

1. 降血糖药物　胰岛素、胰岛素类似物，高渗状态纠正后可酌情加用口服降血糖药。

2. 针对伴发疾病治疗的药物　降血压药、调节血脂药、抗血小板聚集药、改善微循环药物、抗感染药物等。

3. 去除诱因、对症治疗药物　根据患者情况选择。

（八）出院标准

1. 血渗透压恢复正常。

2. 降血糖治疗方案确定，血糖控制达标或血糖趋于稳定。

3. 没有需要住院处理的并发症和（或）合并症。

（九）变异及原因分析

1. 导致高渗性非酮症糖尿病昏迷的诱因难以控制时（如感染、胃肠道疾病、脑卒中、心肌梗死、创伤、手术、精神刺激等），则按相应路径或指南进行救治，退出本路径。

2. 伴有增加控制血糖难度的合并症或并发症，延长住院时间，则按相应路径或指南进行治疗。

二、高渗性非酮症糖尿病昏迷临床路径表单

适用对象	第一诊断为高渗性非酮症糖尿病昏迷（ICD-10：E14.001，E10.001，E11.001）的患者		
患者基本信息	患者姓名：_____ 性别：_____ 年龄：_____ 门诊号：_____ 住院号：_____ 住院日期：_____年__月__日 出院日期：_____年__月__日		标准住院日：≤14d

时间	住院第1天	住院第2～10天	住院第11～14天（出院日）
主要诊疗工作	□询问病史及体格检查 □完成病历书写 □开化验单 □上级医师查房与病情评估 □初步确定治疗方案 □监测血糖谱或行动态血糖监测	□上级医师查房 □完成相关科室会诊 □复查相关异常检查，明确高血糖及高渗状态纠正情况 □注意病情变化 □确定胰岛素注射方案，调整胰岛素剂量	□上级医师查房，明确是否出院 □完成出院记录、病案首页、出院证明书等，向患者交代出院后的注意事项和复诊日期
重点医嘱	长期医嘱 □内科护理常规 □一级护理或二级护理 □糖尿病饮食 临时医嘱 □血常规、尿常规、粪常规、尿酮体 □血气分析 □肝功能、肾功能、电解质、血脂、糖化血红蛋白、血浆渗透压、尿渗透压、血酮体和乳酸（必要时） □并发症（合并症）相关检查 □X线胸片、心电图、腹部B超 □测血糖每1～2小时1次 □补液、纠正电解质紊乱 □胰岛素静脉注射 □其他对症处理	长期医嘱 □同住院第1天 □监测全天毛细血管血糖谱，高渗纠正后动态血糖监测（必要时） □根据高渗纠正情况、血糖情况选择胰岛素静脉注射，或设定并调整定多次胰岛素注射或胰岛素泵治疗的基础剂量及餐前胰岛素剂量 □其他降血糖药（必要时） □其他对症处理 临时医嘱 □加测凌晨0时、3时毛细血管血糖（必要时） □并发症相关检查（必要时） □免疫指标、其他自身抗体、内分泌腺功能评估（必要时） □并发症（合并症）的相关处理	出院医嘱 □出院带药 □门诊随诊
主要护理工作	□介绍病房环境、设施和设备 □入院护理评估	□病情变化的观察 □糖尿病及其并发症宣教 □胰岛素注射方法培训 □血糖监测培训 □营养及运动培训	□指导患者办理出院手续

续表

时间	住院第 1 天			住院第 2～10 天			住院第 11～14 天（出院日）		
病情变异记录	□无 □有，原因： 1. 2.			□无 □有，原因： 1. 2.			□无 □有，原因： 1. 2.		
护士签名	白班	小夜班	大夜班	白班	小夜班	大夜班	白班	小夜班	大夜班
医师签名									

第十一节 低血糖症临床路径

一、低血糖症临床路径标准住院流程

(一) 适用对象

反复低血糖发作的患者。

(二) 诊断依据

Whipple 三联征：①禁食或活动后诱发低血糖发作确；②低血糖症状可用葡萄糖迅速缓解；③发作时成年人血糖＜2.8mmol/L。

(三) 进入路径标准

反复院外低血糖而原因未明者。

(四) 标准住院日为 7～14d

(五) 住院期间的检查项目

1. 必须检查的项目

(1) 血常规、尿常规、粪常规。

(2) 血糖、胰岛素、C 肽、糖化血红蛋白、糖化清蛋白、甲状腺素、血性激素全项、ACTH- 皮质醇节律、24h 尿游离皮质醇、24h 尿 VMA、血胰岛素样生长因子 -1、低血糖发作时静脉血糖、胰岛素、C

肽、胰岛素自身抗体、肝功能、肾功能、电解质 A + B、出凝血功能及 24h 尿电解质。

(3) 胰腺 CT（平扫＋增强）或磁共振、甲胎蛋白、癌胚抗原、CA19-9。

2. 根据患者病情进行的检查项目　甲状旁腺素、胃泌素、血胰岛素样生长因子结合蛋白、血胰高糖素检查，经食管胰腺彩色超声、甲状腺彩色超声、胰腺彩色超声、奥曲肽显像、胰高糖素样肽受体显像技术。必要时行 OGTT 延长法、饥饿试验。

（六）治疗方案的选择

1. 手术或药物治疗。
2. 对应升糖激素替代。
3. 治疗原发病（肿瘤切除）。

（七）预防性抗菌药物选择与使用时机

合并感染时。

（八）出院标准

明确病因，建议下一步外科治疗或制订药物治疗方案。出院时监测无低血糖发作。

（九）变异及原因分析

明确低血糖是非胰岛素瘤原因造成，可接受增加住院天数。因低血糖发生心脑血管急性并发症可增加住院天数。

二、低血糖症临床路径表单

适用对象	第一诊断为低血糖症待查；行＿＿＿＿＿＿＿＿术的患者		
患者基本情况	患者姓名：＿＿＿＿ 性别：＿＿ 年龄：＿＿ 门诊号：＿＿＿＿ 住院号：＿＿＿＿ 住院日期：＿年＿月＿日 出院日期：＿年＿月＿日		标准住院日：7～14d
时间	住院第1天	住院第2～6天	住院第7～14天
主要诊疗工作	□检查评估 □按内科护理常规 □一级护理或二级护理 □普食 □合并症治疗 □监护	□检查评估 □血糖、胰岛素、C肽、糖化血红蛋白、甲状腺素、血性激素全项、ACTH-皮质醇节律、24h尿游离皮质醇、24h尿VMA、血胰岛素样生长因子-1 □低血糖发作时静脉血糖、胰岛素、C肽、胰岛素自身抗体、电解质A+B、出凝血功能、胰腺CT（平扫+增强）或磁共振、甲胎蛋白、癌胚抗原、CA19-9 □经食管胰腺彩色超声、甲状腺彩色超声、甲状旁腺素、胃泌素、胰腺彩色超声、必要时行OGTT延长法、饥饿试验 □奥曲肽显像、胰高糖素样肽受体显像技术	□检查评估 □确定治疗方案 □如拟手术，制订术前准备方案
重点医嘱	长期医嘱 □对症处理 □监测血糖 临时医嘱 □完善低血糖相关检查 □血常规、尿常规、粪常规+隐血试验 □肝功能、肾功能、电解质、血脂、心肌酶、糖化血红蛋白、术前免疫八项 □甲胎蛋白、癌胚抗原、CA19-9	长期医嘱 □对症处理 □监测血糖 临时医嘱 □完善低血糖相关检查	长期医嘱 □对症处理 □监测血糖 临时医嘱 □完善低血糖相关检查
护理工作	□健康宣教		□出院宣教

续表

时间	住院第1天			住院第2～6天			住院第7～14天		
病情变异情况	□无 □有，原因： 1. 2.			□无 □有，原因： 1. 2.			□无 □有，原因： 1. 2.		
护士签名	白班	小夜班	大夜班	白班	小夜班	大夜班	白班	小夜班	大夜班
医师签名